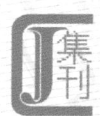

集人文社科之思 刊专业学术之声

集　刊　名：中医典籍与文化
主 办 单 位：山东中医药大学中医文献与文化研究院
　　　　　　山东省中医药文化协同创新中心
本辑协办单位：北京大学医学史研究中心
　　　　　　中山大学国际翻译学院东亚研究中心、朝鲜语系

Chinese Medical Literature and Culture

本辑编委会

主　　编：王振国（山东中医药大学）
执行主编：张树剑（山东中医药大学）
特约主编：黄永远（中山大学）、陈琦（北京大学）
英文审校：Lars Christian Nordvall（王子安）（中山大学）

本辑学术委员会（按姓氏笔画排序）

　　王振国 （山东中医药大学）
　　车雄硕 （庆熙大学）
　　李贤淑 （延世大学）
　　李京录 （延世大学）
　　肖永芝 （中国中医科学院）
　　吴在根 （大田大学）
　　辛圭焕 （高丽大学）

中医典籍与文化（2022年第二辑 总第5期）

集刊序列号：PIJ-2019-418
集刊主页：www.jikan.com.cn/ 中医典籍与文化
集刊投约稿平台：www.iedol.cn

集刊全文数据库（jikan.com.cn）收录

主编／王振国
执行主编／张树剑
特约主编／黄永远
　　　　　陈　琦

中医典籍与文化

朝鲜半岛医学的历史与实践

2022年第二辑
（总第5期）

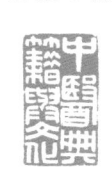

社会科学文献出版社
SOCIAL SCIENCES ACADEMIC PRESS (CHINA)

本辑刊出版受国家社科基金冷门"绝学"和国别史等研究专项"中医在朝鲜半岛本土化的历史与现状研究"(2018VJX064)资助

卷 首 语

每个人都有自己独特的人生轨迹与眼光，而这必然会呈现在他的文章里，包括他所关注的事项、兴趣爱好、平素的想法，以及心中的呐喊。学术研究也不例外。无论古代史、现代史，抑或地方史、学术史，都承载了研究者生命的痕迹。

尤其是通过文字表达自己的思想，相比口头的传达要更为严谨、凝练，因此作者必然会精雕细琢，以求字字珠玑。所以，较之于对话交流，我更喜欢阅读文字。本辑《中医典籍与文化》是以"朝鲜半岛医学的历史与实践"为主题组稿的特辑，笔者不才，能有幸撰写本辑特刊的卷首语，我想多半应归功于和中国学界长期交流过程中所结下的深厚友谊。

韩国在历史上很早就形成了有别于中国的独立的文化，但是作为邻国，如果无视中国的影响，则根本无法谈论韩国的过去与现在。医疗也是人类文明不可或缺的一部分，且总是不断追求新的技术。因此，作为古代东亚的中心国家，中国医学的影响可以说是更为直接有力的。这也是笔者结束在中国的访学，回到韩国庆熙大学后，在教授、研究韩国医学史的同时，仍不得不继续关注中国学界研究成果的原因。

与韩国研究者的成果相比，中国学者的论文更为简洁、凝练。而且由于刊物论文字体较小，如果不一字一句留心拜读的话，就很容易忽略作者的真知灼见。中国的研究队伍庞大，且十分高产，所以追踪特定研究者的成果并非一件易事。与此相比，韩国的医学史研究人员少，比起具体的研究论文，更容易聚焦特定的研究者。本期特辑所收论文的韩国作者大抵与我熟识，抑或在学术圈颇有知名度，我认为在此有必要对他们做一番介绍，以增进中国读者的理解。

《罗末丽初高僧的疾病与死亡——以金石文资料为中心》的作者李贤淑教授是研究韩国 10 世纪前医学史的权威。尤其是基于传染病的角度，对当时的医学史进行了细致考察，并且叙事的方式也兼具说服力与可读性。我建议懂韩文的研究者有机会最好直接阅读她的论著。

　　延世大学李京录教授曾长期担任韩国代表性的古代医疗博物馆——韩独医学博物馆的馆长，积累了深厚的研究功底，近来关注丽末鲜初的韩国医学史，并以极大的热忱不断为学界惠赐佳作。丽末鲜初在时间上为 12~15 世纪，这一时期，中国医学的经典大量流入朝鲜半岛，是韩国医学深受中国医学影响的时期。李京录教授关注的是，已经形成自身医疗体系的朝鲜半岛，到底以何种方式吸收自中国输入的高级医学，并对这一过程展开深入研究。和李贤淑教授一样，李京录教授的论著行文流畅，说服力强，吸引了不少社会读者。

　　李奇馥老师博士学位论文关注的是创始于 19 世纪韩国的体质医学，尤其是体质医学的思想特征。他是庆熙大学韩医学院韩医系科班出身，对于韩国传统医学有着很深的理解，其后在首尔大学获得博士学位，并有留学英国的经历，是代表性的跨学科研究者。他的医学史研究相比医疗技术实践，更着力于认识论层面的分析。

　　首尔大学金圣洙教授是历史系出身的医学史研究者，主要关注朝鲜时期医学史，但同时正将研究领域扩展至印度医学、中国医学、日本医学，是一位眼光独特的学者。金圣洙教授和我年纪相仿，在研究生阶段我们还一起学习过。他总是能够从和我相异的视角理解历史，所以我个人也一直密切关注他的研究动向。

　　安洙英博士所做的关于《林园经济志》和中国本草知识的研究，是最近韩国学者十分关注的主题。韩国的民间医学经历了三次转变。第一次是李京录教授主要关注的，即伴随着中国医学通过纸质医书大举传入朝鲜半岛，朝鲜半岛的国产药材逐渐替代中国药材而形成"乡药医学"的时期，第二次为 1613 年《东医宝鉴》刊行时期，第三次则是《本草纲目》为韩国识字阶层所接触之际。《东医宝鉴》《医学入门》《本草纲目》是当时韩国识字阶层家中书斋必备的医书。正因为其影响之大，所以基于上述医书而形成的朝鲜医疗基础的文本也不少，其中代表性文本之一即《林园经济志》。

俞莲实博士是一位从女性视角研究韩国近代医学史的多产学者。本期特辑收录的是她针对从多角度研究同一时期东亚医学史的辛圭焕教授的大作——《鼠疫帝国的诞生》而撰写的书评。

此外，本期特辑还收录了拙稿《李杲阴火论新解——基于创伤后应激障碍（PTSD）、创伤后成长（PTG）的视角》，该文主要探讨了著名的传统医家李杲作为个体所经历的创伤。虽然一个伟大人物的成名并不一定伴随着深刻的创伤，但是李杲的伟大背后，却隐藏着难以言说的深深的绝望。该文从PTSD的观点，对他的故事进行了重构。我之所以能够以这一观点重新审视李杲，也是得益于长期以来不时阅读中国研究者多元视角和多样主题的研究论文的结果。这一阅读中文论文的习惯至今已持续了20余年。

2003年春，当全世界正因SARS而陷入高度紧张之际，我正以访问研究员的身份在北京中医药大学访学。大概是4月的某一天，突然接到指导教授梁永宣老师的电话，说不久学校很可能会停课、停工，让我别去学校，暂时居家不要外出。而韩国的亲友则劝我赶紧回国，我考虑到机场、火车站都已挤满了陷入恐慌的人群，索性待在住处，所以从那天起一直到8月北京的患者人数急速下降为止，在家闭门不出。

居家期间，我因为能够阅读的纸质书籍有限，所以几乎每天都和电视里播放的中国电视剧作伴。虽然本人原来对于电视剧并不感冒，但是当时因为学好汉语的心情迫切，所以边看边记录下剧中的台词。不知不觉间，因为沉浸于电视剧而终日守在电视机前的日子越来越多。这当然是因为我的中文在不断进步。整天不停地看电视剧，晚上做梦也在说汉语……就这样，我希望学好中文的愿望竟因那场SARS而成为了现实。

随着中文水平的提高，我不由产生了这样的自信："现在我无论往广袤的中国大陆哪里去，都能和14亿人对话，可以在不借助别人帮助的情况下，了解他们的想法。"虽然现在因为条件所限，能够和身边的中国人直接交流的机会并不多，但是即便回到韩国，我也依然能和中国学界保持对话，这正是因为我一直坚持阅读中国学者的论文。

本期特辑也收录了几位中国学人的论文，我无法对他们进行一一介绍，但我期待，将来总会有机会重逢。在此，我谨对本期特辑的出版做出重要贡献的黄永远博士的研究进行简要介绍。黄永远博士在复旦大学本硕毕业后，负笈韩国留学，在高丽大学获得博士学位。他以新的视角对日据时期朝鲜半岛的传统医学进行了细致的研究，受到韩国学界该领域研究者的好评。此次收录的关于汉药种商的研究，也是此前韩国学界未曾关注的新的内容。

最后，借此机会还要向《中医典籍与文化》的总主编、我的老朋友王振国教授表示感谢与问候。2002年我和王振国教授在呼和浩特召开的全（中）国医学史大会上结识，至今已有20个年头。其间每次相见，王教授总是热情相待，此次又精心安排了韩国传统医学的特辑，在此一并致以衷心的谢忱。

庆熙大学韩医学院韩医学系系主任 车雄硕

2022年10月8日

目　录

疾病、身体与医疗

罗末丽初高僧的疾病与死亡
　　——以金石文资料为中心 …………………………〔韩〕李贤淑 / 003
高丽时期的对民医疗及其时代意义 …………………〔韩〕李京录 / 029

医籍、医家与医论

18 世纪医官李寿祺的自我认知
　　——以专业技术人员"中人"的专家意识为中心 ……〔韩〕李奇馥 / 057
朝鲜医学本土化进程中的重要人物黄度渊系列
　　医著探析 …………………………………………韩素杰　肖永芝 / 088
韩医籍《洪家定诊秘传附医书字典》医学理论及汉字特点
　　………………………………………………………………刘　丽 / 109
印度眼科医学在东亚的流传与《龙树菩萨眼论》
　　……………………………………〔韩〕金圣洙　〔韩〕姜成龙 / 126
李杲阴火论新解
　　——基于创伤后应激障碍（PTSD）、
　　　　创伤后成长（PTG）的视角 …………张梓立　〔韩〕车雄硕 / 162

本草、药物与消费

十八、十九世纪朝鲜实学的发展和中国本草知识的传播
　　——以《林园经济志》为中心 …………………〔韩〕安洙英 / 189

求药东夷与入华成珍：以朝鲜使臣所携高丽清心丸
　为核心的观察 ………………………………………… 王婧璇 / 215
"草根木皮"与近代：日据时期朝鲜的汉药业与汉药消费 …… 黄永远 / 229

学术书评

鼠疫，改变帝国医学的霸权
　——辛圭焕著《鼠疫帝国的诞生》 ……………〔韩〕俞莲实 / 267
《医药文化史》评介 ……………………………… 甘　霖　陈　琦 / 279
作为殖民史的现代医学史
　——《医疗与帝国：从全球史看现代医学的
　　　诞生（1600～1960）》书评 ……………… 李　洁　赵　雪 / 288

学界动态

辨章学术
　——中华医学会医史学会分会第十六届学术年会综述
　　………………………………………… 王嘉伦　梁翠柳 / 299
2022 年度大韩医史学会春季学术会议参观记 ………〔韩〕李贤淑 / 316

Abstracts ……………………………………………………………… 326
稿　约 ………………………………………………………………… 336

疾病、身体与医疗

罗末丽初高僧的疾病与死亡*
——以金石文资料为中心

〔韩〕李贤淑**

【摘要】 本文以现存罗末丽初高僧的碑文为中心，分析了高僧群体患病、治愈和死亡的过程。罗末丽初时期，高僧可以说是给人治病的"大医王"一般的存在，他们在社会混乱时期通过佛祖的话语治愈了人们的心灵。笔者对年代明确的罗末丽初时期22名高僧进行分析，结果显示，他们的平均寿命为73.5岁，其中作为僧侣生活的时间平均为55.5年。虽然他们生活在朝鲜半岛古代的战乱时期，但可以说是最长寿的群体。他们之中除个别人外，大多数在战乱时期也能长寿的主要原因在于，根据戒律维持规律的生活、坚持素食、适当劳动以及拥有佛教的医学知识。高僧通过佛教经典习得丰富的医学知识，认识到忧郁或忧愁等情绪是导致疾病的罪魁祸首。到了罗末丽初，临终偈语和以结跏趺坐状态死亡变得非常重要，与此相应，佛教清规中对其也愈加强调和重视。

【关键词】 罗末丽初 高僧 佛教 疾病 死亡

引　言

进入21世纪以来，韩国古代史的研究对象变得越来越多样化，古代社

---

* 原文刊载信息：이현숙「나말여초 고승들의 질병과 죽음-금석문 자료를 중심으로-」『新羅史學報』53、2021、55~88쪽。文中出现的韩文人名，部分无法确认汉字名的，均以音译汉字标记，以下不再一一说明。

** 李贤淑，延世大学医学史研究所教授。

会的疾病和医学的相关研究也是其中之一。令人意外的是，韩国古代疾病史研究的起步要比想象的早。早在1954年，金斗钟（1896～1988）就在《韩国医学史》中介绍了古代的疾病和医学。而在1962年，日本出版的三木荣（1903～1992）的《朝鲜医学史及疾病史》梳理了相关内容。① 事实上，三木荣曾于1955年在大阪自费出版了100本《朝鲜医学史及疾病史》，因此，实际上早在20世纪50年代两位先学就都已对韩国古代的疾病和医学开展了研究。②

两位先学整理了史前时代至朝鲜时代的疾病，并站在西医临床医生的角度，对古代的疾病相当于现在何种疾病进行了判断。通过韩国的《三国史记》和《三国遗事》，以及日本古代医书《医心方》中保留的《百济新集方》和《新罗法师方》等药方，不难管窥韩国古代疾病与治疗的状况。

在古代韩国，僧侣可以说是最关心疾病治疗的群体。人在患上疾病、游离于生死之间时，总会希望得到拥有绝对力量者的帮助，这也是早期治病成为一种传教手段的重要原因。同样，在佛教中治病也是一种重要的传教方式，这也造就了佛教医学的发达。佛祖被称为医者至尊——"大医王"，佛教的说教也被比作"药言"。佛教传入新罗的过程以圣国公主治病传说的形式流传下来，其原因也可以说是源自宗教的治愈之力。③

《三国遗事》通过憬兴的事例说明疾病由忧虑或忧郁引起，可以通过笑治愈。④ 一直以来，佛教都通过佛教教理的学习和修行帮人找到内心的平静。西方也注意到佛教冥想在精神治疗方面的突出效果，开发出了佛教

---

① 〔韩〕金斗钟：《韩国医学史》，首尔：正音出版社，1954；〔日〕三木荣：《朝鲜医学史及疾病史》，自家出版，1962。
② 〔韩〕申东源：《对手：金斗钟和三木荣》，《爱山学报》2012年第38期，第39页。
③ 韩国古代佛教医学的研究成果举例如下。〔韩〕吕寅锡、朴炯宇：《韩国古代佛教医学的一个侧面：元晓的情况》，《医史学》1995年第4卷第2期；〔韩〕李贤淑：《疾病、治疗、宗教：韩国古代佛教医学》，《韩国思想和文化》2009年第48期；〔韩〕金成顺：《关于韩国佛教医学的由来和医僧活动的考察》，《佛教学研究》2013年第39期；〔韩〕吴在根、全钟旭、申东源：《新罗僧侣的〈金光明经〉〈除病品注释〉中所见韩国古代佛教医学》，《医史学》2016年第25卷第3期；〔韩〕李贤淑：《作为治愈空间的韩国古代寺院——以新罗兴伦寺为中心》，《新罗史学报》2019年第46期；〔韩〕朴忠植：《关于〈治禅病秘要法〉的佛教医学研究》，博士学位论文，东国大学，2019。
④ 《三国遗事》卷5《感通》7 "憬兴遇圣"，韩国史数据库：https://db.history.go.kr。

式治疗法，经临床实验后直接应用于患者治疗。① 而恰如佛教式修行能对处于高压生活中的现代人有所帮助一样，在社会混乱的罗末丽初时期，高僧也寄希望于通过给饱受战乱折磨的人带来力量的"药言"过上大医生活。不仅如此，他们也是古代社会罕见的典型长寿群体。

笔者以高丽时代金石文资料为中心，对僧侣的疾病进行研究后发现，虽然还是能看到诸如发背、风病、痢疾、运动系统疾患以及老年病等疾病，但他们依旧是高丽时代最长寿的群体。② 以修炼心灵为基本的僧侣日常生活是他们长寿的一大原因。最关键的是他们大部分都担任过王师或国师，而要想成为王师或国师，至少要50岁，且必须是法力较高的高僧，这也使他们成为典型的长寿群体。

刻于罗末丽初时期的碑文的主人公也是代表那个时代的高僧，他们与王师或国师有着特殊的关系。本文研究的罗末丽初的碑文主要由崔致远和崔彦㧑撰写，撰写年代主要集中在新罗宪康王至高丽太祖时期。因为这些高僧的死亡非常崇高，所以，专门有国家级的文豪奉国王之命为他们撰写碑文，而相关寺庙也希望通过建立镌刻这些碑文的塔碑永远缅怀圆寂的高僧。

很多碑文在追溯主人公禅师一生的同时大量描述了他们的生平，因此，这些碑文在研究古代疾病史方面也是十分珍贵的资料。尤其因为这些金石文记录的是在罗末丽初的社会混乱时期，以僧侣的身份在寺庙这一特殊空间长期生活的高僧的生平，所以从这些金石文里出现的疾病可以管窥僧侣这一职业所引起的疾病情形。

综上，笔者将以金石文资料为中心，通过分析僧侣的疾病、治疗和死亡过程，深化对韩国古代疾病史的理解，并呈现寺庙生活的面貌。

在本文写作过程中，笔者再次感受到了佛教经典和新罗时代的元晓

---

① 〔韩〕金炳国：《以心灵关怀冥想为基础的认知治疗（Mindfulness – Based Congnitive Therapy，MBCT）的佛教考察——以抑郁症复发特性和治愈原理为中心》，《韩国佛教咨询学会杂志》2014年第6卷第1期。

② 〔韩〕李贤淑：《高丽佛教医学的一个侧面：僧侣的疾病和治疗》，《韩国中世纪史研究》2017年第48期。

(617～686)、胜荚、憬兴等法师撰写的注释书所包含的医疗相关资料之多，元晓对"乡药"（朝鲜半岛本土药材）、"独活"的记载就是其一。要想更好地理解韩国古代医学，必须清楚揭示佛教医学的面貌，因此笔者也期待今后能出现更多与此相关的研究。

一 生活与疾病

（一）无法接受具足戒的疾病

要想成为僧侣必须接受具足戒，举行具足戒时关于僧侣健康状况的问答保留在《四分律》相关的《羯磨》中。《羯磨》记载，要想成为僧侣，成年男性会有通过问答确认自身不患有癞、痈疽、白癞、疥疮及癫狂等疾病的流程。①

对癞和白癞的区分说明当时并不认为两者是同一种疾病。据610年编纂的隋朝医学著作《诸病源候论》，癞病患者会有声音沙哑，眼睛模糊，四肢麻痹，手指、脚趾等宛如被火烫伤一般的症状。白癞患者的症状则表现为手足起隐疹，肉里出现白色斑点，鼻梁上长瘤子，眼睛里出现白点挡住瞳孔而看不清等。② 由此可见，这两者和现代的癞病几乎一致，佛经中对其具体如何区分还有待深入研究。

不过，一旦患上就无法成为僧侣的疥疮病应该是皮肤病的一种。在患疥疮病和尚的故事里，和尚请求医生用皮革制成的水桶中的水对准自己的患处浇。③ 听到这样的请求后，医生扔下水桶撒腿就跑。在患疥疮的部位

---

① （曹魏）安息沙门昙谛汉译《羯磨》卷41"差教授师法"："丈夫有如是病：癞、痈疽、白癞、疥疮、癫狂。汝无如是诸病不若言：无。应作白四羯磨。"（K0915 v23，p.880b13）以下大部分佛教原典的原文和译文都使用了佛教记录文化遗产档案：https://kabc.dongguk.edu。

② 《诸病源候论》卷2："凡癞病，语声嘶破，目视不明，四肢顽痹，肢节火燃，（中略）手足隐疹起，往往正白在肉里，鼻有息肉，目生白珠当瞳子，视物无所见，此名白癞。"

③ 《说文解字》记载："疥，酸疥，头痛。"（https://ctext.org/dictionary）但我们也需要参考《摩诃僧祇律》卷32中的一段逸事："有比丘疥疮病，语医言：长寿，能为我灌病不？答言：可尔。即作是念：此诸沙门聪明智慧，见我灌者，更不唤我。乃至弃筒而走。"由此可见，《说文解字》中头痛的解释和东晋时代佛驮跋陀罗（Buddhabhadra）与法显汉译的《摩诃僧祇律》或者《羯磨》里使用的例子不太一致。

浇水清洗其实就是治疗皮肤病的过程。此外,癫狂是至今还在使用的词语,其意为疯子。如果精神上出现问题,过集体生活是不可能的。所以,如果精神异常则无法接受具足戒。如上所述,无法接受具足戒的人要么患有具有传染性的疾病,要么因为精神不健康而不适合集体生活。

关于尼姑的疾病,"尼往比丘僧中受大戒法"中有言,"女人有如是诸病:癫病、白癞、疥癣、癫狂、二根、二道合道小、大小便常漏、涕唾常出。汝有如是诸病不答言无者,应问言"。① 相比和尚,多了"二根""二道合道小""大小便常漏""涕唾常出"等疾病。二根是指同时具有男女生殖器。在尼姑的受戒仪式中,会确认是否存在二根。这很可能是因为,在只有女性生活的空间内,如存在具有男性性征者,会引发不必要的麻烦,所以追加了该项规定。二道合道小是指阴道口和尿道口受损,造成尿液泄漏的小便失禁症状,常见于有过难产经历的女性。而涕唾常出是当时女性更容易罹患的病症。总之,相比男性,女性成为僧侣的条件更为严苛,戒律也更加烦琐。②

罗末丽初碑文记载,当时只有接受了具足戒才能成为僧侣。大部分僧侣是在经历数年的行者生活后,在设有正式戒坛的寺庙里接受具足戒。为了能够更清晰地了解他们接受具足戒时的年龄,笔者制作了一个简单的表格,如表1所示。

表1 罗末丽初禅师群体的寿命和僧腊

姓名	生年	殁年	寿命	僧腊	具足戒年龄
真鉴慧昭	774	850	77	41	36
寂忍惠哲	785	861	77	62	15
朗慧无染	801	888	88	75	13

---

① 《羯磨》卷1《受戒法第二》(K0915v23, p. 892b10)。
② 佛陀时期形成的印度尼姑教团的具足戒分为三个阶段。一是根据佛陀的要求形成的八敬戒下大爱道此度的受戒,二是只有剩下的释迦族的尼姑才接受的具足戒受戒,三是其后面向女性的二部僧伽(音)为基础的具足戒。和尚和尼姑分离后,基于二部僧伽形成了具足戒,还形成了式叉摩那戒和沙弥尼戒,在印度阶段性形成的尼姑具足戒经由斯里兰卡传入中国,之后传播到了韩国和日本。〔韩〕闵明淑:《东亚尼姑戒律传入和受戒的变迁》,《佛教研究》2014年第41期,第415~445页。

续表

姓名	生年	殁年	寿命	僧腊	具足戒年龄
普照体澄	804	880	77	58	19
弘觉禅师	810	880	71	54	17
智证道宪	824	882	59	50	9
澄晓折中	826	900	75	56	19
朗空行寂	832	916	85	61	24
朗圆行空	834	930	97	72	25
真镜审希	855	923	69	60	9
大镜丽严	862	930	69	50	19
广慈允多	864	945	82	66	16
洞真庆莆	868	947	80	62	18
元宗璨幽	869	958	90	69	21
真澈利严	870	936	67	48	19
法镜庆猷	871	921	51	33	18
静真兢让	878	956	79	60	19
法镜玄晖	879	941	63	41	22
慈寂弘俊	882	939	58	48	10
法印坦文	900	975	76	61	15
真观释超	912	964	53	38	15
平均	—	—	73.5	55.5	18.0

笔者只选择年龄明确的高僧进行统计，结果显示 21 位高僧出生时间主要是 8 世纪下半叶至 10 世纪初 (774~912)，死亡时间则为 9 世纪后半叶至 10 世纪后半叶 (850~975)，平均寿命为 73.5 岁，作为僧侣生活的平均时间为 55.5 年，接受具足戒的平均年龄为 18 岁。

值得注意的是，10 岁前就作为僧侣出家的智证道宪 (寿命 59 岁，僧腊 50 岁) 和真镜审希 (寿命 69 岁，僧腊 60 岁) 与其他高僧相比寿命并不长。再参考 10 岁出家的慈寂弘俊 (寿命 58 岁，僧腊 48 岁)，可以看出幼年出家的僧侣比成人后出家的僧侣平均寿命要短。

从接受具足戒并拿到正式僧侣道帖时的年龄开始计算僧腊的话，9~10岁出家意味着在此之前就已经在寺庙里过行者生活。可能正是因为小小年纪就开始行者生活，他们无法在迅速发育的时期获得充分的营养。而寿命达90岁以上的元宗璨幽和朗圆行空分别是在21岁和25岁时才出家，这更加证实了上述推测。

表1中的僧侣大部分是与当时的政权建立了和谐关系的高僧，几乎没有因政治打压而死于非命的情况，可以说大部分都是寿终正寝。在罗末丽初的21位高僧中，法镜大师庆猷（871~921）较早地在51岁时去世。他与先觉迥微（864~917）、大镜丽严（862~930）、真澈利严（870~936）是继承唐朝曹洞宗僧侣云居道应（846~936）衣钵的四位无畏大师。他15岁时便离家出走，开始在寺庙里过行者的生活，并于888年（真圣女王二年）接受具足戒。① 而被弓裔于917年杀害的迥微②和庆猷在无畏大师中是属于早逝的。③ 除此之外，其他大部分都可以说是长寿的。

总之，要想成为僧侣，精神和肉体都要健康，一旦罹患带有传染性的皮肤疾病或精神疾病，就不能成为僧侣。戒律中规定的疾病是不适合集体生活的身体状态。此种戒律大体上一直延续到罗末丽初。因此，在罗末丽初时期，患有癫病、传染性皮肤疾病或精神疾病的人也不能成为僧侣。

（二）僧侣疾病的特征与治疗

僧侣因为与一般人有着不同的生活环境和独特的生活习惯，身体会

---

① "闻云居道应和尚，道冠楞伽，功高善逝，为宾树之王者，作禅株之主人，□□□□庆猷迥微丽严利严，共海东谓之四无畏大士也。"（高丽）崔彦㧑奉教撰《五龙寺法镜大师塔碑》，韩国国立文化遗产研究所文化知识论坛：https://portal.nrich.go.kr/kor/ksmUsrList.do?menuIdx=584. 本文所使用的罗末丽初金石文的原文均引用于此，标点为笔者参考现有研究成果添加，以下不再一一赘述。
② "大师方知祸急，网避危期□曰：□□□婴吕仆之，谋仁者怀恩，宁厕商臣之恶，然而一言不纳，迁□以加舍命之时，世□□缘，俗年五十有四，僧腊三十有五。"（高丽）崔彦㧑奉教撰《无为寺先觉大师塔碑》。
③ 崔彦㧑撰写的大镜大师的碑文中没有特别提及他的死亡原因。

发生与普通人不同的变化，其病质也有着与普通人不同的特性。① 曾治疗多名僧侣的尹庆一的临床经验显示，僧侣多患有慢性顽疾。② 不过，这样的结论也是通过如今治疗僧侣疾病的临床经验得知的。但因为这也可以说是僧侣特有的职业病，所以罗末丽初禅师的疾病也有可能存在这种倾向。

为赞扬高僧的大德而撰述的碑文，很少会真实地记录高僧平时所患疾病的情况。因为当时人们倾向于认为患上疾病是由于受到了某种惩罚，③ 所以很多时候即使有疾病也不公开。下面笔者将以现存的疾病记录为中心，对僧侣的疾病和治疗进行探讨。

1. 留学唐朝时期的患病经历

罗末丽初，高僧为了得道而时常云游四方，特别是这一时期大部分高僧都去过中国留学。长期居住在中国的他们很可能经常暴露在新疾病中。虽然无法通过史料确认，但是通过下述静真大师兢让（878～956）在中国游学时患上重疾后归来的事例，也不难推测出他在中国留学时身患多种疾病：

> 以梁龙德四年春，跳出谷山，路指幽代。将礼五台圣迹，远履万里险途，届于观音寺，憩歇之际，昼夜俄经，忽患面上赤疮，致阻参寻之便，未逢肘后秘术，莫资疗理之功，久不蠲除，渐至危笃，遂乃

---

① 第一，僧侣吃的食物大多凉且粗糙，久而久之，不仅会给消化道带来负担，营养也不均衡，因此多出现胃或肠道等内科疾病。第二，居住在森林环绕的山中寺庙里，僧侣容易因为潮湿、昼夜温差大的环境，出现感冒等外感性疾病。第三，僧侣在修行过程中时常因为自我矛盾以及封闭空间内的组织社会产生的各种冲突而面临较大的压力，尤其是年轻僧人极易因过度压抑性欲，而对身心造成较大影响。在韩医学中很早就有"寡妇沙尼之病"的说法，意味存在只有单身女性或尼姑才患有的妇科疾病，而和尚也患有由此引发的疾病。第四，运动量不足或运动量过度导致出现运动系统疾病的情况也很常见。〔韩〕尹庆一：《僧侣的疾病特性及其治疗考论》，《大韩汉药》1998年第2期，第37～41页，转引自〔韩〕李贤淑《高丽佛教医学的一个侧面：僧侣的疾病和治疗》，《韩国中世纪史研究》2017年第48期，第264～265页。
② 传统韩医学认为，寡妇或僧侣等独身生活的人与普通人不同，有时会因"独阴"而生病。〔韩〕尹庆一：《僧侣的疾病特性及其治疗考论》，《大韩汉药》1998年第2期，第32页。
③ 〔韩〕李贤淑、权福奎：《对高丽时代疾病和传染病的认识》，《高丽传染病的文化史》，首尔：慧眼，2010，第193～224页。

独坐槃堂上，暗持菩萨愿心。顷刻之间，有一老僧入门，问曰：汝从何所，所苦何如？大师对曰：来从海左，久寓江南，若是毒疮，弗念而已。乃曰：且莫忧苦，宿冤使然。便以注水如醴，洗之顿愈。谓曰：我主此山，暂来问慰，唯勤将护用事。巡游辞而出归，豁如梦觉，皮肤不损，瘢癣亦无者。盖为大师躬践清凉，亲瞻妙德，由早承于龟氏宗旨，果获遇于龙种圣尊，不可思议，于是乎在。①

据上述材料所记录，静真大师兢让在唐朝留学时，曾因脸上起了赤疮而生死攸关，最后在某位老僧的帮助下得以摆脱困境。这个故事讲的是：924年，他为探访位于太行山北侧的五台山佛教圣迹暂时留宿在观音寺时，脸上突然起了红色的肿疮。可能因为是外国人且是个客僧，他没有得到有效治疗，只能待在僧侣等待死亡时居住的涅槃堂里，在心里默默祈祷。这时，一位老僧过来给他用药水清洗伤口，伤口瞬间痊愈，且没有留下一点疤痕。因为崔彦撝把这一治疗过程描述为"注水如醴"，而"醴"指"酒"，所以可以理解成用药酒进行治疗。也许是在唐朝探访五台山佛教圣迹时，因脸部积疮而生命垂危之际被老僧治疗而痊愈的经历如梦境般，其叙述也显得有些模糊。静真大师兢让是在周游唐朝时克服了各种疾病后重新回到新罗的。不仅是他，留学僧出身的大部分高僧都曾在他乡经历各种疾病。

2. 肌骨疾病与治病方法

在为实现顿悟而努力精进的过程中，这些高僧对待自己的身体也非常苛刻。例如，据说寺窟山门的朗圆开清（835～930）为了得道，以在绝食一百天之后吃三年松针作为自己的修炼之道。② 虽然这种说法也有可能存在夸张的成分，但长期绝食和只吃松叶等极端的修炼极大可能会危害健康。尤其和现在的僧侣一样，在罗末丽初长期参禅的僧侣中，也有很多人

---

① （高丽）崔彦撝奉教撰《凤岩寺静真大师塔碑》。
② "偶览藏经，披玉轴一音，得金刚三昧，十旬绝粒，先修正觉之心，三岁食松髯，证菩提之果。"（高丽）崔彦撝奉教撰《地藏禅院朗圆国师碑》，〔韩〕李智冠：《校勘译注历代高僧碑文（高丽篇1）》，首尔：伽山佛教研究院，1994，第140页。

曾因肌骨系统疾病而饱受痛苦。① 以下虽然是后世的资料，但由此也不难得知，如果进行如此过度的修炼，对健康的危害极大：

（1）疲通宵弗寐。②
（2）径往金刚山，即八年戊子秋，师年二十有九岁也。摄心不寐，胁不暂衡，功夫日进，既二稔。③

在上述资料中，碑文撰者高度称赞了高僧为了得道而长期不睡觉的修炼。高僧的碑文由当时顶级的文豪奉王命撰写而成，碑文内容乃依据高僧的弟子提供的资料所作，因此，其中特别提到彻夜精进的内容，实际上是出于赞扬高僧法力的目的。而如此残酷的精进过程很有可能给肌肉骨骼带来负担，从而发展成疾病。

天台宗的开创者智顗（538～597）很早就强调，修行者修行佛道时，如若对心灵和呼吸造成伤害，导致原本内在的疾病发生的话，应该懂得治疗。他认为，如果地水火风四大元素不均衡，就会产生404种疾病，五脏就会生病。④ 由此可见，僧侣对于自身在坐禅中会遇到的各种疾病是有所了解的。

但是在新罗，这种疾病被认为来源于内心的忧虑，所以有时还会以笑作为疗法。例如，在憬兴的故事里，他因为突然抱恙而煎熬了一个多月，一位尼姑遂以《华严经》中四位善良的朋友治病的故事为例，表示憬兴的

---

① 肌肉骨骼疾病是指因过度使用力量、反复动作、不适当的工作姿势、与尖锐物体的身体接触、震动及温度等，肌肉和神经、腱、韧带、关节等组织受损，而出现在身体上的健康障碍的总称。肌肉骨骼疾病还表现为腰痛（low back pain）、腕管综合征（carpal tunnel syndrome）、腱炎（tendonitis）、胸廓出口综合征（thoracic outlet syndrome）、颈部紧张综合征（tension neck syndrome）等。产业灾害预防安全管理集团，肌肉骨骼疾病，https://www.kosha.or.kr。现代社会长期伏案工作的劳动者也经常出现这种疾病，因此长期以结跏趺坐的姿势坐禅的高僧也很有可能为这种疾病所困扰。
② （高丽）王融奉教撰《燕谷寺玄觉禅师塔碑》。
③ （朝鲜）权近：《普觉国师碑铭》，《阳村先生文集》卷31。原文引用自韩国古典综合数据库（https://db.Itkc.Or.kr）的《阳村先生文集》。以下本文中所使用文集的原文均引自该数据库。
④ （隋）智顗大师述《止观坐禅法》，〔韩〕金无得译注，首尔：经书院，1982，第163～165页。

病乃忧虑所致，只要开心地笑就能痊愈。随着尼姑变成11种模样跳起颧骨舞，憬兴笑得下巴都快掉了，而他所患之病也自然治愈了。① 这一故事也反映出，新罗佛教医学认为忧郁或忧虑等是一切病痛的根源，并相应开展微笑治疗。

3. 中风

即便是法力高超的高僧，步入老年也无法免于中风。② 下述即为典型的事例：

> 后以欻遘风痼，绵留气序，十全参请，尚传遗类之言，万乘疚怀，频致药疡之施。③

上述资料中出现的病名"风痼"本意为"古老的风病"，也就是我们常说的"中风"。圆空智宗（930～1018）享年89岁，但在老年饱受中风之苦。因为智宗大师老年时任国师，所以国王很可能派遣了御医前去治疗，而且国王也经常送药给受中风折磨的智宗。上文中的"参请"是指向师父询问佛法的礼仪，此处可能是指为了获得遗训而进行的一个程序。碑文通过记述智宗在中风后行动不便、言辞不便的情况下依然完美地完成了参请，赞扬其法力之高深。

4. 高僧的医学知识和治愈能力

描述佛教僧侣和信徒所应遵守的各种戒律的《十松律》《四分律》《马夏僧纪律》中强调了洗澡、刷牙、洗手的方法，这些至今仍然是预防疾病的重要方法。④ 当时这种卫生概念成为佛教寺庙文化，并对民间产生了一定影响。尤其《四分律》还介绍了尼姑用刀割开肿块、涂药的故事以

---

① 《三国遗事》卷5《感通》7"憬兴遇圣"："忽寝疾弥月，有一尼来谒候之，以《华严经》中善友原病之说，为言曰：'今师之疾，忧劳所致，喜笑可治。'乃作十一样面貌，各作俳谐之舞，巉严成削变态，不可胜言，皆可脱颐。师之病不觉洒然。尼遂出门乃入南巷寺（寺在三郎寺南）而隐，所将杖子在帧画十一面圆通像前。"
② 关于圆空智宗的中风事例，转引自〔韩〕李贤淑《高丽佛教医学的一个侧面：僧侣的疾病和治疗》，《韩国中世纪史研究》2017年第48期，第268～269页。
③ 〔韩〕崔冲奉教撰《居顿寺址圆空国师碑》。
④ 〔韩〕李贤淑：《疾病、治疗和宗教：韩国古代佛教医学》，《韩国思想和文化》2009年第48期，第146～147页。

及各种治疗方法，而新罗的元晓、胜荘、憬兴等高僧注释的《金光明经》中也包含了佛教医学的一些基本知识。[①]

其中元晓的医学知识尤其丰富。他在《梵网经菩萨戒本私记》中描述道："酒有三种，即谷酒、药酒和果酒。果酒由葡萄制成会让人喝醉；药酒由独活等草制成，是为真酒。"[②] 元晓列举了独活草作为药草酿酒的案例。独活草在中国古代就被认为对风寒引起的疾病或金创有治疗及镇痛效果，对奔豚[③]和癫痫发作引起的痉挛或僵硬，以及女性的疝瘕（即下腹疼痛）也有很好的治疗效果。[④]

但是在高丽时代与大藏都监发行的《乡药急救方》合订传世的《方中乡药目》中，独活草被作为"乡药"介绍。高丽将其称为"虎惊草"，意为"虎也害怕的草"。[⑤]《乡药集成方》的"草部上品"中"之上"视其为无毒的草药，并用吏读标记为地头乙户邑。[⑥] 独活草在今天也被称为"土当归"，[⑦] 是一

[①] 〔韩〕吴在根、全钟旭、申东源：《新罗僧侣的〈金光明经〉〈除病品注释〉中所见韩国古代佛教医学》，《医史学》2016年第25卷第3期。

[②] 《梵网经菩萨戒本私记》上卷，摘自佛教记录文化遗产存档原文校勘（H0016v1，p. 600b04 - b06）。

[③] 明代医学书《景岳全书》中认为奔豚乃症瘕的一种。《景岳全书》卷39《人集・妇人规下・症瘕类・论证》："症瘕之病，即积聚之别名。（中略）其他，如肺之积曰'息奔'，心之积曰'伏梁'，脾之积曰'痞气'，肝之积曰'肥气'，肾之积曰'奔豚'，以至后世有曰'痃癖'、曰'瘕块'之属，亦不过以形见之处有不同，故名亦因之而异耳。总之，非在气分，则在血分，知斯二者，则'症''瘕'二字已尽之矣。"朝鲜时代的医书《考事新书》中将肚脐以下往上的痛症叫为"奔豚"。《考事新书》卷15《医药门・治疝痛》："小腹痛，不得大小便，名曰：疝疗。痛自脐下上冲，名曰：奔豚。"即可算是腹痛的一种。原文引自韩医学古典数据库：https://mediclassics.kr。

[④] 《神农本草经》："独活：味苦平无毒，主治风寒所出、金创、止痛、贲豚痫痓、女子疝瘕，久服轻身耐老。"以《神农本草经》为主的中国古代医书原文引自"中国哲学书电子化计划"：https://ctext.org。

[⑤] 《方中乡药目》："独活：俗云虎惊草，味苦甘微温无毒，生川谷，无风而动，二八月采根，日干。"〔韩〕申荣一：《关于〈方中乡药目〉的研究：复原及医学史考察》，博士学位论文，庆熙大学，1994，第265页。李京录在其著作（《国译乡药急救方》，首尔：历史空间，2018）中也对此有所论述。

[⑥] 《乡药集成方》卷78："独活（乡名）地头乙户邑。"东医学编辑部：《乡药集成方》，平壤：科学百科全书出版社，1993；首尔：日月书阁，复刊本，第51页。《乡药集成方》的原文和译文引自韩医学古典数据库：https://mediclassics.kr。

[⑦] 〔韩〕申荣一：《关于〈方中乡药目〉的研究：复原及医学史考察》，博士学位论文，庆熙大学，1994，第267页。

直以来治疗朝鲜半岛先民疾病的国产乡药。元晓也知道独活草是产自新罗的一种乡药,且知道新罗人主要将其酿成药酒使用,所以在撰写《梵网经菩萨戒本私记》时添加了关于独活草的语句。

但是,包括新罗产乡药知识在内,对治疗疾病有独到见解的僧侣并不局限于元晓。从8世纪末新罗儒学僧不知道在治疗无法正常行走方面具有卓越功效的慰灵仙的中国名,而只知道其新罗乡名这件逸事,[1] 就可以推测出有很多僧侣在佛教经典的药言外,还具有许多实际的医药知识。这是因为除《金光明经》外,汉译的佛教经典本身也有很多传达佛教医学的语句,在背诵佛经的过程中,僧侣自然而然地掌握了佛教医学和治疗的基本知识。[2]

根据元晓、胜奘、憬兴等对《金光明经》注释的研究,新罗僧侣对中国最新佛教医学知识的了解几乎和中国本土是同步的。[3] 罗末丽初的高僧大部分都曾留学唐朝,因此正如7~8世纪新罗高僧对佛教医学有较深刻的理解一样,罗末丽初的高僧也对佛教医学有着独到的见解。从以下事例中可以看出,在国王病危的情况下,他们还会受到治愈疾病的委托:

> 乾符三年春,先大王不预,命近侍曰:"亟迎我大医王来。"使至,大师曰:"山僧足及王门,一之谓甚,知我者,谓圣住为无住,不知我者,谓无染为有染乎。然顾与吾君,有香火因缘,忉利之行,有期矣,盍就一诀。"复步至王居。设药言施箴戒,觉中愈,举国异之。[4]

---

[1] 〔韩〕李京录:《高丽和朝鲜前期的慰灵仙运用——东亚本草学的一个事例》,《大东文化研究》2012年第77期;〔韩〕李贤淑:《韩国古代的本草——以古朝鲜、百济、新罗为中心》,《新罗史学报》2015第33期。

[2] 根据现有研究,佛教医学是以印度阿育吠陀的医学体系为基础在中国落地生根的,因此它不仅是印度医学,还在一定程度上具有中国医学的面貌。佛教的疾病观和医学体系在萨满教和万物有灵论的影响下,在医学理论不发达的韩国古代社会,开启了新的对宇宙和身体的理解方法。〔韩〕李贤淑:《疾病、治疗、宗教:韩国古代佛教医学》,《韩国思想和文化》2009年第48期,第147页。

[3] 〔韩〕吴在根、全钟旭、申东源:《新罗僧侣的〈金光明经〉〈除病品注释〉中所见韩国古代佛教医学》,《医史学》2016年第25卷第3期。

[4] (新罗)崔致远奉教撰《圣住寺朗慧和尚碑》,〔韩〕崔永成:《译注崔致远全集》(1),城南:亚细亚文化社,1997,第127页(以下崔致远的文章均参考了崔永成的翻译和原文校对)。

上述材料描述了景文王病危后，立刻派使者到保宁的圣住寺将朗慧无染请到王宫，为景文王治病的故事。景文王将无染与佛祖一样称为大医王，无染所说的话都变成了药言，而见完无染后景文王的病情好转，众人都以此为奇。虽然这是崔致远为赞扬无染的能力而撰写的文章，但是可以看出当时高僧诵读佛经或为治病而念的咒文也有安抚患者内心的效果。这一点从真鉴慧昭的事例中也可以看出。他擅长梵呗，嗓音就如金玉一般，如果用像天籁般的嗓音演唱哀婉的曲调，听起来会让人心情愉悦，而曲尽之时，仿佛天上的所有神佛都会为此感到欢喜。[1] 此外，朗慧无染也希望通过诵读咒文治疗国王的身心。

总之，罗末丽初的高僧是治愈疾病的大医王般的存在，通过成为"药言"的佛祖的话，在社会混乱时期扮演了治愈人心的角色。另外，依托佛教经典，高僧通晓疾病治愈的知识，认为忧郁或忧虑等是疾病产生的根源。通过元晓将乡药独活作为典型的药酒进行介绍，以及新罗儒学僧只知道慰灵仙的乡药名"铁线莲"的故事，也可以看出僧侣对乡药的理解之深。此外，僧侣的诵经和咒文也能给患者带来安慰。

（三）战乱中的生活

在罗末丽初战乱期生存下来的僧侣的生活会是何种模样呢？下面笔者将对在战乱旋涡中过着辛酸生活的高僧的代表性事例加以介绍：

> 大顺二年，师避地于尚州之南，暂栖鸟岭。当此之时，本山果遭兵火，尽爇宝坊。大师预卜吉凶，以免俱焚之难，（中略）方离北地，渐次南行，路出公州，经过城下。长史金公休，与郡吏宋岩等，远至慈□，迎入郡城，兼以拣其□□名居请为安下。大师谓长史曰：贫道老之将至，拟往双峰，参亲率同学之徒，面礼先师之塔，以此南去，不可踟蹰。遂以使领众，行行直入，进礼郡界，忽被贼徒，截道禅众迷途，忽然烟雾沉沉，须臾斗暗贼□。忽闻空里，有若甲马之声，莫

---

[1] （新罗）崔致远奉教撰《双溪寺真鉴禅师碑》，〔韩〕崔永成：《译注崔致远全集》（1），城南：亚细亚文化社，1997，第187页。

不惊惶逡巡溃散。大师与众，免其劫夺之灾，此则观音势慈拥护之力也。所恨举邦草寇，无处不之。此际，星夜倍程，达于武府。于是，无戎敬仰，一群显苏。①

上述材料可能是924年（景明王八年）景明王亲撰，但看起来像是由崔彦㧑代笔。② 塔碑建成于近20年后的943年（惠宗元年）。澄晓折中（826~900）作为澈监禅师道允（798~868）的弟子，创建了罗末丽初九山禅门之一的狮子山门。③ 碑文记载，真圣女王五年，群盗拥入宁越地区，折中带着弟子逃到尚州南侧鸟岭避难，幸免于厄运，但在宁越的兴宁禅院全部被烧毁。④ 在战乱中，折中带领众人从鸟岭到公州、进礼郡（现忠南锦山），再到茂部（现光州）地区，目的是前往他的师父曾经待过的双峰寺。但不管走到哪里，他们都会遇到试图抢劫的盗贼。从这一记录中可以看出当时社会之混乱。

真空大师忠湛（869~940）幼失怙恃，跟随父亲的朋友长纯禅师在寺庙里长大。⑤ 在景文王时代（861~875），传染病时常肆虐。873年春，百姓饥寒交迫，传染病蔓延，景文王遂派使者赈灾。⑥ 忠湛大师其时尚且年幼，其父母双双在其年幼时逝世，很有可能是作为这一时期流行传染病的感染者不幸病逝。

真空忠湛于889年在武州（现全州）灵神庙接受具足戒，当时甄萱在该地区自立门户。892年，甄萱将武州定为后百济国都。真空大师是如此描述当时情况的："因凶年和战争死亡的尸体遍布山野，枯萎的骷髅和尚

---

① 景明王御制《兴宁寺澄晓大师塔碑》。
② 〔韩〕李贤淑：《罗末鲜初崔彦㧑的政治活动与地位》，《梨花史学研究》1995年第22期，第15页。
③ 狮子山门具备禅门之义是在11世纪前后。〔韩〕崔延植：《狮子山禅门成立过程再探》，《佛教学研究》2008年第21期，第219~257页。
④ 〔韩〕朴贞柱：《新罗末高丽初狮子山门和政治势力》，《震檀学报》1994年第77期。
⑤ （高丽）崔彦㧑奉教撰《兴法寺真空大师塔碑》："至失于怙恃，唯恨栖遑。爰有长纯禅师，是导师修度世之缘，当亡父结空门之友，大师随其长老同居……"
⑥ 《三国史记》卷11"景文王十三年"："春，民饥且疫，王发使赈救。"

未腐烂的尸体一片狼藉。"① 凶年和战争是传染病横行的温床,因此这一时期因传染病死亡的事例屡见不鲜。

法镜大师玄晖经由后百济的都城武州前往南海地区,险些被杀害。当时玄晖听闻南海地区比较安全,准备前去避难修道,度过余生,遂和11名同伴一同前往。他们听说南海地区有很多寺庙,为了寻找落脚地而前往,却在路上遇到了盗贼。据说,在同伴财尽人亡后,玄晖也没有动摇,依旧泰然自若,盗贼因此反而心生敬佩,将其当作老师招待。②

这是为了凸显玄晖大师的出色法力而采录的逸事。故事中玄晖的11名同伴全都被盗贼杀害,可见世道极其混乱。③ 在当时的政治剧变期,一不小心,这些高僧就会命丧黄泉。例如,在54岁时被弓裔杀害的康津无为寺先觉逈微大师就是一个代表性的例子。④

但即便是在这种混乱时期,大部分碑文的主人公依然得享长寿。饮食清淡、不油腻,很可能是他们长寿的秘诀之一。以下资料充分印证了这一点:

> (真鉴慧昭)禅师性不散朴,言不由机,服暖缊黂,食甘糠麧,茅菽杂糅,蔬佐无二。贵达时至,曾不异馔。门人以坱腹进难,则曰:"有心至此,虽粝何害?"尊卑耋稚,接之如一。⑤

---

① (高丽)崔彦㧑奉教撰《兴法寺真空大师塔碑》:"释子天日禅僧,此间观曝骨之墟,见僵尸之处,他山静境,岂无……"
② (高丽)崔彦㧑奉教撰《净土寺法镜大师塔碑》:"金虎司方,此际风闻,南在武州,此中安处,可能避难,修保残生,所以大师与同侣十一人,行道茫茫,至于其所,果然群黎禽集,所在康宁,然则窃承南海,多有招堤,实堪驻足,不久往于彼处。谓云:何以栖迟者为焉。居无何忽,遇绿林,潜侵元室,便为邹剥,俱然同行,迄次至大师。大师临白刃,而神色怡然,志青云而目光荣,尔唯无悚惧,自若从容,魁首观其风度,怡怡语声,切切投剑,罗拜请师事焉。"
③ (高丽)崔彦㧑奉教撰《净土寺法镜大师塔碑》。这是乾宁五年(899)在伽倻山寺接受九足戒之后,遭遇强盗之前天祐三年(906)发生的事情。
④ (高丽)崔彦㧑奉教撰《无为寺先觉大师塔碑》:"大王谓大师曰:吾师人间慈父,世上导师,何有存非不无彼此。大师方知祸急,网避危期□曰:□□□□婴吕仆之,谋仁者怀恩,宁厕商臣之恶,然而一言不纳,迁□令加舍命之时,世□□缘,俗年五十有四,僧腊三十有五。"
⑤ (新罗)崔致远奉教撰《双溪寺真鉴禅师碑》,〔韩〕崔永成:《译注崔致远全集》1,城南:亚细亚文化社,1997,第136页。

上述材料讲述的是真鉴慧昭（774～850）的故事，他性格质朴，不喜花哨，平时饮食也主要是搅和橡子和豆子，再就着一样野菜食用。正如现在的寺庙饮食也非常清淡，是以蔬菜为主的朴素的所谓健康饮食。相对于油腻的食物，当时大部分高僧更常吃清淡的食物，故此才能长寿。

在保持素食的同时，进行适当的劳动也可以说是高僧长寿的秘诀之一。朗慧无染的事例就是一个典型的例子：

> （朗慧无染）始壮及衰，自贬为甚，食不异粮，衣必均服。凡所营葺，役先众人，每言："祖师尝踏，吾岂暂安栖。"至捷水负薪，或躬亲。且曰："山为我为尘，安我得安身？"其克己励物，皆是类。①

上述材料赞扬了无染从少到老都一直坚持以蔬菜为主的食谱、规律的生活和适当的劳动，也许这就是高僧长寿的秘诀。

如上所述，在罗末丽初的混乱时期，高僧经常受到生命威胁。虽然也不乏像迥微被弓裔杀害的情况，但大部分高僧都活了下来，并成为典型的长寿群体。他们长寿的秘诀包括坚持素食和适当的劳动，以及最关键的是依据戒律保持规律的生活。

二　死亡过程

新罗下代，② 与高官贵爵一样，国师或王师的疾病依惯例都由国家负责治疗。献德王年间，上大等忠恭角干进行人事选拔，因压力过大而生病时，官医就会前来治疗。③ 对此，笔者认为，新罗下代实行了唐医疾令制

---

① （新罗）崔致远奉教撰《圣住寺朗慧和尚碑》，〔韩〕崔永成：《译注崔致远全集》（1），城南：亚细亚文化社，1997，第139～140页。
② 译者注：高丽时期编纂的《三国史记》将新罗分为上代（赫居世—真德王）、中代（武烈王—惠恭王）、下代（宣德王—敬顺王），一般韩国学界多使用《三国史记》的这一时代区分法，将新罗分为上中下代。此处所说的新罗下代是指新罗第37代王宣德王到第56代王敬顺王，即780年到935年的时期。
③ 《三国史记》卷45《列传》5"鹿津"；〔韩〕李承贤：《金忠恭的疾病和龙齿汤》，《东国史学》2020年第68期。

度，允许五品以上的文武官员接受官医治疗。这里可能包括王师和国师，具体可见以下材料：

> 太尉大王，流恩表海，仰德高山，嗣位九旬，驰讯十返。俄闻腰之苦，遽命国医往为之，至则请苦状。大师微破颜曰："老病耳，无烦治。"糜飧二时，必闻钟后进，其徒忧食力亏，阴戒掌枹者，阳密击乃目牖而命撤。①

当时的国师朗慧无染一患上腰痛，就有国医被派去为他治疗。而处方就是需要每天两次在特定的时间喝米汤，但将近90岁的无染则认为这是身体老化引起的疼痛。

罗末丽初，国王时常赏赐高僧各样物品，其中药物就是重要的赠品之一。这在下列材料中有集中体现：

> （1）景文大王，以弘长养之深仁，惨空寂之释典，远聆禅德，思坚良□□□□□□月五日，遣观荣法师，远赍金诏，慰劳山门，颖月光寺，永禅师住持，又一年再回，天眷重降纶言，追赐恩波遝宣，眷渥茶□□□□□，世论为荣，禅门增耀。②

> （2）大王聆风仰道，劳于梦魂，愿辟禅扉，请入京毂。夏六月，教遣长沙县副守金彦卿，赍茶药迎之师，以处云岩之安，兼属结戒之月，托净名之病，陈六祖之辞冬。③

从上述材料可以看出，景文王和宪安王厚赏高僧，主要给他们送了茶和药等物品。虽然无法确定当时送去的药具体是什么，但很有可能是腊药一类的常备药。这种腊药通常由御医一次性大量制作，供应高官

---

① （新罗）崔致远奉教撰《圣住寺朗慧和尚碑》。
② （新罗）金颖奉教撰《月光寺圆朗禅师碑》，转引自〔韩〕李智冠《校勘译注历代高僧碑文·新罗篇》，首尔：伽山佛教文化研究院，1993，第214页。碑文在"茶"之后有缺失，此处可能和普照禅师碑一样包括药物在内。
③ （新罗）金颖奉教撰《宝林寺普照禅师碑》。

贵爵。① 高丽时期的医书《御医撮要方》中有一个用乡药制作的可以防止年中瘟疫（即热性传染病）的所谓"神圣辟瘟丹"处方。由此可见，腊药对于高丽的御医来说是非常重要的处方。② 从李奎报（1168~1241）的事例中可以看出，能收到腊药的仅限于担任相当高职务的人，到高丽时期这已成定例。③ 御医制作的大部分是丸剂，是只有高官贵爵才能食用的一种特权商品（prestige goods）。这样的腊药制度很有可能是从新罗下代开始存在的，宪安王和景文王不定期赐给高僧的药物就应该是此类腊药。

除得到国王的恩典可以接受御医治疗的王师或国师外，普通僧侣一般是在寺庙内接受治疗。根据现有研究，按照戒律，僧侣如果患上疾病，就会暂时停止所负责的工作，住在专门治疗患病僧侣的"病院"或"病坊"里，服药并接受治疗。④

《四分律》是记录和尚需要遵守的 250 戒和尼姑需要遵守的 348 戒的僧侣基本戒律，为寺庙生活提供了基本准则。⑤ 据曹魏时代安息国出身的僧侣昙谛汉从《四分律》中截取翻译的《羯磨》，如果僧侣在寺庙里生病需要服药，首先会从大和尚那边收到七日药⑥和尽

---

① 腊药是指在朝鲜时期每年最后含有"戌"字的那一天，内医院制作的牛黄清心丸、胜金丹、包龙丸等丸药。国王会将腊药分发给大臣，以作为预防下一年疾病的预防药。〔韩〕李贤淑：《〈谚解辟瘟新方〉和〈谚解腊症治方〉的历史意义：以梨花女大藏本为中心》，《韩国文化研究》2008 年第 12 期。

② 〔韩〕李贤淑：《高丽时代官僚制度下的医疗和民间医疗》，《东方学志》2007 年第 138 期，第 22~23 页。

③ （高丽）李奎报：《己亥年正旦饮神明丹后戏作》，《东国李相国后集》卷 5 "古律诗"。李奎报作这首诗的时间是 1239 年前后，同年 4 月蒙古军刚结束对高丽的第三次进攻。由上述史料可知，在江华岛的王公贵族仍坚持制作、服用腊药。也就是说，即便是在战乱的情况下，君臣之间仍然遵守纳药下士的制度，可见该制度的常规化与重要性。〔韩〕李贤淑：《传染病、治疗、权力：高丽传染病的流行和治疗》，《梨花史学研究》2007 年第 34 期，第 44 页。

④ 〔韩〕李贤淑：《东亚医院的起源》，《延世医史学》2020 年第 23 卷第 2 期。

⑤ 对现存新罗僧侣的注释书名称进行分析的结果显示，其大部分都与《梵网经》和《四分律》有关，由此可以推测《四分律》在韩国古代佛教寺庙中的重要性。〔韩〕崔元植：《新罗菩萨戒的接受及其分布》，《国史馆论丛》1991 年第 29 期；〔韩〕李贤淑：《作为治愈空间的韩国古代寺院——以新罗兴伦寺为中心》，《新罗史学报》2019 年第 46 期。

⑥ 《羯磨》卷 1："受七日药文，先从净人边受已，持至大比丘所作如是言：'长老一心念，我比丘某甲，有病因缘，是七日药，为共宿七日服，故今于长老边受。'如是三说。"高丽大藏经 K0915；新修大藏经 T22n1433。

形寿药①。七日药相当于乳制品、乳蜜、石蜜、脂肪等调味品类，是可以保存 7 天的一种储藏式食品。② 尽形寿药是指诃子、阿摩勒、生姜或胡椒类食品，可以终身服用。③

平时饮食以蔬菜类为主的僧侣生病后，需要连续 7 天服用蜂蜜、乳制品或脂肪等高蛋白及高脂肪食品。服用七日药后仍未痊愈的话就服用尽形寿药。上述过程均按照戒律进行。

这一制度也为新罗所采纳。④ 罗末丽初的僧侣亦是按照这样的戒律接受治疗。元晓熟悉有助于缓解疼痛的乡药土当归制成的独活酒，而新罗留学僧能在唐朝常州传播乡药也是因为寺庙内的这种传统。从《三国遗事》中金贤监号的故事中也可以看出，寺庙所具有的治病功能不仅局限于僧侣，也给普通民众带来了实惠。⑤

那么，这般德高望重的高僧死亡会如何呢？对于他们来说，死亡有时也是突如其来的，了悟和尚顺之的例子就是如此：

> 英雄鼎五郡邑，盘和尚难保云泉，便遵尘路，几经虎窟，获托鸡林，旋属三岁食贫，四郊多垒，肯谋驻足海之居，实怜满座无何。忽因寝疾，以及大期。⑥

据上述材料，当时三年间凶年持续，新罗境内也有很多地方筑起堡垒抵御

---

① "受尽形寿药文，先从净人边受，持至大比丘所，作如是言：'长老一心念，我比丘某甲，有病因缘，此尽形寿药，为共宿长服，故今于长老边受。'如是三说。"高丽大藏经 K0915；新修大藏经 T22n1433。
② 〔日〕服部敏郎：《佛教医学》，〔韩〕李京勋译，首尔：经书院，1986，第 202 页。
③ 以上内容转引自〔韩〕李贤淑《东亚医院的起源》，《延世医史学》2020 年第 23 卷第 2 期，第 15 页。
④ 新罗统一时期，《四分律》的注释书特别多是因为要确立寺庙内的戒律。参考〔韩〕李贤淑《作为治愈空间的韩国古代寺院——以新罗兴伦寺为中心》，《新罗史学报》2019 年第 46 期。
⑤ 虽然是以传说形式流传，但从中可以得知，治疗老虎咬伤的药物是兴伦寺的酱和喇叭声，由此反映出寺庙内生产的药物不仅用于僧侣，还用于普通百姓。参考〔韩〕李贤淑《作为治愈空间的韩国古代寺院——以新罗兴伦寺为中心》，《新罗史学报》2019 年第 46 期。
⑥ （新罗）崔致远奉教撰《瑞云寺了悟和尚碑》；〔韩〕李智冠：《校勘译注历代高僧碑文·新罗篇》，首尔：伽山佛教文化研究院，1993，第 57 页。

外部人员入侵。顺之本想在山寺内安静地生活，却没能阻止蜂拥而至的大众，只好让他们一起寄居在寺院内。之后他突然患病而死，但所患疾病是什么却不得而知。不过，可能是因为反复的凶年以及寺庙内人员众多，他平时很难充分摄取营养，最终对其身体造成了影响。

在金石文材料中，还有一些在50岁或60岁出头去世、难以确定是否因为老年病而死亡的情况，对此有待于进一步仔细研究。下述资料便是例子：

（1）天福六年（941）十一月二十六日诘旦，告门人曰："去留有期，来往无住，于焉示化，所在如然……"言竟坐灭，俗年六十有三，僧腊四十有一。①

（2）（真观禅师释超）乾德二年，岁在甲子，寿年五十有三，夏腊三十有八，厌其妄辙之途，复我本源之趣。九月二日，上堂谓众曰。

上述资料描述的是分别于63岁、53岁死亡的玄晖和释超的圆寂过程，他们很有可能是平时就患有疾病，或因患上特定疾病而死亡，但是碑文中并没有揭示他们死亡的原因。相比其他禅师，他们在如此年轻的年纪圆寂，很有可能是因为猝死。

（1）（慈寂禅师弘俊）宴坐于斯，□经五载，游宗所逼，化往依□□天福四年（939）十月一日，示化于龟山法堂，亡□如生，果唇似语……俗年五十有八，僧夏四十八。（《境清禅院慈寂禅师碑》）

（2）（法镜大师庆猷）然则栖迟奈苑，宴坐莲扉，来者如云，纳之似海，稻麻有列，犹如长者之园，桃李成蹊，亦若仙人之市。贞明七年（921）三月三日子□□□□□□□□，仍闻刀战之声，则是奉迎之骑，示灭于日月寺法堂，俗年五十有一，僧腊三十有三。于时

---

① 以下罗末丽初的碑文全部引自〔韩〕李智冠《校勘译注历代高僧碑文·新罗篇》，首尔：伽山佛教文化研究院，1993；韩国历史研究会《译注罗末丽初金石文》，首尔：慧眼，1996。

天昏地裂，雾云愁山，禽悲啼野。(《五龙寺法镜大师塔碑》)

对于慈寂弘俊来说，死亡后仍如活着一般栩栩如生的描述可能只是一种礼仪性的说法。但如果这是描述实际情况的话，也可能是暗示他并非那种长期与病魔斗争、身体严重受损的状态，而是突然发生的死亡。法镜大师庆猷较早地于51岁逝世，由于没有出现其疾病相关描述，而是突然出现了死亡的消息，他也很有可能死于非命。

这些受国家庇护的高僧在晚年受到无微不至的关照，食物也是享用寺院内最好的，因此，他们大多数都是因老年病而自然死亡。特别是70岁以上死亡的情况，很大可能都是因为老年疾病。那么，长寿至70岁以上因年老而死亡的情形具体如何呢？从以下资料中可以推测出禅师圆寂的多种情形：

舍身之理，宁□恒□，或攀树泥洹，或道山入定，或蝉蜕而去，或火焚以徂。俗年五十有八，僧夏四十八。(《境清禅院慈寂禅师碑》)

慈寂弘俊较早地在58岁圆寂。据上述材料，禅师圆寂的样子多种多样，有的抓住树枝，有的以修道时结跏趺坐的样子坐着进入禅定，还有人火葬。但是根据寺庙内传承下来的清规，法力高超的禅僧以结跏趺坐的状态遁化是惯例，因此，罗末丽初的高僧也以结跏趺坐的状态圆寂。这一点从碑文对死亡过程的描写来看会更加明确，现将相关描写整理如下：

(1) (寂忍禅师惠哲) 时春秋七十有七，咸通二年(861)春二月六日，无疾坐化，支体不散，神色如常。(《大安寺寂忍禅师碑》)

(2) (大镜大师丽严) 以同光①七年(929)十一月二十八日，示疾。明年二月十七日，善化于法堂。春秋六十有九，僧腊五十。(《菩提寺大镜大师塔碑》)

(3) (朗圆大师开清) 才臻旧隐，忽患微病，渐至危虚，知去矣。

---

① "同光"是后唐开国皇帝李存勖的年号，该年号只到同光四年为止。但是，当时高丽对此并不知情，一度继续使用这一年号。

以同光八年（930）秋九月二十四日，示灭于贤山寺法堂，俗年九十有六，僧腊七十有二。（《普贤寺朗圆大师塔碑》）

（4）（真空大师□云）每日谭玄，求人付法，忽叹寻因微疾，以至弥留。以天福二年（937）秋九月一日，顺化（缺落）。（《毗卢寺真空大师塔碑》）

（5）（真空大师忠湛）（天福）五年（940）七月十八日诘旦，告门人曰："万法皆空，吾将去矣，一心为本，汝等勉旃。"颜貌如常，寂然坐□。俗年七十有二，僧（缺落）（《兴法寺真空大师塔碑》）

（6）（澄晓大师折中）至于乾宁[①]七年（900）三月九日诘旦，忽告门人曰："三界皆空，万缘俱寂，吾将逝矣。汝等勉旃，守护禅门，无隳宗旨，以报吾恩也。"言讫坐灭，报年七十五，积夏五十六。（《兴宁寺澄晓大师塔碑》）

（7）（朗空大师行寂）大师遍探灵，未有定居，初至此山，以为终焉之所。至明年（916）春二月初，大师觉其不念，称染微疴，至十二日诘旦，告众曰："生也有涯，吾将行矣，守而勿失，汝等勉旃。"跌坐绳床，俨然就灭，报八十五，僧腊六十一。（《太子寺朗空大师塔碑》）

（8）（洞真大师庆甫）越三年龙集协洽（947）四月二十日，大师将化，往盥浴已讫，房前命众，悉至于庭，乃遗戒曰："我既将行，众其好住尘，俗有贵贱，空门无尊卑，水月澄心，烟霞抗迹，衣必均服，食无异粮，止宜以采薇为里粮，以禅悦为饫味，则是吾徒也。适我愿兮，吾道有何观行，无余力尔。众致我塔，以藏遗体，碑以纪行，事无以为也，不亦宜乎，则是瞻玄福于亡师矣。"言毕入房，倚绳床跌坐，俨然而示灭于玉龙上院。呜呼！存父母体八十春，入菩萨位六十二夏。（《玉龙寺洞真大师塔碑》）

（9）（静真大师兢让）至显德三年（956）秋八月十九日，忽告众曰："吾西学东归，将逾三纪，择山而住，诱引后来，借以青山白

[①] "乾宁"是唐昭宗李晔的第四个年号，该年号只到乾宁五年为止。但是，当时高丽对此并不知情，一度继续使用这一年号。

云，导彼迷津失路，每或披寻玉偈，资国福缘，今风烛水泡，未能以久，难将作矣，吾欲往焉，各执尔心，勉遵佛训。"又谓传法之首迥超禅师曰："尔宜构室，继以传灯。唯事光前，无坠相付者。"言讫而泊然坐灭，享龄七十九，历夏六十。（《凤岩寺静真大师塔碑》）

上述材料中的9个事例描述了高僧死亡的过程，尤其强调了结跏趺坐而死的情形。69岁逝世的大镜丽严在病床上待了3个月左右，真空□云也在与病魔斗争一段时间后死亡。对于他们死亡的原因，碑文全部称为"微病"，并没有透露详细的病症。除例（2）的丽严和例（3）的开清外，大部分高僧即便是在生病的情况下也坚持以结跏趺坐的状态死去。

朗圆开清是96岁去世，元宗璨幽是90岁去世，圆融决凝亦是90岁去世，都是罕见的长寿。另外，允多是82岁去世，行寂是85岁去世，庆莆是80岁去世，他们的死亡与其说是因为特定疾病去世，不如说更主要是衰老所带来的自然死亡。

上述僧侣的共同点都是卧病在床几天后才逝世，或者自己做好死亡准备后安然地迎接死亡的到来。例如，庆莆留下了要坚持吃素食和过俭朴生活的遗言。他自己也是坚持过俭朴的生活而得以长寿的。而兢让则把年老而衰的样子比作风前的灯火和水上的泡沫，很好地描绘出了生命因衰老而即将消亡的状态。

虽然新罗下代禅师的碑文中没有以结跏趺坐状态死亡的描写，但随着时代的推移，这逐渐成为一种程式化的记述方式。这是因为，以结跏趺坐的状态迎接死亡象征着高僧的法力，由此也成为一个佛家的惯例。

这一点可以据现今流传的高丽版《禅院清规》加以推测。《禅院清规》记载，如果主持寺庙的住持病情逐渐加重，则应当把病僧的遗言写下来，并收集祠部即官府签发的度牒和文牒，与衣物一起交给该寺庙收藏，同时负责的知事应向官府进行申报。上述材料中，执意要参请病危的师父或从他那里获取偈颂，也可能是因为他们必须向官府提交亡僧遗言。

按照清规，僧侣去世后需再次向官府申报举行葬礼。① 尤其在死亡后先要擦身、削发，之后穿上裈子，让尸体坐在桶内，将其供奉在监室，即在死后尸体僵直之前，将尸体固定成结跏趺坐的样子，以坐着的状态放入箱子中。② 由此可以看出，百丈清规中流传下来的《禅院清规》相当一部分已在罗末丽初执行。

结　语

罗末丽初的高僧是治愈疾病的大医王般的存在，他们通过佛祖的"药言"在社会混乱时期治愈了人们的心灵。笔者对21名生殁时间及接受具足戒年龄明确的罗末丽初时期高僧进行了分析，结果显示他们的平均寿命为73.5岁，作为僧侣生活的时间平均为55.5年。另外，他们历经行者生活后接受具足戒的年龄平均为18岁，可见多数人的青春期都是以行者身份度过的。他们虽然生活在朝鲜半岛古代的战乱时期，但确是最长寿的一个群体。

这些高僧大多去过唐朝留学，佛法也颇为精深。在唐朝经历过多种疾病的这些高僧，在年过50岁后可以成为国师或王师。在赞扬他们的佛法与业绩的碑文中，与疾病相关的记录并不多，但他们可能会因为过度激进的修炼而患有肌骨疾病，即便长寿也难免会出现中风的情况。此外，高僧通过佛教经典掌握了丰富的医学知识，并认为忧虑和抑郁是疾病的根源。

这些高僧大多因年老而衰亡，这也可以说是当时所有老人最期望的一种死亡方式。高僧坚持清净的修道生活，不断陶冶心性，除了个别例外，大多都很长寿。而他们能够在战乱时期也得以颐养天年，主要是因为按照戒律维持规律的生活、坚持素食、适当劳动以及拥有丰富的佛教医学

---

① （宋）慈觉宗赜禅师原著，〔韩〕崔法惠译注《高丽版禅院清规译注》，首尔：伽山佛教文化研究院，2001，第277页。与清规相关的内容可以参考以下文章。〔韩〕徐恩美：《从〈禅苑清规〉所见宋代禅宗寺院的运营与茶礼》，《东洋史学研究》2009年第108期；〔韩〕徐恩美：《〈禅苑清规〉和清规向日本的传播》，《历史与世界》2009年第36期。

② （宋）慈觉宗赜禅师原著，〔韩〕崔法惠译注《高丽版禅院清规译注》第6"亡僧"，首尔：伽山佛教文化研究院，2001，第278页。对此，将于其他文稿中另行讨论。

知识。

据推测，距正常衰老死亡年龄尚早的50岁或60岁出头死亡的事例大部分都是由特定疾病引起的。他们大多是患上轻微疾病后死亡，但史料中如若连这样的表述都没有就突然出现死亡的记载的话，就说明是因为主人公的死亡实在过于突然。另外，也有像先觉大师迥微一样卷入政治旋涡而遭遇悲剧性结局的高僧，但大部分高僧都在安静的深山寺庙里安然离去。

罗末丽初的高僧严格按照各种戒律生活，甚至清规中连死亡的过程都进行了详细的规定，例如临终偈和需以结跏趺坐的状态死去的规定就是典型的例子。在重视祖师教诲的禅宗寺庙里，临终偈非常重要，而对于重视参禅的禅宗来说，以结跏趺坐态死去也具有非凡的意义。因为师父圆寂的姿态需要和佛祖保持一致。

在本论文写作的过程中，笔者考察的佛教经典中涉及了大量与医疗相关的逸事与资料，这对于对佛教经典了解有限的笔者来说已超出了能力范围。今后如若能对罗末丽初佛教医学和医疗相关戒律的研究进一步深化的话，本稿中未能涉及的问题也将得到解决。

（翻译：对外经济贸易大学外语学院朝鲜语口译硕士研究生黄静宜。审校：中山大学国际翻译学院朝鲜语系副教授黄永远）

高丽时期的对民医疗及其时代意义[*]

〔韩〕李京录[**]

【摘要】 高丽时期以都城为中心首次设立了济危宝、东西大悲院、惠民局等对民医疗机构。这些机构从临时机构发展为常设机构，在实际运作中兼具医疗与赈恤功能。这一时期的对民医疗是国家存恤政策的核心，发挥了稳定民生的社会功能。

【关键词】 高丽　对民医疗　济危宝　东西大悲院　惠民局

引　言

新罗中代、下代，[①]社会的出生率与死亡率都很高。干旱、凶年及传染病长期威胁着新罗人的生活，但国家没有出台根本性的对民医疗措施，只停留在赈恤层面。直到进入高丽时期，才出现了针对常见疾病与死亡的医疗应对措施。

高丽时期整顿医疗制度，扩大药材生产，激活民间医疗，传入宋朝医学，这些因素都促使医疗发展进入了全新阶段。进入高丽时期后，对民医疗机构的出现与医书的发行使医疗对象的范围扩大至大多数社会成员，这在医疗史上具有重要意义。

---

[*] 本文内容系作者《高丽时代医疗的形成及发展》（首尔：慧眼，2010）一书的核心内容。
[**] 李京录，延世大学医学院医史系副教授。
[①] 高丽时期编纂的《三国史记》将新罗分为三个时期：上代（赫居世—真德王），中代（武烈王—惠恭王），下代（宣德王—敬顺王）。目前韩国学界多使用《三国史记》的这一时代区分法。

在高丽前期的中央医疗制度中，光宗及成宗时期的制度令人关注。两位君王不仅在确立高丽的国家制度上做出了巨大贡献，同时还高度关注医疗事业的发展。光宗时期不仅通过"医业"① 选拔医官，还设立了专门的医疗机构——尚医院。此外，光宗还设立济危宝，并为将其发展为医疗机构奠定了基础。

到了成宗时期，国家开始以儒教为基础整顿医疗制度。随着中央医疗机构被分为太医监和尚药局，面向高层官员的治疗实现了制度化；而在地方，设置了十二牧②后，政府还相应地派遣医学博士。同时还通过设立"义仓"在全国推行救恤制度，在乡礼上对残障人士实行救恤，并向统治阶层分配药材，医疗制度得到进一步完善。这些都是为了顺应高丽时期的国家体制整顿、强化对民统治而出台的各种政策。

在高丽时期的国家体制整顿中，不得不提到地方制度的改革，而地方医疗制度也是地方制度的一部分。大体来看，成宗时期将医学博士派至主要医疗点，部分地方还配备医师；而显宗时期，医师则代替医学博士，在州府郡县等一般行政单位配备"药店史"，形成二元的地方医疗结构。

之后，文宗还向地方追加配备"医学"，进一步细化"药店史"，非常重视地方医疗的发展。但在睿宗之后，只有"药店史"系列的职位（药店正、副药店正、药店史）才被当作地方医疗的骨干力量。如果是站在全国医疗制度的层面探讨地方医疗制度，那么都城和主要行政据点以及一般郡县的医疗机构在成立时间及地位上的差别是非常明显的。医疗机构之间的地位差别说明中央权力存在局限性，很难完全渗透到地方。③

本文将基于上述对高丽时期医疗状况的判断，探讨高丽时期医疗的社

---

① 译者注：高丽时期杂科的一个科目。
② 译者注：一种地方行政单位。
③ 〔韩〕李京录：《高丽前期的对民医疗体制》，《韩国史研究》2007 年第 139 期；〔韩〕李京录：《高丽前期的地方医疗制度》，《医史学》2007 年第 16 卷第 2 期；〔韩〕李京录：《高丽初期救疗制度的形成——以光宗和成宗时期为中心》，《大东文化研究》2008 年第 61 期。

会功能，特别是将结合高丽的治理体制，探讨对民医疗机构的实际运作和医疗政策的具体内涵，进而揭示高丽时期对民医疗的时代意义。

一 对民医疗机构的运营

在高丽时期，对民医疗并非一时性的施惠措施，而是设有专门的医疗机构，形成了常态化的制度，由此可见这是关乎社会安定的重要事项。高丽建国前，因为极度严重的土贡和失农现象，出现了大规模的流民。太祖建立高丽后，感叹于百姓因饥荒和疾病而漂泊流离，立即免除三年的租税和赋役。① 这些措施都说明国家的存亡取决于普通老百姓的生活是否稳定。国家有必要将流民公民化以实现社会稳定，作为先行举措，需要对流民进行救助。②

关于对民医疗最早的记录出现在成宗时期，并在穆宗和显宗时期大量出现。穆宗即位后，首先推行的一项恩免措施就是下令开展疾病治疗。虽然并非所有百姓都能接受治疗，但这一恩免措施的确是最早将普通老百姓也视作医疗对象的举措：

> 御威凤楼，颁赦，放三年役，除一年租，恤耆旧，褒孝顺，洗痕累，救疾病，蠲欠负，放逋悬。③

对民医疗一直延续到显宗时期。显宗也在即位后立即下令治疗年迈久病的百姓，并向平民男女及残障人士赐药；在位第 9 年（1018），开京传染病肆虐，他还派遣医官前往救治：

---

① 《高丽史》卷1《世家》1"太祖元年八月"；《高丽史》卷80《食货》3"赈恤·恩免之制·太祖元年八月"。本文所引《高丽史》《高丽史节要》原文，均出自韩国史数据库：https://db.history.go.kr。以下不再一一说明。
② 国家试图将普通百姓公民化的做法是从前代延续下来的。在新罗中代王权的强化过程中也出现了公民化倾向，国王的统治全面贯穿于普通百姓。〔韩〕金瑛河：《新罗中代社会研究》，首尔：一志社，2007，第 182~187 页。蔡雄锡也指出，在相当于中世成立期的高丽前期，普通百姓成为国家公民，免被统治阶层掠夺。〔韩〕蔡雄锡：《高丽时代的国家与地方社会》，首尔：首尔大学校出版部，2000，第 97 页。
③ 《高丽史节要》卷2"穆宗即位年十二月"。

赦境内，养老病，放逋悬，轻徭役。①

御球庭，集民男女年八十以上及笃疾者六百三十五人，赐酒食、布帛、茶、药有差。②

黄雾四塞，凡四日，京城多患瘴疫，王分遣医，疗之。③

在高丽时期，主张治疗对象应从统治阶层扩大到所有普通百姓的医疗观念一直贯彻始终。恭愍王称"医药活人，仁政所先"；④而恭让王时期，一直只医治富人的医官被要求今后要医治所有百姓，如若违反，将依法处罚。⑤在高丽前期，太医监医官的职责仅限于医治高官，但到了后期，其职责则变成了医治所有百姓。由此可见，随着医疗对象的扩大，医疗活动也得以逐渐普及。接下来本文将分别梳理高丽时期为救治百姓而设立的三大医疗机构——济危宝、东西大悲院和惠民局的相关史实。

1. 济危宝

光宗于在位第 14 年（963）在开京城外设立济危宝救恤流民。济危宝设置在交通要塞，管制流离失所的普通百姓拥入开京。济危宝是根据光宗个人决断设立的，而且由于国家机构还未进行整顿，实际运营难免不畅，但其后不断朝着医疗机构的方向发展，负责对民医疗。

济危宝，光宗十四年始置。文宗定副使一人七品以上，录事一人丙科权务。恭让王三年，罢。⑥

直至肃宗时期，济危宝还是一个通过借贷稳定农民生活、向贫民提供食

---

① 《高丽史节要》卷 2 "显宗即位年四月"。
② 《高丽史》卷 4 《世家》4 "显宗即位年七月"。
③ 《高丽史》卷 4 《世家》4 "显宗九年四月"。
④ 《高丽史》卷 80 《食货》3 "赈恤·水旱疫疠赈贷之制·恭愍王二十年十二月"。
⑤ 《高丽史》卷 85 《刑法》2 "禁令·恭让王四年三月"。在朝鲜，从太祖元年（1392）开始，医官的职务就被规定为医治所有百姓，不分贵贱。《世宗实录》卷 10 "世宗二年十一月七日（辛未）"。
⑥ 《高丽史》卷 77 《百官》2 "诸司都监各色"。

物的救恤机构。① 但仁宗在诏书中要求"济危铺大悲院厚畜积,以救疾病",② 由此可见济危宝在慢慢朝着治疗疾病的医疗机构发展。

关于济危宝的作用变化,文宗三十年(1076)及仁宗时期的权务官禄记录透露了相关信息。直到文宗时期,济危宝内还只配备副使和录事,但到了仁宗时期,配备"使"而非"副使",与东西大悲院使同级。济危宝地位上升或与仁宗时期济危宝的医疗机构属性得到进一步强化有关。但正如前述仁宗要求"济危铺大悲院厚畜积"一样,济危宝独立的财政地位在仁宗时期已经出现动摇。最终,该机构不得不在毅宗二十二年(1168)接受粮食支援,以增加财源:

> 下教曰,……救恤民物。国家特立东西大悲院及济危宝,以救穷民。然近来,任是官者,率非其人,故或有饥馑不能存者,疾病无所依附者,未能收集救恤。③

和东西大悲院一样,济危宝经历了武臣执权期及元干涉期后,对民医疗的功能逐渐弱化。④ 在由太医监负责管辖惠民局的忠宣王时期前后,济危宝的医疗功能几乎已经消失。由此可以推断,和东西大悲院的医疗机构性质相比,济危宝更多的是强调其救恤机构的性质。直到恭让王三年(1391)济危宝才被废止,原因或是高丽末期重启的"常平义仓"担任起了救恤百姓的工作。总之,原本作为赈恤机构的济危宝在仁宗时期发展成为对民医疗机构,但在元干涉期之后医疗功能趋于弱化。

---

① 《高丽史》卷80《食货》3"赈恤·水旱疫疠赈贷之制·肃宗六年四月":"诏,民贫不能自存者,令济危宝,限麦熟,赈恤。"
② 《高丽史》卷15《世家》15"仁宗五年三月":"诏曰……济危铺大悲院厚畜积,以救疾病。"《高丽史》卷16《世家》16"仁宗九年三月":"制,无伐木,无麛,无卵,掩骼埋胔,葺东西大悲院济危铺,以救民疾。"
③ 《高丽史》卷18《世家》18"毅宗二十二年三月"。
④ 《高丽史》卷80《食货》3"赈恤·水旱疫疠赈贷之制·忠肃王十二年十月":"下教:惠民局、济危宝、东西大悲院本为济人,今皆废弛,宜复修营,医治疾病。"

2. 东西大悲院

东西大悲院和惠民局先后在开京设立，这两个机构都配置了"看守军"，① 其活跃度及受重视程度可见一斑。但值得注意的是，济危宝也同样设在开京附近。从东西大悲院、惠民局和济危宝的位置来看，对民医疗制度并非在全国统一实行，而是以都城为中心展开。② 从对民医疗机构的分布位置可以得知，当时的医疗机构存在地区等级性。

关于对民医疗机构的代表——东西大悲院，《高丽史·百官》中有如下记录：

> 东西大悲院，文宗定使各一人、副使各一人、录事各一人丙科权务。吏属记事二人，以医吏差之，书者二人。忠肃王十二年，教曰：惠民局、济危宝、东西大悲院本为济人，今皆废圮，宜复修营，医治疾病。③

东西大悲院是为医治并恩赐普通百姓而设立的机构。引文中出现的东西大悲院医吏应该是负责治疗和供药等实务工作的医者。在要求修缮东大悲院的靖宗二年（1036）的记录中可以发现，④ 东西大悲院成立之初是由东大悲院和西大悲院构成的二元体系，后在文宗时期，二元组织体系被改编成"使－副使－录事"体系。东西大悲院的地位高于济危宝和惠民局，这点可从机构责任人的品阶中得到印证。

一开始，东西大悲院仅收容那些贫穷、患病并颠沛流离的百姓，作用有限。⑤ 到了仁宗时期，东西大悲院的副使被取消，取而代之的是在济危宝设置

---

① 《高丽史》卷83《兵》3"看守军"："东西大悲院，散职将相各二……惠民局，杂职将校二。"
② 西京（平壤）也有大悲院，但在分司制度上，西京地区不及都城，因此西京的大悲院相当于模仿了开京的东西大悲院。《高丽史》卷80《食货》3"禄俸·西京官禄·文宗三十年"："权务官。……十三石五斗［大悲院，诸学院，八关宝，货泉务副使］。"
③ 《高丽史》卷77《百官》2"诸司都监各色"。
④ 《高丽史》卷80《食货》3"赈恤·水旱疫疠赈贷之制·靖宗二年十一月"："修东大悲院，以处饥寒疾病之无所归者，给衣食。"三木荣推测，大悲院设立于高丽的基本制度得以完善的成宗时期。〔日〕三木荣：《朝鲜医学史及疾病史》，自家出版，1963，第78页。
⑤ 《高丽史》卷80《食货》3"赈恤·水旱疫疠赈贷之制·文宗三年六月"："命有司，集疾病饥饿者于东西大悲院，救恤。"

使，在惠民局设置判官，东西大悲院的作用似乎有所削弱。但与此同时，仁宗又下令修缮东西大悲院，救治普通百姓，继续保留了它的作用。① 毅宗之后，东西大悲院因负责官员的怠慢，运营出现问题，② 但在明宗年间发生灾害后，奉命负责救恤，作用又有所扩大，③ 甚至还负责收容患病的独居老人。④

经历武臣执权期和元干涉期后，官僚体制出现动摇，土地制度被废除，东西大悲院的医疗功能也随之弱化。因此，政府尝试强化东西大悲院财政收入，试图让其继续发挥作用。忠宣王三年（1311），统治者要求将"有备仓"的粮食供应给东西大悲院作为财源，用于治疗百姓的疾病。⑤ 正如引文中所言，忠肃王十二年（1325），政府下令要求修缮荒废的东西大悲院，为百姓治病；忠惠王后四年（1343），废除习射场，将其归属东西大悲院，负责治疗城中病人，并为患者提供衣物。⑥ 高丽末期恭愍王二十年（1371），政府下令调查原归属于东西大悲院的田民，扩大医药的供应，继续发挥该机构的救疗功能。⑦

---

① 《高丽史》卷80《食货》3"赈恤·水旱疫疠赈贷之制·仁宗九年三月"："制，葺东西大悲院济危铺，以救民疾。"

② 《高丽史》卷18《世家》18"毅宗二十二年三月"："下教曰……救恤民物。国家特立东西大悲院及济危宝，以救穷民。然近来，任是官者，率非其人，故或有饥馑不能存者，疾病无所依附者，未能收集救恤。"

③ 《高丽史》卷80《食货》3"赈恤·水旱疫疠赈贷之制·明宗十八年八月"："制曰：近闻东北面兵马使所奏，关东诸城，多遭水灾，禾谷损伤，人民漂溺，仅存遗氓，并被饥馑，朕甚悯焉。宜遵京内东西大悲院例，设食接济，活人多少，以为褒贬。"

④ 《高丽史》卷80《食货》3"赈恤·鳏寡孤独赈贷之制·忠烈王三十四年十一月"："下教，一，八十以上笃疾废疾不能自存者，随其所望，勿论亲疏，许一名免役护养。若无亲疏护养，宜令东西大悲院，聚会安集，公给口粮，差官提调。"

⑤ 《高丽史》卷80《食货》3"赈恤·水旱疫疠赈贷之制·忠宣王三年三月"："传旨，东西大悲院，本为医理疾病而设，令开城府，同本院录事，受有备仓米，以养疾病。"从这个记录来看，录事是负责东西大悲院运营的实际官员。但东西大悲院的录事也是通往门荫的路。墓志铭记载，赵延寿9岁、柳墩13岁时，通过门荫成为东大悲院的录事。〔韩〕金龙善：《（改订版）译注高丽墓志铭集成》（下），春川：翰林大学校出版部，2006，第749、1144页。

⑥ 《高丽史节要》卷25"忠惠王后四年三月"："罢习射场，属东西大悲院。时僧蔼仙劝王，创院城外，聚城中病人，救药赡衣食。""创院城外"意为在城外新建东西大悲院，其前提是之前的东西大悲院已被废止，同时将新的东西大悲院迁至城外的习射场，达到完全隔离的目的。不过，孙弘烈认为习射场和城外建院两条记录是分别独立的。〔韩〕孙弘烈：《韩国中世时期的医疗制度研究》，首尔：修书院，1988，第109页。

⑦ 《高丽史》卷80《食货》3"赈恤·水旱疫疠赈贷之制·恭愍王二十年十二月"："下教，一，东西大悲院先王本为惠民而设……仰都评议使司、司宪府，常加体察，取勘元属田民，以赡医药粥饭之资。"

3. 惠民局

在将睿宗的政绩总结为"民病"和"救济"的相关记录中，我们可以发现，惠民局用医药治疗普通百姓的疾病。肃宗和睿宗时期，自然灾害及传染病剧增，百姓流亡愈发严重，因此有必要从国家层面进行应对。① 但是之前的济危宝和东西大悲院的运营并不顺畅，例如如何处理尸骨就是个棘手的问题。本来根据文宗十一年（1057）的旨意，被遗弃在路边的尸骨应由东西大悲院负责处理，② 但在睿宗四年（1109），不得不设置救济都监专门处理这个问题。③ 为应对猖獗肆虐的传染病而设置的救济都监，其运营似乎也不太尽如人意。为此，在睿宗七年确立了惠民局的官员构成：

> 惠民局，睿宗七年置判官四人，以本业及散职互差，乙科权务。忠宣王为司医署所辖。恭让王三年改惠民典药局。④

从医疗制度的层面看，不论是"惠民局"这个名称还是其功能，都与宋朝的官药局类似。文宗时期以后，随着宋朝医学的广泛传入，高丽对于宋朝官药局的存在也有充分的认识。

惠民局判官一职由乙科权务担任。高丽时期，迎送都监录事、都斋库判官也均由乙科权务担任。权务职一般都担任临时性的职务，但我们不能仅因此就认为惠民局是临时机构。权务职成为固定职位后，其地位介于品官和吏属之间，但甲科权务和乙科权务的地位在九品之上。⑤

仁宗时期在惠民局只设置了判官，而且地位低于东西大悲院和济危

---

① 参考〔韩〕宋洚祯《高丽时代疫疾研究——以 12～13 世纪为中心》，《明知史论》2000 年第 11、12 期合集。
② 《高丽史》卷 84《刑法》1 "职制·文宗十一年"："下旨：内外街路曝露骸骨，京内东西大悲院，外方各领界官，考察收拾埋瘗。"
③ 《高丽史》卷 80《食货》3 "赈恤·水旱疫疠赈贷之制·睿宗四年五月"："制曰：京内人民，罹于疫疾，宜置救济都监，疗之，且收瘗尸骨，勿令暴露。"
④ 《高丽史》卷 77《百官》2 "诸司都监各色"。
⑤ 〔韩〕朴龙云：《高丽时代官阶官职研究》，首尔：高丽大学校出版部，1997，第 28 页。另外，李贤淑指出，东西大悲院的大部分官员为临时职或派遣职，因此东西大悲院并非常设医疗机构，而从任命的是权务职来看，可以推定东西大悲院是临时机构。〔韩〕李贤淑：《传染病、治疗、权力：高丽传染病的流行与治疗》，《梨花史学研究》2007 年第 34 期，第 46 页。

宝，这为我们判断惠民局的地位高低提供了参考依据。一般情况下，判官的地位低于副使。① 惠民局的设立时间晚于其他机构，而且忠宣王时期属于司医署管辖，可见惠民局的地位应该不是很高，活跃度也很一般。

为了方便普通百姓前往购药，惠民局设在民宅附近。有记录称，在惠民局南街，孩子玩耍时给玩偶穿绸缎衣服，用金玉装饰几案。② 朝鲜时期成宗十六年（1485）南孝温去开京考察的记录显示，他在看完了宫殿后出来，骑马抵达惠民局前。③

与东西大悲院及济危宝一样，惠民局的医疗功能也在元干涉期后逐渐弱化，④ 同时在高丽末期更名为惠民典药局。直至高丽末期，惠民局频繁出现在文献记录中。有记录称，李穑为了患病的奴婢曾从惠民局取药：

> 从惠民局众官索药，为奴病也。
> 先王念民病，设局散还丹。⑤

以济危宝为代表的对民医疗机构在光宗之后陆续成立，在显宗、文宗、仁宗时期进入整顿期。我们可以理解为，就像其他机构那样，对民医疗机构随着高丽社会的整体发展而经历了不断的变化。但是，从对民医疗机构的成立时间来看，只有济危宝的时间是非常明确的，其他机构成立时间不详。成立时间与发展过程不明确，有可能是记录遗漏所致，但这也意味着高丽时期的对民医疗机构不受重视。换言之，对民医疗机构并非从建国之初就被规划为国家体制所必需的机构，而是根据当时所需而设立的临

---

① 例如，救急都监由"使－副使－判官－录事"构成。《高丽史》卷77《百官》2"诸司都监各色·救急都监"。
② 《高丽史》卷53《五行》1"水·毅宗十七年二月"。
③ 参考南孝温《松京录》，国学振兴研究事业推进委员会《卧游录》，城南：韩国精神文化研究院，1997，第105页；〔韩〕许兴植《透过朝鲜前期纪行文看开京的遗迹化过程》，《高丽时代研究》（Ⅱ），城南：韩国精神文化研究院，2000。
④ 《高丽史》卷80《食货》3"赈恤·水旱疫疠赈贷之制·忠肃王十二年十月"。
⑤ 李穑《牧隐诗藁》卷30《诗》："从惠民局众官索药为奴病也。"

时应对机构。这在济危宝的例子中体现得十分明显。济危宝虽被突然设立为救济机构，但运营不得不依赖佛教，经历了之后重新发展为医疗机构的过程。

在《高丽史·百官》中，东西大悲院、济危宝、惠民局也被分类为"诸司都监各色"。高丽时期官制的一大特征是，属于临时机构的各种都监在三省六部制得以完善后变为常设机构，①《高丽史》编撰者认识到对民医疗机构也是始于临时机构，特别是三大对民医疗机构的所有官员都由权务官充当。当然，我们不能只根据配置了权务官就判断其为临时机构，但不同于太医监、尚药局，对民医疗机构的所有官员都以权务官的身份领取俸禄，这可能是因为这些机构都是临时机构。

从济危宝和东西大悲院的功能来看，这些机构一直承担着收容老人和向穷人提供粮食的职责。这些机构兼具医疗功能和救恤功能于一体的事实，说明高丽时期对民医疗机构的局限性：不能根据任务的不同分化为不同的机构。这同时也体现了高丽时期医疗制度的一大特征，即在"救疗"这一名义下，将医疗与救恤混在一起。因为光靠医疗机构，不可能很好地应对疾病和饥荒。要想让普通百姓安稳下来，除了医疗措施外，救恤措施也是必不可少的。从时间先后顺序来看，救恤机构的出现当然早于医疗机构。高丽参考了前代政权的经验，从建国初期就将对民救济制度化，对民医疗是之后才增加的。而朝鲜在参考高丽经验的基础上，从建国初期就实现了对民医疗的制度化。②

二 医疗的社会功能与国家治理

1. 安集政策：劝农与存恤

高丽时期对民观的核心是"百姓是国之根本"。文献中频繁引用的

---

① 〔韩〕文炯万：《高丽官制的特性及诸司都监各色的机能》，《高丽诸司都监各色研究》，博士学位论文，东亚大学，1985；〔韩〕李贞薰：《高丽时代都监的构造及机能》，《韩国史的构造及展开》，首尔：慧眼，2000。
② 朝鲜从建国初期就设有负责对民医疗的惠民署与活人署，《经国大典》中也将其规定为医疗机构（《经国大典》卷1《吏典·京官职》）。

"民惟邦本，本固邦宁"就很好地体现了这点。崔承老称，百姓的安宁比宗庙社稷的祭祀或山岳星宿的祈祷更为重要。① 这样的对民观的背后，体现了主张上天是通过百姓观闻的"天人相应论"。②

> 诏曰：……天听自我民听，天视自我民视，人民乖离，故灾变频仍。庶欲以和致和，获天人助其人心。③

主张百姓的呼声上达于天的天人相应论，也包含了对于疾病发生原因的说明。天人相应论主张，不当的刑政或国王的奢靡会导致百姓怨声载道，造成阴阳不和，从而出现疾病与凶年。④ 这就是基于天人相应论的病因论。

另外，就像旱涝等天灾变化是农业生产中常见的外在条件一样，凶年和饥荒也是无法避免的生活困境。高丽时期，人们已经认识到自然灾害、凶年和疾病之间的相互关系。饥荒通常会引发疾病，使百姓流离失所。而干旱遇上传染病时，甚至会发生饿死人或买卖人肉的悲剧。⑤ 高丽时期并未把疾病问题单独处理，而是将其与干旱、凶年、饥荒以及流离失所等问题联系起来考虑。

当权者把失政和饥荒视作疾病产生的原因，因此当传染病猖獗盛行时，自然会采取整顿政治或救荒举措，如赦免罪犯或救济贫困百姓等。国王相信，通过自己的谨言慎行可以击退天灾。同时，借道场和醮祭来恢复

---

① 《高丽史》卷93《列传》6"崔承老"："我朝，宗庙社稷之祀，尚多未如法者，其山岳之祭，星宿之醮，烦渎过度。……愚以为若息民力，而得欢心，则其福必过于所祈之福。"
② 〔韩〕金南柱：《高丽时代流行传染病的历史研究》，博士学位论文，首尔大学，1988；〔韩〕李熙德：《高丽时代天文思想与五行说研究》，首尔：一潮阁，2000；〔韩〕洪琦杓：《高丽前期诏书研究》，博士学位论文，成均馆大学，2006。
③ 《高丽史》卷19《世家》19"明宗五年四月"。
④ 《高丽史》卷85《刑法》2"恤刑·显宗九年闰四月"："门下侍中刘瑨等奏，民庶疫厉，阴阳愆伏，皆刑政不时所致也。"《高丽史节要》卷25"忠肃王后四年闰十二月"："昔东海有冤妇，三年大旱，今高丽有几冤妇乎。比年，其国水旱相仍，民之饥殍者甚众，岂其怨叹伤和气乎。"
⑤ 《高丽史》卷18《世家》18"毅宗十六年三月"："时，旱荒疫疠，中外道殣相望。"《高丽史》卷19《世家》19"明宗三年四月"："是时，自正月不雨，川井皆渴，禾麦枯槁，疾疫并兴，人多饿死，至有市人肉者。"

039

自然秩序，也是惯用的疾病应对法：

  教曰：……昨者，方及秋旻，未收袄雾，阴阳交错，气候乖差。是增若厉之诫，乃切责躬之戒。避正殿，减常羞，旰食宵衣，心祈口祷，果蒙感通，便致清和。①

  庚辰，飨饥馑疾疫人于开国寺。癸未，幸妙通寺，设摩利支天道场。是日，还寿昌宫，醮七十二星于明仁殿，又醮天皇大帝太一及十六神，以禳疾疫。②

  宣旨，……近者囹圄不空，民多疫疠，朕甚悯焉。其赦殊死以下，蠲诸道郡县逋租，发仓廪以赈贫穷失所者。③

高丽时期，为救济饱受饥荒及传染病之苦的百姓，政府运营了义仓、常平仓等救恤机构。此外，广开粮仓也是代表性的存恤措施，④ 同时还会举行乡礼，推行孤儿赈恤措施，为老人与残障人士配备侍丁。⑤ 虽然有如此多的救恤措施，但对于疾病本身的应对只有对民医疗。正如"虽死生寿夭皆关乎天，若因节宣失适，为疾恙所寇，而无良方妙药以理之，则其间岂无横失其命者耶"所言，⑥ 对于疾病来说，医疗是必不可少的措施。

高丽时期可以运营像济危宝、东西大悲院、惠民局这样的对民医疗机构，原因在于已经具备了实现医疗大众化的基础。药材生产增加，每当饥荒或王巡幸时，会向普通百姓赐药。药材增加后，惠民局也就具备了向普通百姓出售药材的条件。而且还有纳贡药材的全国流通网，通过向地方官

---

① 《高丽史》卷4《世家》4"显宗即位年十二月"。
② 《高丽史》卷17《世家》17"毅宗六年六月"。
③ 《高丽史》卷18《世家》18"毅宗十六年五月"。
④ 《高丽史》卷17《世家》17"毅宗五年七月"："诏：今年累月不雨，禾谷不登，内外人民，将至饥困，大可忧也。涂有饿殍而不知发，岂为政之道乎。"
⑤ 《高丽史》卷21《世家》21"熙宗四年十月"："飨国老庶老孝顺义节，王亲巡侑之。丙子，又大酺鳏寡孤独笃废疾，赐物有差。州府郡县，亦依此例。近因国家多难，飨礼久废。至是，诏立都监，复遵旧制。"《高丽史》卷80《食货》3"赈恤·鳏寡孤独赈贷之制·成宗十三年三月"："命有司曰：少孤无养育者，限十岁，官给粮，过限者，许从所愿居住。"《高丽史》卷81《兵》1"兵制·五军·显宗十一年五月"："有司奏，前制，凡人年八十以上及笃疾者，给侍丁一名，九十以上二名，百岁者五名。"
⑥ （朝鲜）李奎报：《东国李相国全集》卷21"说序·新集御医撮要方序"。

赐药材的"外官出官仪"或向地方药店分配药材等信息，可以推测出当时的药材流通过程。从人力资源层面来看，科举的"医科"考试实行后，医官逐渐增多，可以负责对民医疗；与此同时，政府还向十二牧派遣医学博士，推动了地方医疗队伍的充实。由此，高丽时期的对民政策从此前的"赈恤"扩大到了"救疗"，即"救恤"和"医疗"。

睿宗四年的事例反映了国家是如何通过救恤和对民医疗措施解决普通百姓疾苦的。当时，高丽因与女真交战，经常征兵，造成全国混乱不堪，再加上干旱导致饥荒和传染病盛行，百姓怨声载道。① 对此，国家在宗教信仰层面，倡导依靠自然神、瘟神、药师佛的力量，求雨驱疫；② 而在对民政策层面，设置救济都监开展治疗，同时派遣近臣救恤百姓，以达到"救疗"的效果：

> 制曰：京内人民，罹于疫疾，宜置救济都监，疗之，且收瘗尸骨，勿令暴露。分遣近臣，赈东北西南二道饥民。③

在高丽时期的对民政策中，医疗开始向百姓普及是医疗史的一大进步。但是，所有社会成员平等享有医疗资源，就算不会引发药材不足问题或阻碍医疗发展，与存在身份等级差别的社会秩序也是相悖的。成宗时期引入治疗高级官员的制度，在八关会、乡礼上定期只向统治阶层分配药材，相关举措都非常清楚地体现了这种社会秩序。在医疗资源的享有这个问题上，身份等级差别发挥作用的另一个例子就是患病的奴婢会被主人遗弃：

> 监察司，榜示禁令……一，各户奴婢，役之甚苦，在所矜恤。或有病，不肯医治，弃诸道路，死又不埋，转相曳弃，肉喂群狗，诚为可怜。今后，以重法论。④

---

① 《高丽史节要》卷7"睿宗四年五月"："国家调兵多端，中外骚扰，加以饥馑疾疫，怨咨遂兴。"
② 《高丽史》卷13《世家》13"睿宗四年"："夏四月……遣近臣，祷雨于朴渊及诸神庙，祭瘟神于五部，仍设般若道场，以禳疾疫……（五月）丙辰，设药师道场于文德殿。"
③ 《高丽史》卷80《食货》3"赈恤·水旱疫疠赈贷之制·睿宗四年五月"。
④ 《高丽史》卷85《刑法》2"禁令·忠肃王后八年五月"。

在国家看来，就算是奴婢，患病后接受治疗也是理所当然的事情。但奴婢的主人或许认为与其接受治疗，弃之更省事，或者认为当时的医学水平很难治愈之。奴婢不能享受医疗资源，他们能做的事情就是依靠"信心医疗"，可见医疗的范围存在阶级差别。

另外，虽然全国的州府郡县都设置了药店，但太医监、尚药局等中央医疗机构的构成要比地方医疗机构完备。就算是地方，派遣医学博士、医师、医学的主要行政据点要比那些只配置药店史的一般郡县更受重视。因此我们可以得出结论：在高丽时期，治疗对象的扩大使医疗逐渐普及化，但医疗机构的设置根据身份等级及地域的不同，存在等级差别。

名分和逻辑在任何时代都很重要，高丽时期也不例外。在高丽时期，除了具备宣扬对民医疗政策的名分外，还具备将等级差别化的运作正当化的逻辑。国家需要揭示不得不介入民间医疗的原因，并从理念层面解释为何要实现医疗制度的合理化。对此，高丽太祖曾明确提出了其理念性依据，那就是"视民如子"，即国家与普通百姓的关系乃父母与子女的关系。①

高丽时期经常出现视民如子的对民观，② 例如，显宗称自己为"司牧"③，说明他将百姓视作自己的子女。独居者或残障人士当然会获得更细心的救疗，建国之初"细民存恤"就被当作王的主要职责。④ 对于国王在地方的代理人——守令来说，百姓也是需要像子女一样悉心照顾的对象。⑤ 例

---

① 《高丽史》卷2《世家》2"太祖十七年五月"："诏曰……宜尔公卿将相食禄之人，谅予爱民如子之意，矜尔禄邑编户之氓。""视民如子"的概念本身并不是中世所特有的。视民如子是区分统治阶层与被统治阶层、大国与小国等东方世界的普遍性概念，但施惠的对象在中世为大多数普通百姓，而在古代则是少数的自营民，两者存在差异。

② 《高丽史》卷2《世家》2"太祖二十六年五月"："圣上作民父母，今日欲弃群臣，臣等痛，不自胜耳。"《高丽史》卷80《食货》3"赈恤·恩免之制·文宗十年十一月"："侍中李子渊上言……当今，视民如子，覆民如天，请蠲德水县一岁赋役。"《高丽史》卷16《世家》16"仁宗九年六月"："制曰：传曰国之将兴也，视民如子，将亡也，视民如草芥。"

③ 《高丽史》卷80《食货》3"赈恤·鳏寡孤独赈贷之制·显宗二年十二月"："教曰：古先哲王，视民如子，朕居司牧，敢不尽心。"

④ 《高丽史》卷2《世家》2"定宗元年一月"："王将谒显陵，致齐之夕，闻御殿东山松间，有呼王名，若曰：尔尧，存恤细民，人君之要务。"

⑤ 《高丽史》卷84《刑法》1"公式·职制·昌王即位年七月"："司宪府上书曰：为守令者，察民休戚，断狱讼，均赋役，父母斯民，其职也。"

如，大将军朴齐俭抚摸降服的敌人，说"你们都是我的子女"。① 而试图通过运营义仓或常平仓对普通百姓实现有效管理，其前提也是守令将其视作自己的子女。

视民如子也被运用到了对民医疗中。从《新集御医撮要方》的编撰目的来看，医术被认为是实践视民如子这一对民观的重要手段：

> 名之曰御医撮要，承制敕，送西京留守官，雕印，使流播于人间。是亦圣朝视民如赤子之仁政也，抑又士君子所以泛济含生之意也。②

圣朝和士君子等统治阶层为了实践视民如子的对民观而推出的主张是"医药活人，仁政所先",③ 其中包含了高丽时期关于对民医疗地位的认识，因此有必要对这一主张进行深入探究。

如前所述，这一主张提出的背景是已具备实行对民医疗的条件。虽然进入高丽时期后才出现了这一表述，但"医药活人"中的人，显然是指普通百姓。救济普通百姓，意味着战胜病魔痊愈后的个人可以颐养天年，换言之，这意味着平均寿命延长所带来的人口增长。从国家的立场来看，推进可让普通百姓健康生活的医疗政策相当于增强军费或财政等国家力量的政策。"百姓是国之根本，只有根基牢固，国家才能长治久安"，其实这并非缺乏新意的老套表述，而是对民政策的真正目标。

对民医疗并不只是强化国力的手段，这点从"仁政所先"这一主张中就能知晓。医疗优先这样的思维方式暗示对民医疗是非常有吸引力的，被视作最高政绩。进入高丽时期后，对民医疗机构的运营适合用来宣扬统治阶层的恩惠，进而以此为基础肯定现有的统治体制。虽然医疗制度在运营过程中根据社会地位的不同存在差别化，但统治阶层仍可将其正当化的原因归

---

① 《高丽史节要》卷12"明宗八年十月"："大将军朴齐俭……每见贼来，辄拊循之曰，汝等皆吾子也。"
② （朝鲜）李奎报：《东国李相国全集》卷21"说序·新集御医撮要方序"。
③ 《高丽史》卷80《食货》3"赈恤·水旱疫疠赈贷之制·恭愍王二十年十二月"："下教……一，医药活人，仁政所先。"

于对民医疗被定位为如同父母向子女般施惠的举措。因此,"仁政"这一表述是将对民医疗在国家治理中发挥的施惠作用进行了恰到好处的概括。

但是,对民医疗并不只是增加人口或施惠的措施。推行医疗的过程可以更加深入地管控普通百姓的生活,进而强化社会治理,因此,正如对民医疗日常普及化一样,高丽政权也无时不在强化对社会的统治。但是,只有救疗并不能保障普通百姓的生活,为了国家的安宁,需要制定可让百姓舒心生活的根本性政策。让普通百姓得以稳定的最好办法是劝农,即将农民和土地联系起来。① 在前近代,"衣食之本"之土地才是最重要的生产手段,是国富兵强的基石。② 在商业不太发达的高丽时期,土地既是经济的根基,也是政治的要务,③ 所以一个农夫不从事耕作,就会有人因此挨饿。④ 成宗时期开始实行的籍田耕作就是这种劝农意识的体现,⑤ 政府还会根据土地是否得到开垦奖惩地方官。⑥ 即便役使百姓也不能妨碍农事,因为劝农比百姓的狱讼更受重视。⑦

从形式上看,劝农是将普通百姓与土地联系起来,保障他们维持稳定的农民生活。高丽政府将这样的对民政策称为"安集"政策。但劝农并不只

---

① 〔韩〕李正浩:《高丽前期劝农政策考察》,《史学研究》1993 年第 46 期;〔韩〕安秉佑:《财政构造的性质》,《高丽前期的财政构造》,首尔:首尔大学校出版部,2002;〔韩〕韩政洙:《儒教重农理念的确立》,《韩国中世儒教政治思想与农业》,首尔:慧眼,2007;〔韩〕李景植:《高丽前期的劝农与田柴科》,《高丽前期的田柴科》,首尔:首尔大学校出版部,2007。
② 《高丽史》卷 79《食货》2"农桑":"农桑衣食之本,王政所先。……(显宗三年)三月,教曰,洪范八政,以食为先,此诚富国强兵之道也。"
③ 《高丽史》卷 2《世家》2"景宗六年":"李齐贤赞曰……三韩之地,非四方舟车之会,无物产之饶货殖之利。民生所仰,只在地力。"
④ 《高丽史》卷 79《食货》2"农桑·文宗二十年四月":"制曰:书曰,食哉惟时,一夫不耕,必有受其饥者。"
⑤ 《高丽史》卷 3《世家》3"成宗二年一月":"躬耕籍田,祀神农,配以后稷,祈谷籍田之礼始此。"
⑥ 《高丽史》卷 79《食货》2"农桑·成宗五年五月":"教曰……予将遣使,检验以田野之荒辟,牧守之勤怠,为之褒贬焉。"《高丽史》卷 14《世家》14"睿宗十一年三月":"幸西京……沿路田地有不垦者,必召守令,责之。"
⑦ 《高丽史》卷 79《食货》2"农桑":"靖宗二年正月,御史台言,诸道外官使民不时,有妨农事,请遣使审察黜陟。从之。三年正月,判,立春后,诸道外官并停狱讼,专务农事,勿摇百姓。如有违者,按察使纠理。"

是单纯的安集，正如后文所述，劝农是为政府收取赋税奠定基础的过程，带有国家强制性。这才是劝农作为地方官首要政务被强调的原因所在。

医疗之所以与救恤并行，是因为在现实生活中，饥饿与疾病的关系如同针与线的关系。从国家的立场来看，医疗与救恤，进一步讲劝农与存恤，并非独立推行的政策。虽然围绕两者所持的主张有所不同，但目标都是让百姓安居乐业。成宗二年（983）通过设置十二牧整顿地方制度，在不久后的成宗五年五月，政府强调地方官的重要任务是劝农，① 而在两个月后的七月便设置了常平仓，救济普通百姓。② 两份诏书都引用了"国以民为本，民以食为天"。为了保障国之根本——百姓的生活，政府将劝农作为基本政策，将常平仓作为补充手段。

高丽后期也是如此，忠宣王设置了旨在富国的典农司与应对荒政的有备仓，将劝农与存恤作为改革的两大轴心。③ 禑王时期，谏官也进言称劝农与存恤是维系国家存在的必要手段。④ 在百姓挨饿这种危急状况下，存恤政策当然是最首要的，但最终来看，也是想依托土地使百姓安稳下来。因此，国家表彰那些在劝农和存恤方面政绩显赫的地方官也是理所当然的事情，例如，苏显与李惟伯在劝农和存恤百姓方面政绩突出，得以成功留任。⑤

---

① 《高丽史》卷79《食货》2"农桑·成宗五年五月"："教曰，国以民为本，民以食为天。若欲怀万姓之心，惟不夺三农之务。咨尔十二牧诸州镇使，自今至秋，并宜停罢杂务，专事劝农。"
② 《高丽史》卷80《食货》3"常平义仓·成宗五年七月"："教曰，予闻，德惟善政，政在养民，国以人为本，人以食为天。肆我太祖爱置黑仓，赈贷穷民，着为常式。今生齿渐繁，而所储未广，其益以米一万硕。"
③ 见裴廷芝墓志铭［［韩］金龙善：《（改订版）译注高丽墓志铭集成》（下），春川：翰林大学校出版部，2006，第733页］："王谓：富国莫先乎农也，设典农司。荒政不可不备也，立有备仓。公皆掌其草创之事，甚称上旨。"
④ 《高丽史》卷134《列传》47"禑王五年一月"："谏官上言，民惟邦本，本固邦宁。近因倭寇，水旱之灾，百姓饥馑，宜加存恤，劝课农桑。"
⑤ 《高丽史》卷79《食货》2"农桑·文宗"："元年二月，西北路兵马使杨带春奏，辖下连州防御长吏军民等八百余人，告云，防御副使苏显，自下车以来，劝课农桑，存恤民庶，政绩茂著，理合升闻。制令吏部，准制量用。三年三月，东北路监仓使奏，交州防御判官李惟伯所部，连城长杨吏民等言，惟伯上任已来，劝农恤民，虽秩满当代，愿得见借。……王嘉叹，并许之。"

高丽前期社会稳定得益于劝农政策与存恤政策的良好运行。例如，显宗时期，契丹与女真先后入侵，政府开始减税赈恤，同时重视农业，最终克服了战乱。① 相反，高丽后期恭愍王的赈恤记录显示，政府经常向地方派遣中央官员，② 这说明此前的存恤制度出现了问题，导致社会动荡不安。

如上所述，视民如子的对民观为支撑存在等级差别的对民医疗政策提供了名分。在这一观念下，国家规劝普通百姓从事农业，等于父亲向子女提供谋生条件；国家治疗患病的普通百姓，就像父母不忍看到子女饱受痛苦，都属于人之常情。但是，父母和子女的关系并非单方面的，就像子女赡养父母是理所当然之事一样，普通百姓也有义务支撑国家的存在，缴纳租庸调是与劝农相对应的百姓的基本义务。百姓对国家的义务并非仅限于此。对陷入水深火热的普通百姓，国家提供救疗；同样，当国家深陷财政危机时，也需要进行科敛。连接国家与普通百姓的存恤关系的背后，正是聚敛。收租与聚敛是视民如子观念的逻辑性归结。

2. 赋敛政策：收租与聚敛

让百姓富有最简单的办法是只劝农、不收租。太祖即位后，为了使百姓富足，立即劝课农桑，并免除三年租役。③ 但是，收税是不得不为之的。百姓为了承担贡赋，只能认真对待农事。④ 强调劝农的原因在于，如果不务农事，税收也就无从谈起。严禁向不能耕种的公私田征收税粮就很好地

---

① 《高丽史》卷80《食货》3 "赈恤·水旱疫疠赈贷之制·显宗九年一月"："以兴化镇，比因兵荒，民多寒饿，给绵布盐酱。"《高丽史》卷79《食货》2 "农桑·显宗十年四月"："以洞州管内遂安，谷州管内象山峡溪，岑州管内新恩等诸县民，困于丹兵，官给粮种。"《高丽史》卷80《食货》3 "赈恤·灾免之制·显宗二十年七月"："以朔方道登溟州管内三陟、霜阴、鹤浦、派川、歙谷、金壤、碧山、临道、云岩、豢猳、高城、安昌、列山、杆城、翼岭、洞山、连谷、羽溪等十九县，并被蕃贼侵扰，特蠲租赋。"

② 《高丽史》卷44《世家》44 "恭愍王二十二年一月"："以濒海诸郡不能抚字，分遣安集别监。"《高丽史》卷80《食货》3 "赈恤·水旱疫疠赈贷之制·恭愍王二十二年四月"："全罗庆尚道饥，遣使赈之。"

③ 《高丽史》卷80《食货》3 "赈恤·恩免之制·太祖元年八月"。

④ 〔韩〕李正浩：《高丽时代劝农政策研究》，博士学位论文，高丽大学，2002。李正浩论证了高丽时期劝农政策的基本功能是收聚，即确保国家财政，同时，作者从理念上以天人合一思想为支撑，解释了收租与聚敛的依据。

说明了这点。① 对国家来说，需要有征收租庸调等所谓三税的合理手段。

要想收租与聚敛，必须进行量田，制定户籍。② 量田可以掌握生产资料——土地的情况，制定户籍则可以了解生产者——普通百姓的状况。如前所述，劝农政策是将土地与普通百姓联系起来的过程。虽然执行情况可能不尽相同，但进行量田、制定户籍与劝农的过程在思路上应是基本一致的。被开垦的土地通过量田，被界定为国家的税源，急需土地的普通百姓则通过户籍登录，确定被纳入国家的人口资源。

具体来看，量田从高丽建国之初开始实行。据高丽前期的记录，量田的例子有光宗六年（955）的量田和文宗十三年（1059）的见州置邑。③ 在此之前的太祖二十六年（943）出现了"清道郡界里审使顺英"的记录。从名称来看，当时存在审查边界，即负责丈量土地的官员。④ 但是，量田的实行难免会触碰地方统治阶层的利益。国家想通过掌握土地与普通百姓的情况牵制地方统治阶层，同时加强收租与聚敛。但对地方统治阶层的单方面牵制并不可行，且当时也无须对其进行彻底牵制。若以中央集权化的程度作为标准来衡量的话，上述情况可以视为当时国家权力局限性的体现，但量田与对民统治恰恰是在国家与地方统治阶层两者势力的均衡乃至妥协中进行的。⑤

户籍信息会系统记录户主的世系，同住的子女、兄弟、侄婿的族派，甚至是奴婢的系谱，根据人丁的多寡分九等入编确定赋役。从太祖时期开

---

① 《高丽史》卷78《食货》1 "田制租税·睿宗三年二月"："制：诸州县公私田，川河漂损，树木丛生，不得耕种。如有官吏，当其佃户及诸族类邻保人，征敛税粮，侵害作弊者，内外所司，察访禁除。"
② 参考〔韩〕朴钟进《租税制度的成立与租税体系》，《高丽时期的财政运营与租税制度》，首尔：首尔大学校出版部，2002。
③ 《高丽史》卷78《食货》1 "田制·经理·文宗十三年二月"："尚书户部奏，杨州界内见州置邑已百五年，州民田亩累经水旱，膏塉不同，请遣使均定，制可。"
④ 《三国遗事》卷4《义解》5 "宝壤梨木"："谨按清道郡司籍，载天福八年癸酉〔太祖即位第二十六年也〕正月日，清道郡界里审使顺英，大乃末水文等，柱贴公文。"
⑤ 参考〔韩〕蔡雄锡《高丽前期地方社会的支配结构与本贯制的秩序》，《高丽时代的国家与地方社会》，首尔：首尔大学校出版部，2000；〔韩〕安秉佑《财政构造的成立》，《高丽前期的财政构造》，首尔：首尔大学校出版部，2002；〔韩〕李正浩《高丽时代劝农政策研究》，博士学位论文，高丽大学，2002。

始，政府通过对普通百姓编号进行户籍管理，成宗时期在庆州开展了户口调查。

田丁是量田与户籍相结合的概念。① 《户长先生案》记载，从高丽建国初期开始，庆州就使用了"丁"，② 显宗十四年（1023）记录中的"都田丁"是对各郡县田丁的统称，由此可见国家以田丁为单位，掌握各郡县的基本情况。③ 将土地信息和人员信息相结合的田丁，成为租庸调的征收依据。高丽时期，早自太祖时期国家就已开始掌控财源，或征收租税，或减免租役税租，国家根据需要可随时调整。④ 像这样在国家以田丁为媒介掌握土地和普通百姓情况的框架下，劝农工作做得越彻底，财政基础势必就越牢固。在地方官的职责中，劝农和赋敛密不可分，这点可在明宗十二年（1182）管辖陕州的田元均的例子中得以确认：

  出知陕州，抚细民，绳猾吏，劝农，均赋，皆有修纪。一州爱如父母，□□深慕之。⑤

但租税不能多收，也不可少取。多收会吓坏百姓，少取又会引发财政

---

① 关于田丁，可参考下列研究。〔韩〕金容燮：《高丽时期的量田制》，《东方学志》1975年第16辑；〔韩〕尹汉宅：《私田与田丁》，《高丽前期私田研究》，首尔：高丽大学校民族文化研究所出版部，1995；〔韩〕朴京安：《高丽时期田丁连立的构造与存在形态》，《韩国史研究》1991年第75期；〔韩〕金琪燮：《高丽前期田丁制研究》，博士学位论文，釜山大学，1993；〔韩〕朴钟进：《租税制度的结构》，《高丽时期财政运营与租税制度》，首尔：首尔大学校出版部，2002。
② "京号不动东京留守官，州号乙良庆州为等，如设排教是旀，千丁已上乙，束给教是遣，堂祭十乙爻定教是良。"庆州文化院：《户长先生案》，《庆州先生案》，庆州：庆州文化院，2002。
③ 《高丽史》卷80《食货》3"常平义仓·显宗十四年闰九月"："判：凡诸州县义仓之法，用都田丁数收敛，一科公田，一结，租三斗……"
④ 《高丽史》卷79《食货》2"户口·忠烈王五年九月"："分遣计点使于诸道。初都评议使司言，大祖奠五道州郡，经野赋民，皆有恒制。"《高丽史》卷80《食货》3"赈恤·恩免之制·太祖元年八月"："诏曰……然承前主之纪运，苟不蠲租税劝农桑，何以臻家给人足乎。其免民三年租役，流离四方者，令归田里。""我太祖……及定天下，降敕鸠财陶瓦，凡架屋三十间，并给州县税租，每岁一百五十石，为供养资。"成均馆大学校博物馆：《龙门寺重修碑》，《高丽时代金石文拓本展》，首尔：成均馆大学校博物馆，2005，第249页。
⑤ 参见田元均墓志铭。金龙善：《（改订版）译注高丽墓志铭集成》（上），春川：翰林大学校出版部，2006，第501~502页。

问题,正所谓过犹不及。严格且详细规定州府税贡项目与执行也正是缘于此。地方官通常被称为百姓的父母官,但靖宗七年(1041)的记录显示,决定地方官晋升的关键恰恰是税贡的征收情况:

> 三司奏:诸道外官员僚,所管州府税贡,一岁,米三百硕,租四百斛,黄金一十两,白银二斤,布五十四,白赤铜五十斤,铁三百斤,盐三百硕,丝绵四十斤,油蜜一硕,未纳者,请罢见任。从之。①

正如劝农的背后是收租一样,存恤与聚敛也是相辅相成的。《高丽史·食货志》中经常出现的记录是百姓帮助国王、臣子支撑岌岌可危的国家财政,这些都被认为是理所当然之事。视民如子的观念也认为,相当于子女的百姓理应为国家捐出自己的财物:

> 凡国有大事,用度不敷,则临时科敛,以支其费焉。②

建国以后的别贡或征用临时劳役,就是与对民存恤相对的聚敛事例。虽然各种聚敛给百姓造成的过度负担被认为存在问题,但这并非在否定聚敛本身。在高丽时期,聚敛的形式与实行时间不一,有盘缠色、添设职、榷盐制、纳粟补官制、役官制等。典型的聚敛事例有忠烈王十五年(1289)征收10万石粮食救济出现饥荒的辽东地区。③ 如表1所列,包括诸王、承旨以上都要求征收大米7石,所有官员、百姓、奴婢、商人无一例外。

---

① 《高丽史》卷78《食货》1 "田制·租税·靖宗七年一月"。
② 《高丽史》卷79《食货》2 "科敛"。
③ 《高丽史》卷79《食货》2 "科敛·忠烈王十五年二月":"辽东饥。元遣张守智等,令本国措办军粮十万石,转于辽东。王命群臣,出米有差,诸王承旨以上,七石,致仕宰枢三品以上,五石,散官宰枢,三石,散官三品,二石,致仕三品显任四品,四石,散官四品,一石,五品,三石,散官五品,八斗,侍卫将军六品,二石,七八品参上副使僧录职事,一石,九品参外副使,八斗,权务队正斌赐散职,七斗,军官百姓公私奴婢,以五斗三斗为差,富商大户,三石,中户,二石,小户,一石。各道输米有差,唯除东界平壤二道。"

049

表1 忠烈王十五年二月的科敛

类别	对象	大米数额	类别	对象	大米数额
1	诸王（承旨以上）	7石	9	富商（中户）	2石
2	致仕宰枢（三品以上）	5石	10	散官四品	1石
3	致仕三品（显任四品）	4石	11	七八品、参上副使、僧录职事	1石
4	散官宰枢	3石	12	富商（小户）	1石
5	五品	3石	13	散官五品	8斗
6	富商（大户）	3石	14	九品参外副使	8斗
7	散官三品	2石	15	权务、队正、别赐散职	7斗
8	侍卫将军（六品）	2石	16	军官、百姓、公私奴婢	5斗或3斗

对于前文探讨的收租和聚敛，从普通百姓的立场来看，也可表述为权利与义务的概念。换言之，普通百姓的权利是获得可从事农桑的条件，遇到危机时可获得救疗。但相应的，需要向国家缴纳租税和赋役，当国家陷入危机时还有义务通过科敛支援国家财政。这与国家的立场完全相反。由于自然灾害和传染病等，除了劝农以外还需要随时救济，国家财政势必存在不足，此时也只能通过不定期的聚敛解决。百姓的遭遇和国家财政危机的状况虽然不一定对应，但其关系始终是存在的。因此，在百姓和国家之间，存恤和聚敛就是一种日常，而支撑统治阶层与普通百姓上述关系网的基础正是视民如子这一观念（见表2）。

表2 高丽时期国家与普通百姓之间的关系网

国家	基本关系	扩张关系	普通百姓
国家的义务：安集政策	劝农政策（普通百姓与土地的结合）	存恤政策（对民医疗、常平仓、免税等）	普通百姓的权利
国家的权利：赋敛政策	收租政策（租庸调等三税收取）	聚敛政策（别贡、科敛、纳粟补官等）	普通百姓的义务

正如前面在讨论安集政策与赋敛政策互为补充的过程中所示，统治阶层与普通百姓的关系是相互依存的。如果说劝农政策与收租政策是国家与普通百姓之间的基本关系，那么存恤政策与聚敛政策相当于两者之间的扩

张关系。同时，安集政策保障普通百姓的最基本生活，而赋敛政策则一直威胁他们的安居乐业。如果说聚敛政策通过向普通百姓聚敛赋税，助长了社会紧张氛围，那么安集政策则承担了缓解这种紧张氛围的作用。

在这一关系网中，收租与聚敛不可能是无限制的。因为过度聚敛会让百姓流离失所，盗匪滋生，从而破坏财政根基。① 从传统观念来看，沉重的贡赋也被认为会引发民怨，破坏和气，或是引发干旱等天灾。② 自从太祖将百姓与土地联系起来并适当收取租税后，"取民有度"就成了对民统治的方针。③

训要十条的遗训或常平仓的运营原理对取民有度这一概念进行了阐释。训要十条要求"使民以时，轻徭薄赋"，④ 常平仓的运营也要求"饥不损民，丰不伤农"。⑤ 其逻辑是，平时按照已确定的租税收取，适时管制百姓，但丰年之时要多收，凶年之时要进行存恤，以维持统治体制。前面的讨论中，我们将对民医疗的执行解读为日常管制普通百姓生活的过程，包括对民医疗在内的对民管制，其一贯的方针是无论是丰年还是凶年，都要维持普通百姓的"恒常"。不管土地的肥瘠与收获的多少，针对百姓的聚敛无论何时都具有无限逼近临界点的特性。⑥ 因此，比起改善普通百姓的

---

① 《高丽史》卷79《食货》2"农桑·仁宗六年三月"："诏曰……今守令，多以聚敛为利，鲜有勤俭抚民，仓庾空虚，黎庶穷匮，加之力役，民无所措手足，起而相聚为盗贼，甚非富国安民之意。"
② 《高丽史节要》卷1"太祖十五年五月"："西京大风，屋瓦皆飞。王闻之，谓群臣曰……且祥瑞志云，行役不平，贡赋烦重，下民怨上，有此之应，以古验今，岂无所召。今四方劳役不息，供费既多，而贡赋未省，窃恐缘此以致天谴，夙夜忧惧，不敢遑宁。"
③ 《高丽史》卷78《食货》1"序文"："三国末，经界不正，赋敛无艺。高丽太祖即位，首正田制，取民有度，而惓惓于农桑，可谓知所本矣。"《高丽史》卷78《食货》1"田制·租税·仁宗五年三月"："诏曰：取民有制，常租调外，毋得横敛。""取民有度"是骨品制解体与新进政治势力登场后出现的新的对民施策。〔韩〕河炫纲：《韩国中世史论》，首尔：新丘文化社，1989，第178页。
④ 《高丽史》卷2《世家》2"太祖二十六年四月"："御内殿，召大匡朴述希，亲授训要曰……其七曰……又使民以时，轻徭薄赋，知稼穑之艰难，则自得民心，国富民安。"
⑤ 《高丽史》卷80《食货》3"常平义仓"："常平义仓昉于汉唐，饥不损民，丰不伤农，诚救荒之良法也。"
⑥ 朝鲜成宗时期，李承召指出，不管是丰年还是凶年，贫穷百姓都会受苦。因为凶年有饥寒，丰年粮食价格下跌，土木劳役增加。《成宗实录》卷70"成宗七年八月二十二日（壬辰）"。

051

生活，更主要的是维持现状，换言之，通过追求单纯再生产结构而非扩大再生产结构稳定国家体系，这就是高丽时期对民统治的原则。①

但是，历史的发展不因高丽政府的意志而转移。高丽时期的对民统治体系实际上经历了怎样的轨迹呢？如果不推行对民医疗等存恤措施，或者不能通过过度聚敛保障百姓的生活，那么高丽政权是难以为继的，因为这意味着国家这个最大的社会组织不能再继续统合所有社会成员。相反，就算一点也不聚敛，高丽政府也难以维系，因为这不仅意味着政府无法保障财源，同时也说明基于身份等级差别的对民统治体系停止了运作。

《高丽史·食货志》中多次记载，元干涉期前后聚敛暴增。聚敛直接反映国家不稳定的财政状况。高丽后期国家聚敛体系崩溃是致命性的。高丽时期财政恶化的直接原因是与蒙古长达30年的战争导致朝贡负担加重，但最根本的问题在于土地制度的破产与过度的聚敛。农庄盛行导致田柴科体制出现动摇，撼动了收租的根基，而名目繁杂的频繁聚敛则加速了农民田户化现象。另外，有记录显示，受贿的地方官竟然多达990余人，② 这说明过度聚敛不仅是残酷的政令所致，也是官吏个人私欲作祟的结果。随着公私领域全盘的妄敛横行，取民有度这一高丽时期的对民统治方针以瓦解告终。

高丽后期存恤措施被滥用的原因在于，没有确保可支撑财政的人口资源。国家与农庄主争夺农民，为了拉拢脱离国家管制的农民，国家一般会提供几年的税收减免优惠，③ 或设立救急都监、赈济都监、赈济色等各种

---

① 从财政层面看，高丽前期，人工费、国防费、意识形态活动经费占据了大部分。高丽将国家财政主要用来建立国家、维持体制，是一个以保护性功能为主的国家。〔韩〕安秉佑：《高丽前期的财政构造》，首尔：首尔大学校出版部，2002，第398~399页。

② 《高丽史节要》卷12"明宗十一年九月"："庚癸之后，政令益苛，民生愈困。岁戊戌，宰相宋有仁李光挺等建议，复遣察访使。官吏坐赃落职者，九百九十余人，悉皆录籍。"

③ 《高丽史》卷80《食货》3"赈恤·灾免之制"："（高宗）三十三年五月，制：以西海道州郡被兵，蠲徭贡七年。……（忠烈王）十七年七月，以旱干，禾谷不实，分遣安集别监于诸道，检踏田亩，量减租税。九月……又以忠清交州西海三道，因军旅失业，减柴炭贡。……（辛禑元年）闰九月，都评议司奏，各道州县，屡经倭乱，残亡太甚。其沿海各官常徭杂贡及盐税等，全罗道限五年，杨广庆尚道限三年，蠲免。从之。七年三月，全罗道按廉报，民多饿死，诸戍卒及人民逃散过半。崔莹议请，蠲滨海州郡三年租税，从之。"

都监,宣扬救恤政策,[①] 其目的都在于将普通百姓纳入国家直接管理之下。然而,尽管有减免租税的政令,但实际上许多政府部门还是会强行征税。[②] 因为如果真的顾及普通百姓的生计,那么政府部门早就无法运作了。在财政恶化导致无法执行存恤措施的情况下,百姓绝对不会一边依靠国家一边又忍受国家的聚敛。换言之,安集政策与聚敛政策之间的互补结构最终瓦解。朝鲜建国前夕的高丽后期的社会动荡,可以理解为"取民有度"的现有临界点被打破后探索新的平衡点的过程。

结　语

本文探讨了高丽时期的对民医疗及其时代意义。先后考察了济危宝、东西大悲院、惠民局等对民医疗机构的运营方式,并从安集政策与聚敛政策两方面对医疗的社会功能和对民统治体制进行了探讨。

高丽时期设立了济危宝、东西大悲院、惠民局等对民医疗机构。从济危宝等机构位于开京及其附近可知,高丽的对民医疗机构是以都城为中心设立的。从等级差别的运作原理来看,对民医疗制度与地方医疗制度如出一辙。另外,从对民医疗机构的渊源与变迁过程来看,其设立时间有的比较模糊,而且具有从临时机构发展为常设机构的特征。同时,在实际运作方面,对民医疗机构兼具医疗与赈恤功能。

高丽时期的对民医疗机构始于临时机构,且功能并不单一,这点有别于朝鲜时期,是专属于高丽时期的历史特性。这些特征对于最早出现对民医疗机构的高丽时期来说,也是无法避免的。从支配体系层面来看,高丽

[①] 《高丽史》卷80《食货》3"赈恤·水旱疫疠赈贷之制":"(高宗)四十五年四月,救急都监,以年饥,发崔谊仓谷。……忠穆王四年二月,遣使,赈西海杨广二道饥,置赈济都监。王减膳,以充其费。发有备仓米五百石,令赈济都监,施粥饿人。又发全罗道仓米万二千石,以赈饥。……恭愍王三年六月,以年饥,发有备仓粟,减价以市民。置赈济色于演福寺,发有备仓米五百石,糜粥,以济饥民。……(恭愍王)十年二月,设赈济场于普济寺。"

[②] 《高丽史》卷80《食货》3"赈恤·灾免之制·忠烈王十八年三月":"下教曰:比经寇贼,百姓困弊。虽已蠲免租税,诸司不体至意,一切征纳。自今悉令禁约,毋致失业。"

时期的对民医疗是国家存恤政策的核心。发生自然灾害或社会灾难时,医疗措施与救恤措施并举,以维持普通百姓的正常生活。更进一步讲,进入高丽时期后,医疗措施与劝农政策一道,发挥了稳定民生的功能。对民医疗的这一社会功能是进入高丽时期后才出现的变化。

高丽之前的安集政策只作为赈恤措施来推进,没有对民医疗机构的介入。但在高丽之后,国家常设对民医疗机构及常平仓等,对民政策的内容也相应扩大为救恤和医疗相结合的"救疗"。这种"救疗"的实行体现了高丽时期安集政策的独特性。而与此同时,安集的另一面是向普通百姓收租和聚敛。为这种一体两面的国家和民众关系提供依据的是"视民如子"这一观念,它为诠释国家与普通百姓之间的关系提供了依据,是维持高丽时期统治体系所必需的理念。

(翻译:中山大学国际翻译学院朝鲜语系特聘副研究员谢礼。审校:中山大学国际翻译学院朝鲜语系副教授黄永远)

医籍、医家与医论

18 世纪医官李寿祺的自我认知*

——以专业技术人员"中人"的专家意识为中心

〔韩〕李奇馥**

【摘要】 18 世纪上半叶,在专业技术人员中人的技术成就不断积累、对自我的认识不断高涨的背景下,医官李寿祺在其著作《历试漫笔》中展示了对自身医学技艺和医学成就的自豪感,提出了理想的医者形象。李寿祺的叙事方式并非将自身医学活动的特征和意义与儒学者的活动及理想进行比较,而是与他们的儒学传统保持距离,以此强调自己具备的医学知识具有专业性和独特性,体现了强烈的专家意识。

【关键词】 朝鲜 医官 李寿祺 《历试漫笔》 中人

引 言

在《东医宝鉴》(1613)刊行百余年后,朝鲜的一位医员整理自己过去诊断治疗的经验并记录成稿。1734 年,他带着自己的文稿拜访了曾为《磻溪随录》作序的文臣吴光运,拜托对方为其题写跋文,希望自己的名声和著作能流芳百世。这位医员就是 18 世纪上半叶主要活跃在今首尔及京畿地区的医官李寿祺(1664~?),其著作正是医案类文献史料《历试漫

---

* 本文以 2013 年刊载于学术期刊《医史学》的论文为基础,追加了最新的研究成果,并根据中国读者的阅读习惯修改了部分内容。原文参见〔韩〕李奇馥《18 世纪医官李寿祺的自我认知:以专业技术人员"中人"的专家意识为中心》,《医史学》2013 年第 22 卷第 2 期,第 483~528 页。
** 李奇馥,首尔大学基础科学研究院研究员。

笔》。如今，这部著作及作者的姓名如李寿祺本人所愿得以流芳百世，向后人揭示了当时医学的部分面貌。① 本论文旨在分析这部记录18世纪上半叶朝鲜医官李寿祺治疗案例的医案资料《历试漫笔》，从而窥探当时的医学状况。

医案主要是作者记录自己的治疗过程、经验及当时医疗状况的文献资料，从中可以解读医者的真实活动过程及想法，因此被认为是重要的史料。尤其是在韩国的医学史研究中可被参考的史料大多是理论层面的思想类书籍或编年史资料，或者单纯是由文人记录的个人文集，因此医案类文献的价值显得尤为重要。相比作为附录收载于医论类书籍的部分临床治疗事例，或是记录在反映国家之间交流痕迹的笔谈唱和集中的医事笔记类内容，抑或是散见于士大夫文集中作为逸话而留下的零星记录，医案能够反映上述文献资料难以捕捉到的医学事件过程及其他医疗的社会文化图景。② 特别是李寿祺的这部《历试漫笔》，记录了专业医者130起临床治疗案例，③ 与迄今为止发现的朝鲜时期其他医案类文献相比，内容相对来说更为丰富。④ 该文献还是一部可以窥见东亚医学集大成之作——《东医宝鉴》在朝鲜后期是如何被接受与落地化的重要史料。

在讨论李寿祺的医学之前，首先有必要关注这样一个事实：李寿祺作

---

① 《历试漫笔》日据时期收藏于京城府立图书馆钟路分馆，目前收藏于首尔特别市教育厅钟路图书馆。
② 例如，通过对医案《（小白）经验方》（1740）与《历试漫笔》（1734）进行分析，可以发现18世纪朝鲜的医学知识构成与实践方式存在革命性的变化。参考〔韩〕李奇馥《朝鲜后期医学知识的构成及实践方式的变化：以18世纪〈历试漫笔〉为中心》，《韩国科学史学会志》2019年第41卷第1期。
③ 《历试漫笔》是一份只收录了医案的独立性医案类文献。序言由承旨李圣龙（1672～1748）于甲寅年（1734）撰写，正文有157页，收录了130个医案实例。案例84至案例130收录于"补遗"篇中，但也包含1734年之后的案例。由于每个案例都没有标题，为了讨论方便，下文在引用《历试漫笔》的内容时一般只提及案例号码。也有同一个案例包含两三个医案的情况，因此《历试漫笔》中收录的医案实际数量为150多个。
④ 迄今为止已发现的朝鲜后期独立医案类文献有：李寿祺的《历试漫笔》、任理（1684～1754）的《（小白）经验方》、张泰庆（1809～1887）的《愚岑杂著》（1856）、殷寿龙（1818～1897）的《（吞吐）经验方》（1869），以及作者不详的《轻宝新编》（19世纪末至20世纪初）等。

为医科出身的专门医官,属于成员多为专业技术人员的"中人"阶层。①作为专业技术人员的中人阶层,自17世纪之后开始正式形成并展现出强大的世传性和凝聚力,他们的存在是朝鲜后期医学发展不同于中国与日本、形成自身特色的社会性条件之一。②得益于朝鲜后期城市化与工商业的发展,已具有经济性与专业性、职业意识的闾巷人士与技术职中人的社会文化关系网络成为技术官员自我意识成长的基石。③决定李寿祺活动及意识的社会空间正是18世纪朝鲜的专业技术职中人阶层。换言之,医官、译官、算员(或筹人)、阴阳官等以专业技术官为中心的中人阶层及其文化是医官李寿祺所植根的社会文化脉络,这一脉络有别于中日两国的情况,有助于很好地理解李寿祺的医案。④

最近出现了一些从知识、实践、关系网等视角探讨专业技术职务从事者自我认同的研究。首先,曾作为朝鲜后期技术人员中算员的庆善征(1616~?)和洪正夏(1648~?)为了将自己的专业知识与儒学家的数学

---

① 在《历试漫笔》最近才被世人发现之前,医学史中关于李寿祺的全部内容来自朝鲜医学史通史中的《医科榜目》和《医科先生案》,书中介绍其在肃宗时期通过医科考试,成为医学教授(参考〔日〕三木荣《朝鲜医学史及疾病史》,京都:思文阁,1991,第216页)。在最近出版的主要介绍朝鲜医者的大众书籍中,也找不到李寿祺的名字(参考〔韩〕金南一《影响韩医学的朝鲜知识分子们:儒医列传》,坡州:田野,2011)。
② 参考〔韩〕李南嬉《朝鲜后期杂科的地位及特征:在变化中的持续与凝聚》,《韩国文化》2012年第58期,第65~86页;〔韩〕李南嬉《朝鲜后期杂科中人研究:杂科合格者及其家谱分析》,首尔:以会文化社,1999。
③ 17世纪后,伴随着地方流民流入汉阳(今首尔),以及《大同法》和《均役法》的实行,租税及徭役开始出现了"金纳化"及"雇立化"(译者注:官方出钱雇用劳力满足劳役需求的制度)。这促进了城市化及工商业的发展。在这一经济背景下,朝鲜后期成长起来的中人,特别是技术人员中人和大部分来京衙前层的闾巷人,得以创造出有别于朝鲜前期的首都城市文化,并共享文化的潮流。参考〔韩〕李泰镇《18~19世纪首尔的近代城市发展样貌》,《首尔学研究》1995年第4期,第1~36页;〔韩〕姜明宽《朝鲜后期闾巷文学研究》,首尔:创作与批评社,1997,第19~136页;〔韩〕徐智瑛《朝鲜后期中人风流空间的文化史意义》,《震檀学报》2003年第95期,第285~317页。
④ 从广义层面看,中人一般统指各司的书吏和卿大夫的傔人等京衙前层,但本文的中人主要是指医官、译官、计士、天文官等高级技术官员。这一群体是以杂科与取才的官吏选拔制度为中心而形成的,因此区别于下级中人阶层。另外,正如中人系八世谱《医译筹八世谱》书名中的"医、译、筹"顺序所示,朝鲜后期晋升首领等地方要职的情况中医官是最多的,其次是译官和筹人(计士)。参考〔韩〕金良洙《朝鲜后期中人的京畿地方官晋升之路:以守令案、内针医、议药同参先生案为中心》,《韩国传统科学技术学会志》1998年第4卷第1期,第156页。

知识相区别，在专业算书中有意加入了展现自身专业知识的内容。与此相对，儒学家、文臣出身的崔锡鼎（1646~1715）反而强调数学应该更多地追求道、义、理，而非算术本身，从而表明了他与作为专业技术人员的算员之间的紧张关系。① 另外，也有研究尝试从中人的"缘网"（人际网络）解读画员或写字官这类技术官复杂的身份认同。还有研究表示，朝鲜后期被派遣到地方的画师军官绘制的地图或风景画所展现的地方风貌夸大了邑治这一中央中心的权威，有意排除了世代居住在地方的两班精英。② 此外，关于同一时期中国医者的研究也为理解李寿祺等朝鲜医者提供了比较的依据。在比朝鲜更具社会流动性的明朝末期，医员的权威具有不确定性，儒医在这种情况下构建"关系网络"，利用文化修辞及文学手段形成自身的医学权威。③ 例如，出身于饱学之士家庭并在江南行医的儒医孙一奎（1522~1619）就是其中的主要人物。从他身上，我们可以窥探到在围绕临床活动发生的复杂的社会关系中，医者积极运用修辞战略建构自身形象的历史图景。④

在上述前人研究的基础上，本文旨在立足于李寿祺所属的关系网络，通过其著作《历试漫笔》解读朝鲜后期从事专业技术工作的医官的思维过程、自我意识及医学实践特征。换言之，本论文试图探讨李寿祺的"自我"认知，即对自身的专业知识、医学活动及作为个体的自我有何认识，以及对此是如何界定的。目前关于朝鲜后期算员、画员、医员的活动及意识的研究，大都以排除了这些专业技术从事者主观想法的记述性资料或伪

---

① 参考〔韩〕吴英淑《朝鲜后期算学的一面：崔锡鼎的算学解读》，《韩国实学研究》2012年第24期，第334~338页。
② 参考〔韩〕李勋尚《朝鲜后期地方派遣画员及其制度，以及他们的地方形象画》，《东方学志》2008年第144期，第305~366页。
③ 朝鲜时期的儒医是指虽具备医学知识却不以医术为业的儒者。相反，明清时期中国的儒医大多是指以医学为业的儒学家。下文讨论的儒医并非指在医论等言说中出现的广义层面的儒医，而是指当时实际通用的狭义层面的儒医。
④ 参考 Judith T. Zeitlin, "The Literary Fashioning of Medical Authority: A Study of Sun Yikui's Case Histories," Charlotte Furth, Judith T. Zeitlin, Ping-cheng Hsiung, eds., *Thinking with Cases*, Honolulu: University of Hawaii Press, 2007, pp. 169-202.

人传中收录的逸事为基础,并未反映他们的直接看法。① 本文将通过18世纪朝鲜医官李寿祺的个案,探讨他如何摒弃将医学传统嫁接到儒学传统的修辞性做法,选择通过强调专业知识的方式,建构自身作为精通医术的专业医者的历史过程。

一 李寿祺的仕宦经历及家谱

本文首先将围绕李寿祺的履历及生平事迹探讨其活动的社会文化背景。② 李寿祺,籍贯天安,出生于1664年,其父律科出身,任佥知中枢府事,其母为江陵崔氏,家中两男三女,李寿祺是次子。据记载,李寿祺在20岁左右(1684)师从黄别提学医,可见其父亲的专业领域并非医学,所以医学课程应该是由专业技术人员出身的医员教授的。③ 肃宗十六年(1690),27岁的李寿祺通过了式年试医科考试,但关于其后的活动并没有记载,所以无法得知,只有记录显示他在近花甲之年(1722)以参试职衔担任医科增广试的医科考试官。《医科榜目》的资料显示,李寿祺曾担任训导和教授,由此可以推测,李寿祺在通过医科考试后,曾任类似于实习生性质的权知等职,此后长期担任典医监一职。而在英祖元年(1725)的记录中,出现了他以典医监教授身份活动的记录。医官一职需要通过官吏

---

① 官医的声音只能通过《承政院日记》等官撰史料和朝鲜通信史相关的笔谈唱和集等间接确认。而在《里乡见闻录》等委巷人传记或士大夫的个人文集中以"传"的形式被记录的医者,大多被塑造成救人的神医形象,或是强调仁爱、爱民、诚意施展医术但不追求名利的伟人医者形象。参考〔韩〕金圣洙《朝鲜时代医员的变化及自我意识的形成》,《韩国韩医学研究院论文集》2011年第17卷第2期,第1~15页;〔韩〕权五斌等《医员朴泰元研究》,《韩国医史学会志》2009年第22卷第1期,第1~5页;〔韩〕李善娥、安相佑《个人文集所见医学人物的行迹》,《韩国医史学会志》2006年第19卷第1期,第3~17页。
② 下文的履历及家谱内容主要参考《医科榜目》《承政院日记》《医科先生案》《太医院先生案》《医科八世谱》《医译筹八世谱》《历试漫笔》《量斋漫笔》《天安李氏族谱》后重新整合而成。其中《医科榜目》《医科先生案》《医科八世谱》《医译筹八世谱》均参考首尔大学奎章阁韩国学研究院藏本,《天安李氏族谱》参考首尔大学中央图书馆藏本,《太医院先生案》参考李佑成编《疮疹集(外一种)》(首尔:亚细亚文化社,1995)。
③ 《历试漫笔》案例2。首尔特别市教育厅钟路图书馆藏。资料来源为韩医学古典数据库:https://mediclassics.kr。以下不再一一说明。

选拔考试——"取才"方能获得实职,而李寿祺担任过典医监的训导和教授。不同于每三个月要休息一次的三医司的其他"递儿职",训导和教授是为数不多的几个正职,只要没有特别问题,可以连续 30 个月获得俸禄。同一史料中还记载,获得"典医监教授"李寿祺的诊脉和处方后,清朝敕称赞其"医术精湛",还要求其一路随行直到义州。① 由此可见,李寿祺在通过医科考试后截至当时,主要是以典医监医官的身份活动,而且医术颇受认可。

1725 年,李寿祺被提拔为归厚署别提,1727 年转任西部主簿,次年担任典牲署主簿。② 1730 年,内医院议药同参厅出现职位空缺,李寿祺被任命为议药同参,再次担任医官职务。多处史料显示,从 1730 年李寿祺首次进宫到翌年 1731 年,他一直以议药同参医官的身份为国王诊断议药。③ 1731 年,他被任命为东班外官职——京畿道北部桃源驿的察访一职。1732 年,李寿祺遭罢黜,按照惯例重返议药同参一职,还被授予军职。④ 因为议药同参并非实职禄官,所以是想通过军职为其发放俸禄。同时,有记录显示他曾担任通礼院引仪,大体与担任议药同参一职同一时期。此外,还有记录显示,其后直到 1736 年,他都一直以议药同参的身份活动。⑤

从某种层面来讲,李寿祺的上述履历反映了 18 世纪上半叶一般的专业技术医官的活动与生平轨迹。李寿祺虽然早在 1690 年就已通过医科考试,但官撰史料中关于他的记录主要出现在 18 世纪上半叶。而《历试漫笔》中能够确认准确时间的活动也大多集中于 18 世纪上半叶,即 1710 年至 1739 年。同时,李寿祺的去世时间最早可推定为 1743 年,最晚为 1753 年之后。⑥ 正如前文所述,他不仅历任医学相关职务,在与医学无直接关联

---

① 《承政院日记》,英祖元年三月二十日戊午。朝鲜王朝实录:https://sjw.history.go.kr。以下不再一一说明。
② 《承政院日记》,英祖三年十月二十一日;英祖四年九月十九日丙寅。
③ 《承政院日记》,英祖六年十一月十三日戊寅;英祖七年十二月二十六日庚申;英祖七年二月二十日癸丑;英祖七年二月二十六日己未,英祖七年三月九日壬申;《太医院先生案》《议药同参先生案》。
④ 《承政院日记》,英祖八年八月十九日癸酉。
⑤ 《承政院日记》,英祖十一年四月十三日癸巳;英祖十二年八月九日庚午。
⑥ 有记录称李寿祺为了降眼中之火,从 40 岁开始的四五十年间一直坚持亲自使用洗眼疗法,以身试效,因此可以推测李寿祺至少活到了 80 岁,甚至 90 岁,非常长寿。

的归厚署、典牲署、西部也都任过职，还担任过察访这一外官职位，并在海西地区担任过佐幕。① 由此可见，李寿祺作为医官和中央的技术官员，主要活跃于18世纪上半叶的今首尔及京畿道地区（见表1）。

表1 李寿祺的仕宦经历及生平

年份	年龄	履历及生平
1664	1	出生
1684	21	师从黄别提学习医学课程
1690	27	庚午年通过式年试医科考试
		典医监训导（正九品），教授（从六品）
1722	59	参试（医科考试官）
1725	62	典医监教授（从六品）
1725	62	归厚署别提（从六品）
1727	64	西部主簿（从六品）
1728	65	一等奋武塬从功臣禄勋
1728	65	典牲署主簿（从六品）
1730~1731	67~68	内医院议药同参入诊
1731~1732	68~69	东班外官职察访（从六品，外官职）
1732	69	议药同参和军职
		通礼院引仪（从六品）
1734	71	议药同参入诊
1735	72	议药同参别入直
1736	73	议药同参医官
1743~1753年之后	80~90岁之后	去世
		户曹参议（正三品，堂上官）赠职

从象征社会地位高低的品阶及官职来看，李寿祺并非显达之士。尽管有"三品去官（离任）"的规定，但作为医官在生前成为堂上官的也不少，而从品阶来看，升至崇禄大夫（从一品）的也大有人在。医员中，能升至陪同外官现职的地方首领，如牧使（正三品）、府使（从三品）、郡守（正四品）、县令（从五品）、县监（从六品）等的人并不少见，但李寿祺

---

① 《历试漫笔》案例12和案例15。作为中人之家出身的技术官员，特别是作为医员，担任类似裨将的职务是常见的情况。参考〔韩〕李勋尚《朝鲜后期地方派遣画员及其制度，以及他们的地方形象画》，《东方学志》2008年第144期，第308~317页。

只担任了外官职从六品的察访，而非地方首领。由此可见，当时官界对李寿祺的医术评价并不高。他是在逝世后才被升为正品堂上官户曹参议的，但这也和医官的职务无关，而是被禄勋为奋武功臣后获得的官职。① 李寿祺的为官经历中比较特别之处在于，他主要担任的从六品官职，如教授或别提、主簿、引仪、察访等都是展现文臣及技术官之间紧张关系的职位。② 从整体来看，医官出身的李寿祺并非一位显达官员，在制度和社会上被差别对待，直到高龄才担任主要官职。

从李寿祺的为官经历来看，作为医官的他受到瞩目的原因并不是其为官经历所展示的社会或经济地位，而是他与中人技术官员有交集，不仅如此，他还是后代在这个圈层中的牢固连接点。

首先，李寿祺是医科出身的医官，从其官衔的品阶及官职来看，可以确定他属于由技术职位事务官员为中心构成的中人阶层。李寿祺的祖父李富吉（1611～1662）是正五品通德郎，父亲李德宽（1634～？）是律科出身的金知中枢府事。兄长李寿长（1661～1733）是当时有名的书法家，担任写字官和察访。李寿长的儿子、李寿祺的侄子李寅芳通过译科清学考试，当上了判官。李寿祺的长子李寅佑在医科考试合格后，担任上护军和直长，次子李寅徽则在医科考试及第后，先后担任金正、教授和训导，③ 而三子李寅休则是云科（阴阳科）出身。此外，李寿祺的妹夫庆浩（1663～？）经算学取才，成为计士和别提，其父是筹学教授，李寿祺的丈人也是译科出身。由此可见，作为天安李氏的李寿祺一家至少在17世纪以汉阳为主要居住地，已发展成为担任中央多个专业技术岗的中人之家，并在18世纪不断扩张家门势力。

---

① 洪显普：《司果李公墓志铭》，《量斋漫笔》，日本天理大学馆藏原本，韩国国立中央图书馆藏复印本。奋武禄勋都监编《奋武源从功臣禄勋》，首尔大学奎章阁韩国学研究院藏本。以下不再一一说明。

② 参考〔韩〕具万玉《肃宗时期（1674～1720）天文历学和算术的改进》，《韩国实学研究》2012年第24期，第307～321页；〔韩〕李奎根《朝鲜后期议药同参研究》，《朝鲜时代史学报》2001年第19期，第130页；〔韩〕车美姬《17世纪至18世纪上半叶文科及弟者晋升六品官职的变化》，《朝鲜时期的科举考试及儒生的生活》，首尔：梨花女子大学出版部，2012，第72～100页。

③ 李寿祺的次子李寅徽后来被过继给了其叔叔——同知中枢府事李枝茂，成为其养子。

在扩张上述关系网的过程中，起典范作用的人正是李寿祺。18～19岁考取杂科的天安李氏专业技术官均为李寿祺的直系亲属。① 从医科考试通过者来看，李寿祺的后代具有非常强的世袭性和扩张性，医科考试合格者人数按照家门统计位列前三十。② 另外，李寿祺的著作《历试漫笔》一直到19世纪后半期也在其后代之间流传。这都说明了他作为医官对其后代所产生的重要影响。③ 19世纪中叶，在作为专业技术人员的中人阶层表达激昂的自我意识的通清运动开展之际，李寿祺的第五代子孙李命锡（1838～？）重新编辑了李寿祺的《历试漫笔》，④ 由此也可见李寿祺的影响力之一斑。当时，随着杂科中人的自我意识与身份认同感高涨，中人开始编撰家谱、杂科榜目，以及《葵史》《壶山外记》等中人相关史书，形成了以委巷文学运动为中心的独立文化，甚至开展了集体性的身份进阶运动——通清运动。当时，担任内医院内医的李命锡拜托洪显普（1815～？）为《历试漫笔》作序，洪显普同为内医，且是闾巷文人，并深入参与通清运动。这一序言收录在洪显普的《量斋漫笔》中，一直流传至今。⑤

---

① 根据收录在《朝鲜时代杂科合格者总览》的杂科登第人名单，18～19岁通过杂科（包括算学或筹学）考试的技术官中，天安李氏共有25人，全部为李寿祺的直系亲属。参考〔韩〕李成茂、崔珍玉、金喜福编著《朝鲜时期杂科合格者总览：杂科榜目的数据化》，城南：韩国精神文化研究院，1990，第360～361页；〔韩〕天安李氏族谱刊行委员会编著《天安李氏族谱：全》，安阳：传统族谱文化院，2006。
② 在朝鲜时期医科考试合格者中，天安李氏家族培养的人数排名第26位。若只从内医院医官来看，该家族出身的人数位列前12位。参考〔韩〕李南嬉《朝鲜后期的杂科中人研究：杂科合格者及其家谱分析》，首尔：以会文化社，1999，第166～167页；〔韩〕李奎根《朝鲜后期内医院医官研究》，《朝鲜时代史学报》1997年第31期，第9页。
③ 李寿祺的多个直系子孙系谱的其中之一为：李寿祺（医科1690；教授·察访）→李寅佑（医科；上护军·直长）→李祉膺（医科1753；久任·正）→李重益（律科1789；司果·别提）→李在珩（医科1831；司果·正）→李命锡（医科1870；内医·县监·监牧官）→李准正（医科1880；内医·主簿）。
④ 高宗时期担任内医的李命锡还于1917年刊行了18世纪周命新的手写本《医门宝鉴》，并于次年重新修订再次出版。
⑤ 洪显普（1815～1896年以后）也是知名中人家族南阳洪氏人，担任过御医、郡守和县令等，仕途坦荡，是19世纪的代表性医官之一。同时，他还被认为是19世纪的知名闾巷文人，代替文臣南秉吉完成了《熙朝轶事序》《选择记要序》《涓吉龟鉴序》等，才华横溢。另外，他还与其丈人金著仁一道作为典医监代表参加了通清运动，将自己的住宅开放为聚集场所。参考〔韩〕韩永奎《19世纪闾巷文坛与医官洪显普》，《东方汉文学》2009年第38期，第133～164页。

二 李寿祺的社会文化关系

（一）专业技术人员中人阶层

谈到李寿祺医学的知识社会学背景，就不得不提中央的专业技术人员中人阶层网络。医学教育、医学入门、医官选拔、医学活动等大都是在这个圈层中进行的，在此过程中动用并形成了人脉和知识资源，专业技术人员中人的同类意识和身份认同感常常也是通过这一网络形成的。我们可以看到，在这一网络中，中人是自发开展教育的。① 比如李寿祺，他在科举考试合格前就曾师从黄别提学习医学课程，还让儿子和没有官职的无名医员郑医随自己同行学医。② 以医学学徒的身份入门学医，需要相关人士的推荐，原本就属于这一网络的医官申请者不仅很容易进入相关机构学习，而且在接下来的选拔考试中也相对占有优势。③ 另外，进入中央医疗机构的学徒、权知和医官可以学习官方的医学课程，还可参加取才或医科等医员选拔考试。④ 正如医官李寿祺的履历和事迹所示，侍奉君王讨论医药，与内医或议药同参一起商议治疗法和药方，诸如此类的医学教育和医学活动均是在与上述网络的亲密互动过程中公开进行的。⑤ 由此来看，李寿祺在医案中体现的

---

① 关于闾巷教育及由此而来的知识阶层的形成，以及闾巷人专业知识提升的研究有〔韩〕姜明宽《朝鲜后期闾巷文学研究》，首尔：创作与批评社，1997，第90~100页；〔韩〕尹智勋《朝鲜后期闾巷人的教育活动及成果：以浣岩郑来侨为中心》，《汉字汉文教育》2008年第21期，第258~280页。译官吴庆锡设立家塾，还邀请先生开展子弟教育。这被认为是朝鲜后期译官中人的典型教育方式，参考〔韩〕慎镛厦《吴庆锡的开化思想与开化活动》，《历史学报》1985年第107期，第112~113页。
② 《历试漫笔》案例2、79。
③ 参考〔韩〕金镇《朝鲜时期的医官选拔：以英祖和正祖时期的〈医科榜目〉为中心》，《东方学志》1999年第104期，第5~6、71页。
④ 〔韩〕申东源：《朝鲜后期医员的存在形态》，《韩国科学史学会志》2004年第26卷第2期，第224~229页；〔韩〕金镇：《朝鲜时期的医官选拔：以英祖和正祖时期的〈医科榜目〉为中心》，《东方学志》1999年第104期，第5~25页；〔韩〕孙泓烈：《朝鲜前期的医疗制度》，《韩国中世时期的医疗制度研究》，首尔：修书院，1998，第165~298页。
⑤ 这样的医学活动在《承政院日记》等编撰史料中比较常见，李寿祺也担任议药同参，参与入诊和议药。他在私人场合也与医官玄知事合作共事，与这个圈层保持联系（《历试漫笔》案例77）。

医学知识，可被视为在这样的专业技术人员网络中形成的。

从知识社会学的观点来看，这种关系网络令人瞩目的特征来自专业技术人员中人的社会地位和专业知识特征中所展现的双重性。从根本上将这些专业技术人员关系网络聚合起来的科举制中的杂科，虽然在制度上不及文科和武科，但可以帮助杂科中人提高自身在中人阶层的地位。换言之，译科、医科、阴阳科等杂科的专业技术人员中人被认为是杂类，相比于文武两科出身的人，在科举的应试或官职的晋升方面受限，但其社会地位要高于其他下级技术人员中人或常民。[1] 以医学为例，相比文科出身的儒医，官医在官品上虽有所受限，但医官这一职衔在民间医疗市场更为受用。更令人关注的是，这类专业技术人员中人的双重性在知识层面也有体现。官方医学介于以广义文本为中心的儒教文艺传统和以临床实践为中心的经验医学传统中间。中央医疗机构的科举制度和行政实践只能以文本为中心进行，同时还需要解决王室诊断和对民救疗等实质性问题，所以在中央医疗机构任职的医官需要同时精通文本和以理论为中心的"学术医"传统，以及以经验方和隐形知识（tacit knowledge）为中心的"世袭医"传统。

将这一专业技术人员中人阶层与以江南"儒医"为代表的中国的情况进行比较分析，有助于理解朝鲜后期官方医学的特征。以太医院为代表的清朝官方医学局限于针对皇室的诊疗，因此对医学教育和社会医疗均采取放任政策，医学与政府官员的关联也从制度上被断绝开了。[2] 这一时期官方医学活动较之中国以前的朝代要相对固定且停滞，但在私人医疗市场，熟悉儒家文艺传统的儒医集团在当时经济发达的江南地区重新成长为新的主角。明末以后儒医和学医人数不断增多，他们为了和现有的世袭医展开竞争，有必要宣扬自己的医学根植于古典文本，或标榜自己是在延续古代医学系谱，以此区别于对手。为此，他们或以"三世"问题为出发点，在

---

[1] 参考〔韩〕李南嬉《朝鲜后期杂科的地位及特征：在变化中的持续与凝聚》，《韩国文化》2012年第58期，第66页。

[2] 参考 Che‐chia Chang, "The Therapeutic Tug of War: The Imperial Physician‐Patient Relationship in the Era of Empress Dowager Cixi（1874–1908），" Ph. D. diss., University of Pennsylvania, 1998, pp. 28–54。

自己的儒医关系网中公开谈论关于理想医者形象的论争；或代替政府，积极开展社会救疗活动，以此巩固专家意识和社会纽带感，同时确立自己的社会地位。① 《礼记》有言，"医不三世，不服其药"，这句话通常被解释为"如果不是家中三代行医的医员开的药方，就不要服用"。但中国的儒医却给出了不同的解释，"如果不是通晓三世的古典——《黄帝针经》《素问脉诀》《神农本草》的医员开的药方，就不要服用"，将文本传统推向了医学的前台。② 总之，以儒学素养为背景的儒医为了和业已占有市场的医者展开竞争，以自己的关系网络为媒介，以儒学文艺传统的观点重新定义理想的医者形象及医学活动，在此过程中成长为明清时期医学的主角。

相比之下，朝鲜时期的中人医官以另一种方式借助了文本传统与经验传统这两大知识资源。在主要以医学文本传统，即古方为中心展开医学活动的朝鲜后期官方医学中，看不到固守特定学缘的现象，这与中国的儒医群体形成对比。③ 中国的身份流动性较大，但在朝鲜，儒医以研究医学为业，并不会进入医疗市场与其他人形成竞争；从社会结构上看，医官等技术人员子承父业乃十分自然的现象，因此朝鲜的医官没有必要固执地坚守或宣扬伤寒学或温病学等学派系谱。因为官员选拔考试本身就要求医官必须精通所有古方，而且在公开场合讲论各种医说或公开讨论王室医药时若陷入特定的某个学派，反而对自己不利。④ 另外，比起在师生或父子等亲密关系之间进行知识的秘传或世袭，更多的是在相对更大、更松散的专业技术人员中人及官员的关系网络中，以一种公开的方式传授知识。不仅如此，成为医官本身在医疗市场——尤其是在首都汉阳就相当于获取了医员

---

① 参考 Yüan-ling Chao, "The 'Confucianization' of Medicine: The Idea of the Ruyi (Confucian Physician) in Late Imperial China," *Medicine and Society in Late Imperial China: A Study of Physician in Suzhou, 1600-1850*, New York: Peter Lang, 2009, pp. 25-52; Angela Ki Che Leung, "Organized Medicine in Ming-Qing China: State and Private Medical Institutions in the Lower Yangzi Region," *Late Imperial China* 8-1, 1987, pp. 134-166。

② 参考 Yüan-ling Chao, "The Ideal Physician in Late Imperial China: The Question of Sanshi 三世," *East Asian Science, Technology, and Medicine* 17, 2000, pp. 66-93。

③ 朝鲜后期通用的"古方"一词，统指当时医学界使用的科举医学理论及文书。下文的讨论中，"古方"也指这一意义。

④ 因此，我们会看到，医官在王室议药过程中会给出折中性的处方。参考〔韩〕洪世瑛《王室的议药》，《韩国医史学会志》2010年第23卷第1期，第105~113页。

资格证,因此没有必要加入特定的医学派别或系谱。这种不偏重特定学派的综合现象,在医官选拔考试科目的分配及李寿祺明确提到的医书的种类中,也可管窥一二。①

因为需要有实际的治疗效果,所以在重视技术人员专业性和经验传统的中央医疗中,三世问题讨论的背景也不同于同时期的中国。在朝鲜朝廷中,主要是在反思医学经验重要性或将技术官职世传性正当化时,三世问题才会成为话题,国王在牵制医官或儒医时也会提及三世问题。② 和中国的儒医不同,朝鲜的儒医忌讳自己专门从事医学,官医也主要基于医学文献传统,因此很难引发关于三世解读的争论。在强调经验知识时诉诸的三世问题,在专业医官看来,可以再次强调自己作为技术人员存在的理由;而在朝鲜的儒医看来,可以借此将官方医学限定在技艺的范畴,与作为技术官的医官在认识论方面加以自我区分。儒医是站在"君子不器"的立场,但医官不同,他们需具备儒学素养,熟知医学文本,同时也要亲自切诊,甚至还要亲自进行针灸治疗或助产等临床活动,积累经验性的知识。

有趣的是,文本传统与经验传统两大知识资源并非只属于专业技术人员中人阶层。对民间的世袭医员,朝鲜的医官能够宣扬文本传统及儒学素养,主张自身所具有的社会性优势,但对以儒医为代表的文臣,则会选择宣扬经验传统,而很难显示他们关于医学活动知识的自豪感。因为与中国的儒医不同,将医学视为业余兴趣而非本业的朝鲜儒医,不仅不会在技艺上与医员展开竞争,而且儒学文艺传统本来就属于儒者,医学文本也是儒者可接触的资源。而位于中间位置的专业技术人员医官为了使自己区别于

---

① 李寿祺在《历试漫笔》中提及的古方如下:东垣、伤寒赋、云林方、脉诀、内经、大头瘟门、伤寒门、许浚唐毒疫方、医学入门、虞抟、麻木门、神门、头痛门、万病回春、寿世保元痰饮门、东医宝鉴乳门、寿世保元妇人门、积聚门、寿世保元痰门。这些大部分出自《东医宝鉴》及之前的医书。
② 部分例子如下:"谏官上言,殿下,新即宝位事,必师古求言图治。臣等幸在言官,谨以管见条例,伏惟裁择施行。……一、古者,羲・和世官;医不三世,不服其药。愿自今,书云・典医,俾世其官,以精其业"(《朝鲜王朝实录》第15卷,太祖七年九月十八日,庚寅,朝鲜王朝实录数据库, https://sillok.history.go.kr);"上曰,孔子之所慎,斋战疾,而医不三世,不服其药,问于农圃,问于三世者,皆有意也。向者不用儒医者,予亦有意。虽或有神奇处,而终不若纯实完全也"(《承政院日记》,英祖十七年五月十七日,庚辰)。

民间的医员，也区别于以儒医为代表的士大夫文臣，获取社会文化地位，有必要将文本传统和经验传统的知识资源紧密集合起来，以构建自身的身份认同。①

在李寿祺活跃的18世纪上半叶，专业技术人员中人对于自身的社会文化特征的认识日渐成熟，开始掀起新的文化运动。朝鲜中后期，专业技术人员中人被士大夫文臣牵制，因"限品去官"制度及"门阀差别待遇"惯例的影响，受到了不公平待遇。② 在以性理学理念作为社会运营原理的朝鲜，专业技术人员中人仍被文臣视为杂流，因此他们面临的一大问题就是"如何将儒教文化传统融入自我群体"。而这一问题意识衍生出的文化运动就是发端于17世纪末的闾巷文学。

（二）与闾巷文人的交往

以医官身份跻身中央专业技术人员关系网的李寿祺，不仅与闾巷文坛的核心人物洪世泰（1653～1725）交好，他与洪世泰周遭之人也保持了往来。洪世泰在惠赠李寿祺的四律诗的小注中写到，"在自己病危时，服用了（李寿祺）开具的药方后痊愈"，李寿祺在自己的医案中也提及与洪世泰平日交好，每每讨论如何用药。③ 他们的交游关系在洪世泰所著《西湖泛舟图·序》中可以找到更多的记录。这一序文记录了李寿祺与哪些人交往，进行了怎样的情感交流，④ 其中，沧浪洪世泰、东郭李礥（1654～1718）、贞谷李寿长（1661～1733）就是典型的代表。此外，李寿祺还认识洪世泰的弟子浣岩郑来侨（1681～1759），与睡窝崔尔泰（1637～1716）

---

① 医学实践的特征及医人的社会地位和身份认同，取决于社会定义儒学与医学、儒医和官医关系的方式。但朝鲜的特征与中国和日本都不相同。比如在身份秩序相对固定的日本江户时代，不同于朝鲜，儒学只是出仕的手段而已，社会地位反而比医学还要低。幕府的医员属于记室，精通儒学和医学，把二者都视为自己的本业。

② 参考〔韩〕李南嬉《朝鲜后期的杂科中人研究：杂科合格者及其家谱分析》，首尔：以会文化社，1999，第254～270页。

③ 洪世泰《柳下集》卷八"初度日小酌"："吟示李景叔，寿祺善医术，向余病危，服其药得瘳。"韩国古典综合数据库：https://db.itkc.or.kr。以下不再一一说明。《历试漫笔》案例84。

④ 《西湖泛舟图·序》讲述的是洪世泰回忆他与李贤、李寿长一起浏览西湖的情景，是在画上作的序，时间应为洪世泰赴蔚山任监牧官的1719年前后。

也有交集。①

当时因诗而名声大噪的洪世泰出身于贫寒的中人家庭,虽然考取了译科,但其时社会并不待见中庶人,导致他不被重用,到了晚年才担任吏文学官、屯田长、制述官、监牧官等职,一生可谓怀才不遇。② 而李礥在考取文科后,虽然曾一度担任户曹佐郎和郡守,但因为是庶子出身,也未被重用。③ 洪世泰1862(壬戌)年参加朝鲜通信使行,名震文坛;李礥也于1711(辛卯)年在年近六旬之际以制述官的身份参加朝鲜通信使行,亦是文辞出众的才子。④ 李寿长是李寿祺的兄长,他精通书法,甚至国王肃宗和清朝使臣年羹尧也称赞其书法精湛。他于1711年以写字官的身份参加朝鲜通信使行,其书法在日本备受好评。⑤ 李寿长也先后担任主要由中人担任的上护军、别提、监牧官和察访等职。此外,弟子郑来侨也是中人出身,他与洪世泰齐名,是当时最有名的委巷人,但译官出身的他同样一生都未被委以重任,生活穷困潦倒。郑来侨历任的官职也不外乎引仪、别提、察访、制述官等。⑥ 诗才出众的委巷文人崔尔泰是李寿祺的查丈,即李寿长的丈人。⑦ 有石假山主人之称的崔尔泰也与洪世泰有交往,其父亲苍崖崔大立(1587~1645)是最早的委巷诗集——《六家杂咏》(1660)的六位作者之一。属于中人阶层的崔氏父子分别担任过礼宾寺的主簿、金正和司译院的汉学教诲。⑧ 如前所述,医官李寿祺也与这些人类似,只担任过中人阶层主要担任的别提、主簿、引仪、察访等从六品官职。以洪世

---

① 郑来侨:《浣岩集》卷四《铭心编跋》,韩国古典综合数据库:https://db.itkc.or.kr。以下不再一一说明。李寿祺在《历试漫笔》中提到兄嫂崔氏为睡窝公之女、苍厓公之孙女(《历试漫笔》案例128)。
② 参考〔韩〕安大会《18世纪韩国汉诗史研究》,首尔:昭明出版,1999,第103~111页。
③ 参考〔韩〕李慧顺《朝鲜通信使文学》,首尔:梨花女子大学出版部,1996,第41~42页。
④ 洪世泰:《柳下集》卷九《送李重叔往日本序》。
⑤ 洪世泰:《柳下集》卷十三《贞谷临帖歌》;吴世昌:《槿域书画征》卷四,李寿长:《鲜代编》,京城(首尔):启明俱乐部,1928,首尔大学中央图书馆藏本。
⑥ 参考〔韩〕郑炳浩《17~18世纪闾巷人的文学肖像与郑来侨传》,《东方汉文学》1998年第14期,第233页。
⑦ 《历试漫笔》案例128;洪世泰:《柳下集》卷六"挽睡窝崔子长"。
⑧ 洪世泰:《柳下集》卷六"挽睡窝崔子长";〔韩〕李昌铉:《姓源录》,首尔:高丽大学中央图书馆,1985,第856页;崔升和刊编《隋城崔氏大同谱》(1930)卷三"南原公派";〔韩〕许庆真:《三清诗社与〈六家杂咏〉》,《韩国学报》1988年第14卷第4期,第54~78页。

泰为中心展开交往的这些人都精通文艺及技术，才华出众，但由于限品叙用制及门阀差别对待等对中庶人的社会制约，他们并未得到社会的充分认可，游离于权力及社会名誉之外。①

闾巷的中人认识到自己的经济财富、文化素养与现实中的社会地位严重相悖，开始以集体性的文化行动来表达这一自我认识。尤其是在施展自身才能的政治、社会空间受限的情况下，洪世泰、李贤和郑来侨等委巷文士在诗社活动中找到了自己的社会活动空间。同时，为了以文化活动主体的身份来突显自身的存在价值，他们提出了"天机论"。按照这一主张，性情就是天机，而天机是每个人从上天获得的东西，所以闾巷人参与诗文学也是理所当然的事情。② 闾巷文人在此基础上更进一步强调"穷而后工"的逻辑，即闾巷人与士大夫不同，远离功名荣利，反而不用担心上天赋予的天性被禁锢，所以更适合参与诗文学创作，以此强调闾巷人作为文化活动主体的存在意义。③ 另外，他们摆脱了以载道论（以文载道）为代表的传统文学观和看重门面的两班士大夫的创作传统，强调诗可以简单且自然地直接表达从性情中流露出来的东西，将闾巷诗人的文学活动区别于其他，以此定位自己的美学成就。这依稀说明，闾巷人认为作诗虽然对士大夫来说只是官员生活的业余兴趣爱好，但对闾巷人来说，他们是可以专门从事诗创作的专业作家。④

显然，李寿祺在和这些将开展诗文学活动作为社会发泄口的闾巷文人交游并维持亲近关系的过程中，自觉地认识到自己以中人的身份存在于性理学秩序之中。不过，李寿祺虽然通过上述交游活动可以近距离接触作为政治活动的替代方案和象征性文化行为的文艺活动，但他呈现自己社会活

---

① 这点在他们的自作诗文或与文人用感怀形式交流的多篇文章中也有所流露。洪世泰、郑来侨、李贤、崔大立在文学界声名鹊起，技术官李寿长和李寿祺也有相关文章存世（洪世泰：《柳下集》卷十"题李仁叟诸帖跋文后"。《屏山集》卷八"题李寿长书帖"，韩国古典综合数据库：https://db.itkc.or.kr。以下不再一一说明。郑来侨：《浣岩集》卷四《铭心编跋》）。
② 参考〔韩〕安大会《闾巷诗人与天机论》，《文献与注释》2001年第14期，第125~141页。
③ 参考〔韩〕蔡焕宗《朝鲜后期的委巷文学与士大夫：以申靖夏、申昉、洪世泰、郑来侨为中心》，《韩文学论丛》1994年第15期，第229~263页。
④ 参考〔韩〕安大会《闾巷诗人与天机论》，《文献与注释》2001年第14期，第138~139页。

动及其意义的方式与他们略有不同。从洪世泰的《西湖泛舟图·序》可知，李寿祺在诗文唱和这一文化活动中并不活跃。① 从目前发现的史料来看，李寿祺似乎并没有像同为医官及闾巷文人的洪显普那样，积极参加闾巷文人的文艺活动。

（三）儒学传统与医学传统的关系

闾巷文人试图在儒学文艺传统中找寻他们的社会活动空间，并将自己的文学成就正当化。与此不同，具备专业医学知识的李寿祺以其他方式证明自己的存在价值。李寿祺撰写了与儒学相关的文章。前面提到的闾巷文人郑来侨的文集就收录了他为李寿祺的《铭心编》题写的跋文，由此可以得到印证：

> 余与景叔氏同城巷居，宜与相熟久矣。② ……今见其所纂《铭心编》者，益知其所有。景叔局于地，以医方自食，日孜孜刀圭为事，则宜其不闲于儒家之说。而是编也，引据传记诸书，附以己意，言中伦而行中义，苟非笃于天性而实有见得者，能如是乎？余于是又知景叔氏学医。医人者，意固有在而不徒为重耤役也。昔鬷蔑一言而善，叔向下堂而执手，③ 今景叔善言，不翅数百千言，而世无下堂之叔向，何哉！噫！④

正如上述跋文所言，李寿祺还学习儒学，并撰写发表自己见解的《铭心编》，试图借此获得世人的认可，但现实并不如其所愿。李寿祺认为自己是"存心济物"的儒者，并想获得这样的认可，但现实中可以从政治上实

---

① 《西湖泛舟图·序》中可以看到洪世泰和李礥吟诵诗文，李寿长创作，各自参与文艺活动的场景，但没有看到医官李寿祺的文艺活动。
② 此处的"景叔"是李寿祺的字。
③ 春秋时期晋国大夫叔向前往郑国，长相怪异的郑国大夫鬷蔑为了见到叔向，跟着整理碗盘的人进去，站在堂下说了一句佳话。叔向正欲喝酒，听了鬷蔑的话后说"一定是鬷蔑"，于是走到堂下，抓着他的手回到座位上，两人进行了亲密的交谈（《春秋左氏传》昭公二十八年，"中国哲学书电子化计划"：https://ctext.org）。
④ 郑来侨：《浣岩集》卷四《铭心编跋》。

现这一心愿的清显职之路却已被堵死。同时，他的儒学见解可与士大夫媲美，但最终也未能被世人知晓。就如当时闾巷文人的文集或文章所示，属于专业技术人员中人阶层的他们，试图以不亚于儒士的儒学素养与士大夫相提并论，但在现实的政治舞台上，他们仍然被认为是有别于名流的杂流。委巷文人提出"天机论"，旨在用以创作活动主体的身份确保自身的社会地位，但这样的努力只获得了部分士大夫文人的支持，仅为打破朝鲜后期文学创作主体的身份限制开启了一道缝隙而已。

另外，李寿祺通过撰写医书《历试漫笔》向世人展露自己，不仅是在儒学领域，还试图在医学这一技术领域也展现自己的身份认同与存在价值。这首先可以通过吴光运（1689～1745）为《历试漫笔》题写的跋文得以确认。[1] 当时作为文臣的吴光运为闾巷诗集《昭代风谣》作序，并为李寿祺的兄长李寿长作悼念诗，非常理解闾巷人的处境。[2]

> 李君老医也，以其《历试漫笔》，绍介求余文，要以寿其传。余取而阅之，其术往往奇中，起死为生者甚众。君子之不屑为医者，以其局于技而所活者有限也。儒而不能济一物，读古书虽多，曾是读《素问》者不若，奚医之慕儒？李君之欲寿是书者，以其有能寿人之技也。今以能寿人之技，求籍于不能济一物之手，李君亦迂矣。余方愧李君不暇，又何能寿李君之名哉？然人固有长有短，有能有不能。世或有长于寿人而短于寿其名者耶？又或有不能于当世而能于后世者耶？吾斯之未能信也。李君能活人，吾不能活人。能不能固悬矣，其初之存心济物则同。[3]

在此，吴光运将医学与儒学相比较，认为救人的方法有限，如果从偏重某种特定技艺的角度来看，光靠医学或许是不够的，但医学"存心济物"的

---

[1] 吴光运担任过大司宪、大司谏、礼曹参判、开城府留守等职，去世后被追授为吏曹判书和大提学。

[2] 吴光运：《药山漫稿》卷十五《昭代风谣序》；吴光运：《药山漫稿》卷四《李寿长追挽二首》。韩国古典综合数据库：https://db.itkc.or.kr。以下不再一一说明。

[3] 吴光运：《药山漫稿》卷十六《题李医历试漫笔》。

初衷与儒学并无二致。他甚至表示，如果可以拯救多人，医者没有必要羡慕儒者，高度评价了医术的意义。在吴光运看来，李寿祺是一名有能力的医员，救治过许多患者，希望自己的名字及著作《历试漫笔》流芳后世。

这里值得注意的是，吴光运问道："医员为什么要仰视儒者？"他读懂了李寿祺或技术人员中人的自我意识。与李寿祺交好的闾巷文人郑来侨和士大夫吴光运的跋文都提及了李寿祺的自我意识：擅长医学的同时又崇尚儒学。我们可以认为，周围人士的这种认识很好地反映了包括李寿祺在内的专业技术人员中人官员的自我意识及当时的状况。这在《历试漫笔》这一书名中也能捕捉到：既谈到了李寿祺自己的治疗经验，又用"漫笔"一词替代"医案"。我们可以理解为，比起医学知识，李寿祺更想凸显文艺或自我。"医案"这个标题带有教育用医书的性质，但"漫笔"的字眼更受士大夫文臣的青睐。另外，李寿祺并未给自己的《历试漫笔》作序，而是将序文和跋文分别拜托了士大夫李圣龙（1672～1748）和吴光运。①

以上内容是从李寿祺所在的专业技术人员中人阶层和医学及儒学的层面探讨《历试漫笔》问世的社会文化背景。接下来我们将以此为基础，分析李寿祺直接撰写的《历试漫笔》的正文内容。

三　医学活动中的自我认识

（一）医学的实践方式：验证古方

李寿祺用"古方"和"验证"② 二词来概括自己的医学活动。"对古方的验证"这一医学活动方式体现在《历试漫笔》的所有医案中，而且他多次明确提及。当然，就像前文指出的那样，此处所说的古方并不仅仅是指几部医学经典或特定时期、特定系谱的方书，而是统指过去的医学著作，直到当时还在被使用的方书和医论书籍全部包括在内。李寿祺的医学

---

① 李圣龙多次被提拔为承旨，还以冬至使的副使身份出访清朝。他还担任过全罗道观察使和都承旨，后升至大司谏和工曹判书。
② 译者注：原文为"证验"。

活动特征可在当时为其作序的承旨李圣龙的文章以及 19 世纪医官洪显普的序文中得到确认：

> 吾洞有老医李君者，其为人忠厚敦实，与所谓肤率粗浅者异，故其术本之以古方诸书，得之以自家心中。……如李君者，真所谓有明的之见、精深之工者，固不可以今之医者看。而向所论程不识兵法，亦不足以尽君之能耳。今必曰以程不识之慎而时行李将军之奇，然后方可谓知李君者。① 余故以此书之历试漫笔而还之。②

> 悔晚斋李公寿祺，邃于黄岐之学，生平所全活，不可胜记。而酬应之暇，辄录其神验者，名曰《历试漫笔》。先叙脉证，次论方药，不骛新奇，惟从平简，一出于万全之意。证于古而同轨乎古人，施诸今而合辙于今时，至于遐迩贵贱，皆可以引类通治。诚济生之宝筏，开来之正路也。③

这两篇序文都提到，李寿祺精通各大先贤的学识，并在实际活动中进行验证，擅长医学实践。书名《历试漫笔》含有"进行各种尝试"之意，这也反映了李寿祺医学的特征。这说明比起自己的独特方剂，李寿祺更多的是使用已广为流传的先学的治方,④ 而且为了确保在人命面前万无一失，他严格坚持谨慎性和原则性。另外，两篇序文都将"古方的验证"视为李寿祺医学区别于他人的一个特征，这说明这样的医学活动在当时并不常见。

李寿祺之所以很笃定地学习各种古方并运用于临床实践，是因为他身处专业技术人员关系网络之中。这一群体在教育或议药过程中会学习各种

---

① 程不识与李广是西汉的将帅，都是军功显赫的将军。程不识注重原则性和谨慎性，擅长大规模的战争与正规战；而李广精于变通与应对意外，擅长游击战与非正规战（《汉书》卷五十四《李广苏建传》；《史记》卷一百九《李将军列传》。"中国哲学书电子化计划"：https://ctext.org）。
② 李圣龙：《历试漫笔》序，《历试漫笔》。
③ 洪显普：《历试漫笔》序，《量斋漫笔》。
④ 19 世纪后，在远离中央技术官员群体的地方，有的医者用不同于李寿祺验证古方的其他方式来展现自己的经验知识及思想。参考〔韩〕李奇馥《医案所见朝鲜后期医学：以践行过程中体现的对待医学知识的态度及行为为中心》，《韩国科学史学会志》2012 年第 34 卷第 3 期，第 429~459 页。

古方。另外，在评价对王室的医疗行为时会受到士大夫的牵制，因此对医官来说，独特且大胆的医疗活动反而比较冒险。

下面是展示李寿祺验证古方的多个治疗案例中的一个：

> 崔生内室，曾生一子，四年后，忽经闭数朔，食饮厌进，且有呕恶，其家疑其胎候，亦涉恶阻症也。逮至三四朔，微有动气，至腹渐高若胎，当九朔尚无显然。邀余诊察，元非胎脉，形柴气惫，用回春加味逍遥散十帖，以观其形势，则少无加减。腹痛苦剧，使之按探腹部，则腹中显有结块，大如拳者，用加味柴平汤十余贴，痛势渐轻，食饮差胜，能起居动作。但块不消融，更加进十五帖，则块亦消散。古人所谓，难医一妇人者，诚然矣。余少时，尝治李判书甥侄女，得胸膈下痞块，若覆瓦状，饮水一口，必三咽而下，症甚苦恶，服右药调治而安。盖柴平汤疏肝理脾，治食痰死血，然凡痞块有热者，服此无不得效，真良方也。①

这个案例很好地反映了李寿祺对《万病回春》或《东医宝鉴》等古方中出现的"（加味）柴平汤"适时对症的用药方法能够进行经验性体悟，并作为知识加以体系化认知，因此每次使用都能见效。李寿祺有时会具体提及处方出自哪本方书，或不提书名只说方书里的某一大类别，例如像"伤寒门"那样只提某一"门"类。但多数时候他会默认话者和读者相互熟知，只简单提及汤药名和病症名。这说明书中收录的药方并不是李寿祺自己开发的独特处方，也不是从世袭医家的传统中秘密传授得来的秘方，而是主要依托于在医者群体中广泛通用的方书或处方，即古方来展开医学活动。

另外，"古方的验证"一词反映了官方医学的特征，亦是指文本传统与经验传统的融合。李寿祺基本上以古方为据，亲自确认以验其效，进而内化为自己的知识。下述事例亦可为证：

> 金生内室，年十七，处暑后初产。始渐数时，无事顺产得男，胞

---

① 《历试漫笔》案例95。

衣亦顺下。而但所生儿，面色带青，气欲绝，不能啼，此临产冒暑而然也。余令以棉絮包置，勿断脐带，且作大纸撚，蘸油点火，于脐带下熏之，令火气入腹，更以热醋汤，荡洗脐带，则翌日面色稍胜，气回，啼哭声甚微。仍依法施治，则至第三日啼哭如常，始断脐带。①

这个案例说明李寿祺还参与了需要用手技法的针灸治疗或情况危及的产妇助产活动等，这些都是儒医比较忌讳的医疗活动。② 新生儿出现这种状况时，需要加热脐带以使火气进入腹部，这些处理法都一一收录在《东医宝鉴》中。李寿祺以《东医宝鉴》或其他古方为据，通过反复实践和经验积累将其完全掌握。③ 另外，使用针灸法时，并不只是单纯地刺入患部附近的穴位，而且会在考虑经络的前提下，施术于离患部较远的其他穴位。这个例子说明李寿祺能够积极运用《灵枢》或《难经》等医书中的古方。④ 由此可见，李寿祺作为属于专门技术人员中人群体的医官，在运用包括手技法在内的医学活动中，很多时候是以古方和文本为基础的。⑤

李寿祺行医过程中的两大特征——"古方"和"验证"很好地代表了朝鲜后期专业技术人员医官的医学活动。"古方"这一笼统性的用语说明李寿祺并没有偏向特定的系谱或学派，而是充分利用东亚医学的传统。另外，使用古方并精通古方，是李寿祺明显有别于只略微背诵经验方书和药名的民间医者的一个重要特征。当然，如前所述，利用古方这一特征与李寿祺身处中央专业技术人员群体中这一事实有密切关联。另外，像"验"

---

① 《历试漫笔》案例105。
② 他用牛角灸法、炼脐法、中脘针法等，亲自参与解决横产、逆产、碍产等生产时出现的问题（《历试漫笔》案例2、8、33、38、39、41、47、52、56、65、99、100、105、109）。
③ 《东医宝鉴·杂病篇》之"妇人，儿初生救急"，韩医学古典数据库：https://mediclassics.kr。由此事例可知，李寿祺很多情况下是根据《东医宝鉴》来记述医案。这说明《东医宝鉴》在朝鲜后期是从实际的临床层面，而非文本层面被解读和运用，所以我们不能认为18世纪上半叶《历试漫笔》具有的医史学意义不大。对此有必要另外撰文加以讨论。
④ 《历试漫笔》案例41。
⑤ 当然，李寿祺也是一名需要在临床现场取得实际性治疗效果的医员，所以即便没有所谓"古方"的典据，如果是经验证明有效的方案，当然也会使用。例如，医治女童的口疮、牙疳时，多次使用秘方后见效（《历试漫笔》案例37）。

或"经验"等李寿祺的医案中经常出现的表达,即"古人怎么会骗我呢?""每次验证都有效,失效屈指可数""不是随便取的名字""古方果然也是如此""真的是好的处方"等,与重视验方的朝鲜后期的医学倾向也一脉相承。①

但是,以古方的验证为特征的医学实践当然不同于现代生物医学的实证视角,也不同于不能容忍相关思维体系的江户日本古方派,以及朝鲜后期民间广泛使用的经验方书的经验。李寿祺所说的"经验"或"验证"指什么,我们可以通过下面的案例加以确认:

> 韩进士,素有痰痛,自小腹而起,若疝渐。一儒医,劝用禹功散入芒硝、大黄,作大剂日再服,则即大泄,而气绝昏昏,奄奄垂尽。调补半月而少苏。自此之后,有泄候者已六载,而惫于医治荏苒来兑矣。又经厉患之后,胸中似饥不饥,似痛不痛,泄候尤苦。始过余请治,余诊之曰:"此症,胸中之若饥若痛者,痰在胃口,而病名嘈杂。且泄候之累年,弥留者,亦痰泄也。"使之用万病二陈汤,则服数帖后,显有效,至五六帖,诸症皆得快愈。凡病不难乎处方,惟难乎识症。虽久病,若得当剂,效捷应响;若不得当剂,徒损胃气,反又害之。②

上述案例指出,对于下腹和阴囊下坠疼痛出现疝气症状的患者,按照惯例,儒医会捋其腹部并开具让患者腹泻的药方。但李寿祺与此不同,他先诊脉,然后指出其病根在于胃的入口,而非生殖器或肠。根据诊脉结果,李寿祺询问并确认患者平时就患有痰痛,儒医治疗失败后出现了新的症状,李寿祺认为这是嘈杂,虽然腹泻症状很严重,但仍然做出了胃的入口有痰的判断。在李寿祺看来,性急的医者认为这只是疝气,开具医书中"前阴门""疝病"条的处方,但不仅没有效果,反而置患者生命于危险之

---

① 《历试漫笔》案例7、9、44、92、108、117。关于朝鲜后期的"验"谈论,可参考〔韩〕申东源《朝鲜后期的医学与实学》,延世大学国学研究会编著《韩国实学思想研究》第4卷,首尔:慧眼,2005,第481~488页。
② 《历试漫笔》案例29。

中。这个例子说明，李寿祺熟悉判断病症的方法，所以他采用的古方发挥了神奇的功效。他将医学的文本传统与经验传统相结合，使之内化为专门知识。这就是李寿祺所说的"验证古方"的意义，换言之，他掌握了可以很好治疗现实疾病的、明确且细致的专业知识。

李寿祺之所以能成为救人无数、医术高明的医员，是因为熟悉古人的古方，并能在医学实践中用经验去验证，然后转化为自己的知识。而且这样的古方验证医学活动，也反映了李寿祺所在的专业技术人员中人阶层的特征。接下来我们将探讨李寿祺撰写医案的目的、他设定的读者群以及试图表达的内容。

（二）主张专业知识的独特性

众所周知，主要记录治疗经验案例的医案是通过案例学习，为医者的医学课程和医学实践提供帮助，李寿祺的医案《历试漫笔》也是如此。如前所述，针对刚出生的新生儿出现问题时的处置方法，或是患者出现疝气症状时判断其是嘈杂并用万病二陈汤治疗，很明显都具有很好的参考价值。因此，对于那些试图寻找办法应对平时无法治疗的疑难杂症的医员来说，参考李寿祺的130个医案毫无疑问是绝好的突破口。

但是李寿祺的医案并不是可供有潜力的医者或现任医员学习的教育用书。如果李寿祺想将其医学知识传授给医者，或是注重对后辈的医学教育，本应撰写系统的医论书，但其所著的《历试漫笔》很难被认为具有系统性。我们在后辈医者的记录中可以发现如下判断：因为李寿祺的医案不具备系统性，很难了解其意，所以对其进行了重新分类。由此可见，《历试漫笔》并非适合一般医学教育的医书。① 另外，医案中专供学习用的书籍，例如《名医类案》（16世纪），为了通过案例帮助学习，收集了许多人试药的例子后进行分类、说明；《古今医案按》（18世纪）和《临证指南医案》（18世纪）加入了简单的医案内容，同时附加了相应的注释。中

---

① "书凡百余条，原无分类，难于捋扯。公之云孙命锡，克绍旧业，时方驰名，而奔凑之暇，手自校雠，开列门目，缮写一通，将拟寿传。"洪显普：《历试漫笔》序，《量斋漫笔》。

国的这些医案类文献都是学习用书，向大众出版普及。但李寿祺的医案《历试漫笔》在体系上也与其不同。① 中国的医案类文献是在士大夫阶层进入医疗市场且出版市场日趋活跃的社会文化背景下问世的，但在 18 世纪初的朝鲜时期，李寿祺并没有将自己的治疗案例进行分类，只是以叙事形式收录并编号，并取名"漫笔"，以手抄本的形式流传。②

但这并不意味着《历试漫笔》是符合一般人的实际目的、对医者也有很高使用价值的大众医书。如果李寿祺想"博施济众"，为大众用药提供便利的话，那么便览式的简便医书也不失为一个办法。但李寿祺的医案《历试漫笔》与手本式的经验方书类存在根本的不同，后者属于便览式医书，即主要采用"某病用某药"的方式来记述，李寿祺反而强力批判这种医学活动形式。可见，李寿祺撰写医书并非为了让一般大众也能方便使用医学资源。

在既非教育用书也非面向大众的医案《历试漫笔》中，我们可以看到李寿祺针对专家意识和理想的医者形象展开了探讨。下面是一个关于如果不知道适时变通，一味按照惯例治疗，则有可能致人受害的案例：

> 朴尚州子妇，双胎解娩后，旋有咳喘症。用旋覆花汤，无效而喘急益甚。声闻于外，用小参苏饮半帖后，继服补虚汤一二帖，则喘急少止，而继有泄泻。又患麻疹，众医皆难于补泻，论议未定。余诊其脉曰："虽有麻疹症，脉既虚而症亦虚，不可不补。"遂用异功散倍人参合升麻葛根汤三帖，则诸症渐歇，疹亦消斑。嗣进补虚汤数帖后，辛至病安。若此等病，拘于麻疹之属热，不为变通，例用发散清热之剂，宁不费人乎？③

---

① 关于以《名医类案》为代表的 16 世纪中国医案的特征，可参考 Christopher Cullen, "Yi'an 医案（Case Statements）: The Origins of a Genre of Chinese Medical Literature," Elisabeth Hsu, ed., *Innovation in Chinese Medicine*, Cambridge: Cambridge University Press, 2001, pp. 297 - 323。关于《古今医案按》《临证指南医案》等 18 ~ 19 世纪清朝医案的特征，可参考 Charlotte Furth, "Producing Medical Knowledge through Cases: History, Evidence, and Action," Charlotte Furth, Judith T. Zeitlin, Ping - cheng Hsiung, eds., *Thinking with Cases*, Honolulu: University of Hawaii Press, 2007, pp. 145 - 148。
② 不仅是 18 世纪，19 世纪李寿祺后代李命锡校正编辑《历试漫笔》时，是否计划刊印抑或是实际上已经刊印，目前不得而知。
③ 《历试漫笔》案例 27。

这段引文中，李寿祺批判其他医员只是拘泥于麻疹属于热症的医学常识，不懂得根据情况的变化来辨别真假，只想着攻破热症。因为麻疹是热症，一般的医员会用具有出汗或散热功效的药剂，这样反而有可能伤害患者。对此，李寿祺通过诊脉，判断其为虚症，反其道而行，使用了人参这一热性的补药药材救治患者。李寿祺认为，并不是说知道了几个治疗案例就能将其适用于千变万化的现实世界，因为多数情况下，我们很难遇到情况完全相同的患者，所以如果按照惯例使用通行的处方治疗，有可能会贻害患者。在李寿祺的医案中，以比喻和成语的形式多次出现了相关表述，例如，他常认为这无异于"胶柱鼓瑟"，将其比喻为"瞎子抓门环"。他还不忘告诫医者，不要"按部就班地治疗"，"不能混在一起治疗"，"不知道情况最好不要治疗"。①

李寿祺最终想强调的是医者的专业性，即"不能死板地按照惯例治疗"，"要根据情况变通"。李寿祺认为，确定病名其实是件难事，但查明根本的病因，给出准确的诊断，就可知道病根及病况，他一直强调核心在于懂得变通的"能力"。② 李寿祺为了掌握患者的病情，会用色诊、舌诊、腹诊和瞳孔诊断等各种诊断法，但他最强调的还是脉诊。正如前述，清朝的使臣称赞"诊脉医官李寿祺"精通医术。李寿祺多次表示："想治病的医者怎能放弃诊脉呢？""医者当然要以诊脉为主。"③ 这些都很好地说明他擅长诊脉，在医学活动中积极运用诊脉诊断法。前面治疗麻疹的案例也很好地说明了李寿祺的这种医学倾向。当医员因为热症而犹豫不决时，李寿祺通过诊脉判断其是虚症，采用补法，以人参用药。

另外，李寿祺强调不要死板地使用温补法，而要培养可根据情况灵活使用的变通能力。李寿祺在某个案例中极力强调，当外现症状和诊脉结果相背时，要依据诊脉结果；在另一个案例中，他反而指出要仔细查看气的强弱和生病的原因，而不是看脉象。④ 二者看似矛盾，但其原因是前一个

---

① 《历试漫笔》案例3、7、15、21、25、118。
② 从上面的医案事例中可以确认，李寿祺其实在几乎所有的案例中都强调随机应变的专业见解。明确提到相关内容的几个医案如下：《历试漫笔》案例4、13、15、18、27、29、40、55、68。
③ 《历试漫笔》案例35、62、67。
④ 《历试漫笔》案例62、55。

案例是外感，后一个案例是内伤。换言之，医者要懂得区分外感和内伤，并据此结合脉象和其他症状一起探讨。对于人参这种药材，李寿祺也极力称赞其是可以让人起死回生的名药，①但他指出这只是用在需要使用人参药材的症状，如暴虚证或气脱证时才有效果，并告诫很多富人家庭过度滥用人参反而使人减寿。②李寿祺强调的重点到头来可以归结为准确掌握病症的专业技术与经验。具备了这样的专业知识，就算对方是士大夫两班，也不应被非专业的患者不专业的知识干扰。李寿祺认为，"凡医者当以脉为主，不可以病家臆料为所摇也"。③在讲述自己医学经验的医案中强调专业知识的独特性，这与李寿祺的自我意识也是吻合的，因为这种知识是自己掌握的，是区别于他人的自我特色。《历试漫笔》中还有各种角色称呼。除了患者及其家属，以及所谓的古方发明人，即各位医家之外，李寿祺的"对手"也作为助手登场。这些人都是与李寿祺相对的他者，不仅有"儒医""太医""内局首医""燕京医员""产婆"，可以统称为某医员的"众医员""一医员""其他医者""年轻医者"，还有平时阅读医书或学习医术的"儒生"和"名门弟子"。他们是使李寿祺认识到何为优秀医者形象的反面角色，他们在《历试漫笔》中的存在突显了李寿祺的医学活动与专业见解，是一种叙事性的安排。在书中，李寿祺在展示专业知识的同时也展示了自我。

对如今的医史学者来说，带有这一目的与叙事性特征的医案《历试漫笔》具有重要的史料价值，从中可以获取很多信息。但对当时的医者来说，它以故事的形式呈现了李寿祺精通的专业知识，以及作为专业技术人员的理想医者形象，不啻为一本有趣的医书。《历试漫笔》的这一特征，从它并未提及有助于真正实践的要领这一点也可略知一二。例如，前面提及的治疗韩进士疝气病的案例，在叙事结构或医学内容上非常有趣，但没有过多地解答医者在现实中遇到的困惑点。医者真正想听的并不是"不要胶柱鼓瑟，要懂得变通"这样原则性的话，而是想了解他对于初学者实际

---

① 《历试漫笔》案例 80、114。
② 《历试漫笔》案例 97。
③ 《历试漫笔》案例 62。

困惑之处的解释,如"疝气案例应参考痰病这一解决方案是如何找到的?""通过诊脉怎么辨别伤寒和内伤?"李寿祺似乎是在暗示经验性的知识无法全部用文字传达,所以只是以回顾性的方式编撰医案,言简意赅地说明自己的观点。因此在未达到一定水准的大部分医者群体看来,《历试漫笔》并非一本为读者提供实际帮助的、以读者为中心的医书,而更像是一本李寿祺讲述自我意识的、以作者为中心的医话书籍。

李寿祺医案引发关注的点在于,他没有提及阐述专家意识时通常会提及的道德性与伦理意识,而是主要强调专业见解。《历试漫笔》中不仅没有提及儒学概念——道、义、理,连医书中常提及的不要贪图营利的医者形象,或医者应该具备的道德,如仁义、仁爱、诚意、爱民、恻隐之心等医德也只字未提,只是强调不具备随机应变能力和没有明确或精通医学见解的医者有可能会祸害患者。在李寿祺看来,当时医学的主要问题并不是要以仁义为基础确立专业道德性,而是要具备可以真正救治百姓生命的专家的力量。

下面的案例就很好地说明了李寿祺的上述认识:

> 李生子,年十八,始娶数旬后,十月间得伤寒症。……余诊毕乃惊曰:"此非阳症实热,若过用寒凉之剂,必危矣。宜用'伤寒门'麦门冬汤加人参二钱,连进数帖,可以救之。"众皆惊讶。坐上有一大家子,素阅方书,乃曰:"我虽昧方技,以臆见论之,则此少年新昏,未久而得伤寒,必是犯热伤寒。而此如是烦极便闭,非实热而何?"余曰:"病不可以意治之,而且伤寒当凭脉而不凭症。虽是阳症,脉既见阴,则阳病得阴脉者,古方所大忌。"病家闻余言,始惊恍罔措,急煎进此药一帖后,能温睡,热退病减太半。[1]

在这个案例中,对那些虽然平时爱好阅读医书,但在诊脉这样的医学实践活动中却表现无知的名家子弟,李寿祺回应说"不可以意治之",严厉警告非专业人士不要介入医学。李寿祺所谓的"不可以意治之"是反向引用

---

[1] 《历试漫笔》案例5。

了知名医学成语"医者意也"。① 李寿祺并非只停留在自己的想法上，他曾在许多人面前亲口说过这句话，从这点我们可以间接地感受到他对于儒学和医学的明确态度。

李寿祺提出的专业知识是通过"验证古方"获得的，虽然他提出要把以文本为中心的学术医学传统与以临床实践为中心的经验医学传统融合起来，但从上面的例子中可以看出，医官李寿祺认为一定要有实践层面的经历和验证过程。这点也可以从李寿祺在验证古方时没有一味认为古方文本都正确无误而全盘接受这一事实中得到确认。例如，李寿祺认为，在《内经》记述的诊脉法中，男婴与女婴的妊娠脉象与自己的多次实际经验不一致，认为"不必皆合于法"。② 另外，他还引用孟子的话"尽信书不如无书"，指出古方文本中所说的原则与实际临床可能不一致，告诫不根据实际情况灵活处理的做法是愚昧的。③ 这样的态度与不能对药方进行以文取舍、必须要有专业的熟练度的主张也是一脉相通的，④ 体现了光靠文本或理论并不能解决实际问题的意识。

总之，对医官李寿祺来说，医学不能只依赖于医书，应由专业的医者来推进，而不是交给将医学当业余兴趣的儒者等非专业人士。可见李寿祺没有标榜仁义和存心济物、与儒士共享"文化同质性"的方式，而是试图

---

① 众所周知的"医者意也"这句话旨在强调医学是一门非常深奥的学问，所以隐形知识非常重要，故医者作为实际行动者的判断也很重要。"医者意也"近者在《东医宝鉴》中被引用，远者可上溯至《后汉书》。参考〔韩〕金勋《关于"医者意也"的起源考察》，《韩国医史学会志》1999 年第 12 卷第 2 期，第 249~262 页；廖育群《关于中国传统医学的一个传统观念：医者意也》，《大陆杂志》2000 年第 101 卷第 1 期，第 1~19 页。17 世纪明末清初的医者将"意"解释为《大学》中的意志和诚意，还将其与格物致知相结合，强调医者指挥权的同时也阐明了医者的伦理及道学职责。参考 Charlotte Furth, "Producing Medical Knowledge through Cases: History, Evidence, and Action," Charlotte Furth, Judith T. Zeitlin, Ping - cheng Hsiung, eds., Thinking with Cases, Honolulu: University of Hawaii Press, 2007, pp. 143 - 144。

② 《历试漫笔》案例 43。收录在《历试漫笔》中的 130 个案例，只有一个（案例 43）没有讲述治疗案例。但它并没有单纯地讨论医论，而是探讨了实践过程中的脉法。

③ 《历试漫笔》案例 4。

④ "大凡古人之剂方，以文取舍，何方何剂，皆不精妙锦绣哉？但其证与方相副而用验之最难。古人剂方时，先占病起于某经而传在某经，且当传某经顺逆，与夫人之虚实，邪之浅深，洞中恳剧。故其立方著述，随验录之，以惠斯人。"（张泰庆：《愚岑杂著》，韩医学古典数据库：https://mediclassics.kr）

用与之相区别的其他方式来确保医者的"专业独特性"。宋金元之后，在儒医将包括文本传统在内的儒学文艺传统与经验医学传统相结合、提出新的医学图景后，朝鲜医官李寿祺通过强有力地融合医学的文本传统与经验传统，反而起到了将儒学从医学中分离的效果。这是因为和中国的儒医不同，李寿祺是专业技术人员中人，其医案《历试漫笔》是展示技术官员在专业技术人员中人关系网中如何运用知识资源认识并构建自我的一个典型事例。①

从整体来看，《历试漫笔》这一著作主要是向后学介绍作者自己的经验案例，以推动医学的发展。但从当时李寿祺的视角而言，该书的实质却在于展示医学知识或与职务相关的专业知识，揭示何为理想的医者形象。同时，在表达方式上，李寿祺不仅在修辞策略上没有提及儒学传统，且反而与其保持距离，以突显自己的独特之处。

结　语

朝鲜后期，医官李寿祺汇集基于自身医疗实践的事例，撰述了医案类文献——《历试漫笔》。该书问世是在18世纪上半叶，当时正值专业技术人员中人对外表达自己的自我意识，同时通过《东医宝鉴》实现集大成的医学成果在临床实践中落地发芽之际。作为专业技术人员中人的李寿祺，试图在以儒医为代表的士大夫和民间其他医员之间，展现其儒学文化素养，同时展示自己的专业知识，以此将作为医官的自己与其他人相区别，从而巩固自身的地位。医案《历试漫笔》包括了专业知识、医学活动以及李寿祺的自我认知。李寿祺介于医学与儒学之间的复杂自我意识在医学这

---

① 即便是医官，在一般的文章中也肯定会展示自己的儒学素养。这在朝鲜后期李显奭（1783~1852）的《谷青私藁》和洪显普的《量斋漫笔》中可以得到确认。同时，李寿祺编写了与儒学相关的《铭心编》也能说明这点。但在专门针对医学领域的《历试漫笔》中，我们看到的不是儒学素养，而是专家意识。关于医官李显奭和洪显普的部分讨论，可参考〔韩〕许庆真《透过〈谷青私藁〉看医员李显奭的文章》，《医史学》2008年第17卷第2期，第177~189页；〔韩〕韩永奎《19世纪闾巷文坛与医官洪显普》，《东方汉文学》2009年第38期，第133~164页。

一自身的专业领域有着明确体现。作为专业技术人员中人阶层一员的医官李寿祺在《历试漫笔》中规定了自身的专业技艺，并提出了理想的医者形象，试图将自己定位为专业知识人士，以区别于他人。本文在18世纪的社会文化脉络下，对李寿祺的上述自我意识进行了解读。

李寿祺在《历试漫笔》中表达医学见解与自我意识时并没有依托于儒学文艺传统，但同时又实现了医学的文本传统与经验传统两者强有力的结合，提出了医学活动的实践方式。这一实践方式的特征具体表现为"古方验证"这一形式。这反映了专业技术人员中人阶层的特征，即对古方的信任、对文本传统的继承，以及对大医学的追求。李寿祺所说的验证古方，也是在对外宣告，自己精通18世纪上半叶东亚医学，并用其构建了实际的专业知识。另外，李寿祺的叙事方式并不是将自身医学活动的特征和意义与儒学者的活动及理想进行比较，而是与他们的儒学传统保持距离，以此强调自己具备的医学知识具有专业性和独特性。换言之，在他的医案里，比起存心济物这一医学的文化地位，更多地通过精准高深的医术，以懂得随机应变的专业知识，来强调医学的认识论地位。

综上，《东医宝鉴》问世百余年后，在专业技术人员中人的技术成就不断积累、对自我的认识不断高涨的背景下，医官李寿祺在《历试漫笔》中展示了对自身医学技艺和医学成就的自豪感，提出了理想的医者形象。虽然领域和方式有所不同，这种自我意识在19世纪还以间巷文坛的活动、中人系谱类书籍的编撰、中人通清运动等文化和政治行动得以延续与呈现。

（翻译：中山大学国际翻译学院朝鲜语系特聘副研究员谢礼。审校：中山大学国际翻译学院朝鲜语系副教授黄永远）

朝鲜医学本土化进程中的重要人物黄度渊系列医著探析

韩素杰　肖永芝*

【摘要】 19世纪，朝鲜王朝政局动荡，内忧外患，灾疫频发，百姓就医困难。朝鲜医生黄度渊及其后人、弟子，为方便大众就医，致力于医学的普及，从朝鲜医疗实际出发，编撰《附方便览》《医宗损益》《药性歌》《医方活套》《方药合编》《证脉方药合编》等简明实用的系列医学著作，这些著作成为朝鲜医者的医门准绳、初学捷径。继御医许浚《东医宝鉴》之后，黄氏家族及其传人诸多大众化、实用性医书的流传，进一步将中国医学简约化、朝鲜化、平民化，改变了既往医学知识被宫廷、官府上层掌握，重点服务于皇室、达官、显贵的局面。

【关键词】 黄度渊　《医宗损益》　《药性歌》　《医方活套》　《方药合编》

引　言

朝鲜与中国医药交流历史悠久。早在古代（前61~915），朝鲜就开始不断输入、消化吸收中国医学，仿照中国唐代制度培养医生，输入《素问》《伤寒论》《针灸甲乙经》《神农本草经》《诸病源候论》《千金要方》《外台秘要》等经典医书。10世纪初，朝鲜高丽朝建政，在继承古朝鲜医药的基础

---

* 韩素杰，中国中医科学院中国医史文献研究所助理研究员；肖永芝，中国中医科学院中国医史文献研究所研究员。

上，积极吸收中国宋代医学成就，聘请中国医生到朝鲜传授医学，派遣使者赴中国求取或购买并多次翻刻中国医书，充实发展朝鲜医学。

14世纪末，朝鲜王朝建立，朝廷十分重视医药学的发展，积极推进对中国医籍的整理利用，注重本土药物的认知、开发与应用，普及医药知识。朝鲜称本土出产的药物为乡药。由于历史、地域等原因，中朝两国药物名称不尽相同，朝鲜多次派人对比中朝药物以确定药物品种，并努力开发新品种，引进栽培本国产量低或不出产的药物，希望实现药物自给自足。1398年，官方组织汇集高丽末期医疗经验，编纂完成《乡药济生集成方》。1433年，以此为蓝本完成《乡药集成方》，系统总结朝鲜医家与民间用药经验。1477年，朝廷组织编修的《医方类聚》校正刊印，汇辑中国医书153部，收载医方5万余首，卷帙浩繁，内容丰富。该书的刊印，标志着朝鲜对中国医学的学习吸收由简单的翻刻中国医籍，过渡到结合实际整理编排医书。1610年，朝鲜太医许浚参引200种中国文献与6种朝鲜文献，撰成《东医宝鉴》，分内景、外形、杂病、汤液、针灸5篇，共23卷，对朝鲜后世医学发展产生了深远影响，在朝鲜医学史上影响极大。《东医宝鉴》内容翔实但烦冗深奥，还是难以普及。太医院医官康命吉奉王命对《东医宝鉴》删繁取要，历时约30年，于1799年编成《济众新编》，可谓《东医宝鉴》的通俗普及本。

19世纪，朝鲜王朝国势衰落，政局不宁，疫病流行，民不聊生。政府无暇顾及医学和民众保健，民间医疗资源匮乏，百姓缺医少药。因此，许多医生顺应时势需要，在《东医宝鉴》基础上，继续采撷中朝医籍精华，编撰能够解决实际问题且简便实用的医药著作，一批通俗易懂的医书由此流传民间，使医学知识主要为上层医官掌握并服务于显贵的状况逐步得到改观。在这些将中国医学实用化、平民化的医家中，成就最高的就是被后世誉为朝鲜"李朝末期第一医学者"的黄度渊。

黄度渊（1808~1884），字稚叔，号惠庵，生于庆南昌原，长期在汉城（今首尔）武桥洞行医。黄度渊《药性歌》序中载："吾家世业举不中，寄迹京乡，常患自治之不暇，而孤负四者之功，亦已多矣。"[①] 韩国学

---

① （朝鲜）黄度渊：《医宗损益附余·序》，汉城：武桥赞化堂，同治七年（1868），第1叶。

者吴在根认为黄度渊并不是活动于民间的一般医家，而是具有相当实力的内医院医官；后世发行的多数有关黄度渊的著作，误将"黄度渊"标记为"黄道渊"；吴在根还推断，黄度渊与担任20余年御医的黄道淳可能是同一人，尽管有部分资料支持这一假设，但仍然缺乏直接证据，最终亦未能得出明确结论。① 黄度渊倡导简便实用的医学，主张医书编撰要简明扼要，善于灵活运用古医籍，是将古医籍简明化和大众化的先导，也是朝鲜末期具代表性的医家。其子黄泌秀通晓汉学，号称"高宗时期医界第一高人"。

一 化裁中朝医籍 编撰实用医书

为方便朝鲜医者临证参考运用，黄度渊巧妙化裁中朝医籍，先后撰成一系列简明扼要、切于实用的医书，如1855年撰《附方便览》，1867年著《医宗损益》，1868年辑《药性歌》，1869年编《医方活套》。1884年，黄度渊之子黄泌秀遵父遗愿，将《药性歌》《医方活套》重新整理，合编为一，取名《方药合编》。1887年，黄度渊弟子溪隐重订《方药合编》，增入黄氏辨证审脉内容，著成《证脉方药合编》。据黄泌秀所述："先君子惠庵公所著方药书甚富，皆不留姓氏，但令施治者捷于奇中。公人而忘己者，盖如此也。"② 可见，黄度渊著书多不留名，实际著述应不止以上几种。

（一）《附方便览》：遵循《宝鉴》目次，汇编《纲目》附方

1855年，黄度渊著《附方便览》28集28卷，又名《本草附方便览》，其中"本草附方"指明代李时珍《本草纲目》中的附方。该书首凡例载："本草附方，散在各部，对证之时，幸赖《针线》搜考，而卷帙既多，不无得

---

① 〔韩〕吴在根：《黄度渊的医学成就和他的另一个名字——黄道淳》，《大韩韩医学原典学会志》2017年第30卷第3期，第11～40页。
② （朝鲜）黄度渊：《证脉方药合编》，溪隐整理，"方药合编源因"，汉城冶洞，光绪十三年（1887），第1叶。

鱼忘筌之举矣。谨以《针线》之发示述为此书，而名曰《本草附方便览》。”①

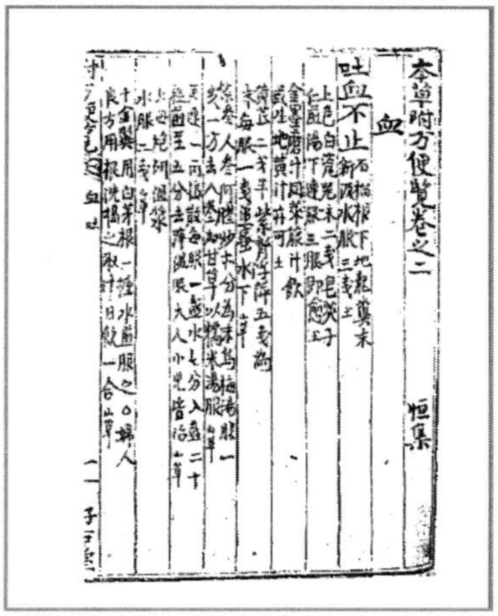
本草附方便覽卷之二　恒集
血
吐血不止

图 1　《附方便览》卷二首叶

《附方便览》书首载黄度渊序：“……余于是书思所以捷于考据，乃依《宝鉴》精气神以至百体，随证而搜方；又取蔡茧斋《针线》，以备《宝鉴》之未备。其奇证怪祟之现于各部而合用之药，靡不备载。于是本草之用不烦搜索，而金石草木虫鱼之类，各自效技于对证之投。是犹寻根讨株，随干辨条，而千花万叶举皆森森于目中矣……其于博施之道，未必不为少助，则虽不敢妄谓是书之有待于今，而其为《宝鉴》《针线》之羽翼，则或庶几焉尔。”②

上文所谓“蔡茧斋《针线》”，指中国清代蔡烈先（号茧斋）《本草万方针线》，此书成书于 1712 年，实为《本草纲目》的医方索引。该书分通治、外科、女科、儿科、上部、中部、下部 7 部，共 105 病门，每门分列诸多病证，病证下述治疗本证之方载于《本草纲目》何卷何叶，如卷一通治部疟疾门：“三十年疟，十七卷上四一；老疟不断，十六卷十五；老疟劳疟，四五卷十六；寒疟积疟，十七卷下十。”③

① （朝鲜）黄度渊：《附方便览・凡例》，汉城：好古堂，咸丰五年（1855），第 1 叶。

② 崔秀汉：《朝鲜医籍通考》，北京：中国中医药出版社，1996，第 143 页。

③ （清）蔡烈先：《本草万方针线》卷一，山阴武林山寿堂，康熙五十八年（1719），第 1 叶。

《本草纲目》附方万余首,内容庞杂,取用不便。为方便查阅,蔡烈先将《本草纲目》所录医方按病证分类,编成索引,寓意"因针引线",乃命名为《本草万方针线》。因该书实用价值颇高,后人刊刻《本草纲目》时,常将此书附录于后。黄度渊通过《本草万方针线》检索出某病证在《本草纲目》所对应的药方,然后将相关内容列在相应病证条下,最后注明所涉药物在《本草纲目》中的自然属性分类。以上文"三十年疟"为例,《本草万方针线》指明治疗"三十年疟"的医方位于《本草纲目》第17卷上第41叶,查阅《本草纲目》相应叶码,发现该证出自草部毒草类药物常山的附方,黄度渊摘录附方内容如下:"三十年疟:《肘后方》治三十年老疟及积年久疟。常山、黄连各一两,酒三升,渍一宿,以瓦釜煮取一升半。发日早服五合,发时再服。热当吐,冷当利,无不瘥者。△《备急方》:用恒山一两半,龙骨五钱,炮附子二钱半,大黄一两,为末,鸡子黄和丸,梧子大。未发时五丸,将发时五丸,白汤下。○支太医云:此方神验,无不断者。毒草。"① 文末"毒草"二字,注明了常山在《本草纲目》中属于毒草类。

虑及《东医宝鉴》是朝鲜医者常用的参考著作,黄度渊编撰《附方便览》时,遵循《东医宝鉴》目次归类排列病证,并随证附以《本草纲目》所载之方。李时珍编撰《本草纲目》时,参阅医书360种,其附方内容丰富,来源广泛。以《东医宝鉴》类证,用《本草纲目》附方,既可让朝鲜医者将《附方便览》与《东医宝鉴》相互对照,方便临证查阅运用;又能吸收来自明朝的最新医药知识,拓展医方来源,扩大医方数量,从而弥补《东医宝鉴》之不足。黄度渊如此化裁汇编古籍,可谓构思精巧,意味深长。

据《附方便览》目录,此书共分28集,"每集俱列字号",即每一集各取一字为号,如无集卷一、恒集卷二、人集卷三等。若将28集之名连接起来,可组成四句七言歌诀:"无恒人不可而作,有志者分明竟成。性与天元非二致,心依道只是俱生。"以此激励黄度渊自己和读者。

(二)《医宗损益》:摘取《宝鉴》要旨,博采群书精髓

黄度渊深感《东医宝鉴》卷帙浩繁,应用不便,提倡化繁为简,删繁

---

① (朝鲜)黄度渊:《附方便览》卷十九,汉城:好古堂,咸丰五年,第6叶。

去粗，取其精要，以方便读者应用。1867 年，黄度渊以《东医宝鉴》为蓝本，在内景、外形、杂病、汤液、针灸五篇中删去汤液、针灸两篇，每门进一步删减《东医宝鉴》中的冗杂医论，保留其实用医方，撰成《医宗损益》十二卷，较《东医宝鉴》内容大为精简。

《医宗损益》书首附"引用诸书"105 种，包括 96 种中国医籍与《东医宝鉴》等 9 种朝鲜医籍，说明《医宗损益》除摘取《东医宝鉴》部分内容外，还参阅了其他 104 种医书。其中，既包括前期经典著作，也有《东医宝鉴》之后新撰的医书，即黄度渊所言"近世名言及古书中新采者，本文下亦注出处，恐掠古今人已成之美也"。[①] 黄度渊选出上述书中精要实用的内容，编入相关病证。此外，还加入了黄度渊本人的经验方及民间俗方。

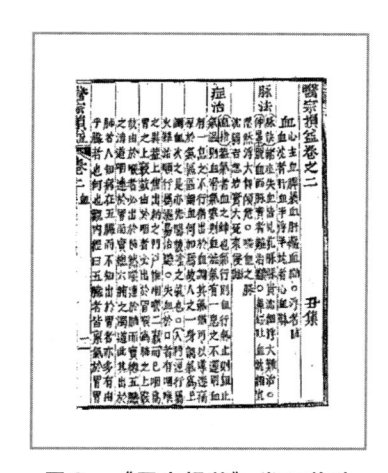

图 2 《医宗损益》卷二首叶

《医宗损益》编撰思路清晰，引用文献注明出处。书中凡引自《东医宝鉴》者，先列引用之书名，再录引文内容，最后标以"宝鉴"书名。新引用的医书，在引文后注明出处。黄氏新增的内容，"或因时宜而立论，或因经验而著方"，[②] 以"增"字标记。各项引文之间，以符号"○"相隔，清晰明了。

---

① （朝鲜）黄度渊：《医宗损益·凡例》，汉城：武桥赞化堂，同治七年（1868），第 1 叶。
② （朝鲜）黄度渊：《医宗损益·凡例》，汉城：武桥赞化堂，同治七年。

综上，本着删繁就简的宗旨，黄度渊对《东医宝鉴》做了大幅度删减，尽管《医宗损益》正文绝大多数内容源于《东医宝鉴》，但黄度渊仅保留其精要实用者；同时，又参阅了其他百余种著作，精选临证施治中最为实用切要者予以增补。可以说，《医宗损益》一书精当实用，是朝鲜王朝末期的代表性医著，深受朝鲜医界欢迎，流传广泛。

（三）《药性歌》：精选本草，述为歌诀，附余《损益》

黄度渊感叹历代本草各有长短，难以归一合编，又患"卷帙多而纲纪紊"，故于1868年辑《药性歌》一卷，作为《医宗损益》的附余，将二书合刊，"……以为箧笥备忘。编章虽约，合之《损益》，可发蕴奥，是其名之为《损益附余》者也"，① 故《药性歌》又名《损益本草》《医宗损益附余》《医宗神农本草》。

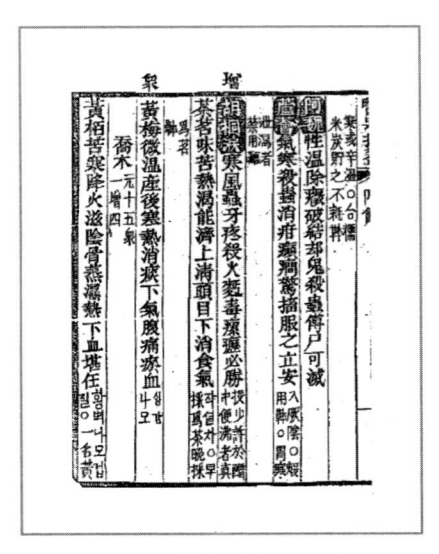

图3 《药性歌》乔木类

《药性歌》卷首载黄度渊序，次为目录、凡例，再次为纲领，最后列药物歌诀。正文收载的每一味药物，以四言四句形式介绍药物的性能功

---

① （朝鲜）黄度渊：《医宗损益附余·凡例》，汉城：武桥赞化堂，同治七年，第1叶。

效；歌诀之后以小字载该药的朝鲜语药名、别名、性味、归经、毒性、配伍应用、基原、药材形状、炮制方法、朝鲜产地等内容。

《药性歌》药物分类依从《本草纲目》。《本草纲目》每条药物下设释名、集解、修治、气味、主治、正误、发明、附方、附录等项内容，全面总结和阐发药物知识，显然不符合黄度渊著述简明扼要的要求。黄度渊提出："本草之书，率多汗漫，读者往往欲睡欲卧。而《云林歌括》摘要为句，便于强记。今从门类，汇成一编。而此外合用者，补以《济众》，续以新增，务令捷于简阅而人人成诵。"①《云林歌括》，在此指中国明代名医龚廷贤（号云林）著作《万病回春》卷之一"药性歌"与《寿世保元》甲集卷一"本草门"所载"药性歌括"。朝鲜康命吉《济众新编》卷八药性歌从《云林歌括》选录303首。黄度渊《药性歌》从《云林歌括》选取361首，自《济众新编》摘出80首，再加个人新增73首，总计载录514首歌诀。为区分歌诀来源，凡出自《济众新编》者，均标记"众"字；属黄氏新增者，则标以"增"字区分。

《药性歌》歌诀后的注释内容，黄度渊标注引自《神农》《经疏》《汤液》《食物》《本草》《备要》《丹心》《传家宝》《及幼》《正传》《资生》《金匮》《景岳》《入门》《保元》《宝鉴》《济众》等医书及验方俗方，以引用《本草》最多。

《药性歌》是黄度渊重要的本草著作，精选药物500余种，以歌诀叙述，简洁明了，易记易诵，流传甚广。

（四）《医方活套》：方分三统，针线为引，便于套用

与《东医宝鉴》相较，尽管《医宗损益》已做精简，但篇幅仍然较大，掌握运用尚有不便。1869年，黄度渊将疾病与处方相联系，撰成更为简明、切于实用、方便查阅的医书《医方活套》，又名《惠庵心书古今三统医方活套》。书名中的"三统"，指黄氏将医方分为上统补剂、中统和剂、下统攻剂。采取三统分类也是为了方便指导临床用方。

---

① （朝鲜）黄度渊：《医宗损益附余·凡例》，汉城：武桥赞化堂，同治七年，第1叶。

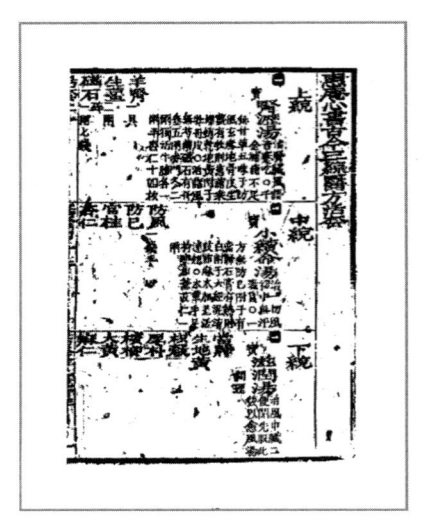

图4 《医方活套》正文首叶

《医方活套》首载活套针线，次为目录，再次为正文。目录、正文每叶采用三层楼编排方式，上层载上统补剂，计123方；中层录中统和剂，计174方；下层收下统攻剂，计169方。上层后附诸伤、解毒、杂病、制造4项内容，下层后附六陈良药、渍药法、服药法等12项内容。医方依次列述序号、文献出处、医方名称、功用主治、药物组成及剂量、加减变化、附方、黄度渊个人见解等项内容。

书首黄度渊序载："今夫天下之事，规矩可传而其巧难传。岂可以一时私见，以穷天下之万变哉。借令为之，其人之不能申明，虽巧奚益辞又不得，乃敢集诸方之尤著者，以为活套之万一。其药则随宜增减，其治则临症先后，或十病而同一方，或一方而合群剂。初不可援例，分门次为三统，以见补、和、攻之三品。别为'针线'，使学者开卷而该兼治。此虽古人之不传，亦可为对投之一例。因是推究，庶其泛应而入门矣。"[1]

所谓"活套针线"，即随证用药，某病用某方，效仿蔡烈先《本草万方针线》，实为《医方活套》的医方索引。全书列述风、寒、咳嗽、黄疸、精、

---

[1] （朝鲜）黄度渊：《证脉方药合编》，渼隐整理，"医方活套原序"，汉城冶洞，光绪十三年，第1叶。

气、妇人、小儿等57门病证用药。目次基本仍依从《东医宝鉴》，将内科杂病提到最前，其他顺序不变。每门之下先列病证，证下标明治方及其所处何统何序。例如燥门，"治燥：当归承气汤，下十九；生血润肤饮，中三十九"，[1]代表治燥用的当归承气汤系下统第19方，生血润肤饮为中统第39方。

　　《医方活套》经过严密筛选，选用的是"诸方之尤著者"，或可十病而用同一方。医方后的辩证加减用药，从一个侧面体现了黄度渊高超的医术，方便医者临证灵活变通。三统载方共466首，便于医者临证掌握。方后还有药物加减，方便多种病证化裁共用一方。书中收载的医方，绝大多数源于《东医宝鉴》，《医宗损益》次之，少量引自《济众新编》或民间俗方。部分医方出处标为"内局宝""内局众"。内局，即朝鲜王朝所设内医院；"内局宝""内局众"则分别代表《东医宝鉴》《济众新编》记载的内医院方或内医院方的加减。

　　为配合医方三统分类，《医方活套》的目录、正文均采用三层楼格式。目录三层书口刻"活套上目录""活套中目录""活套下目录"。正文书口刻"活套上"（或"活套中""活套下"）及本叶本层载方序号或附录内容，最下方刻叶码。活套针线书口刻"活套针线"及本叶所载病门名称。书口处如此设计，根据书口所刻卷篇名、门类名、序号能快速准确找到医方，非常方便读者检阅。运用此书查方治病，首先按"活套针线"书口病门名称查到病名，获取相应的医方序号，然后按正文书口医方序号便可查到处方，检用极为方便，便于临证套用。

　　综上，《医方活套》虽是在《医宗损益》基础上的进一步精简，但已脱离《东医宝鉴》证下附方的体例，编排处处体现着便民思想。黄度渊以补、和、攻分医方为三统，应用独特的三层楼布局，收录的医方均标有序号，加之医方索引与书口设计，检阅方便，非常实用。书仅一卷，方便携带，适合套用，可谓"书简施博，条理明畅。人一见之，皆可按证而治"。[2]《医方活

---

[1] （朝鲜）黄度渊：《证脉方药合编》，渼隐整理，"活套针线"，汉城冶洞，光绪十三年，第9叶。

[2] （朝鲜）黄度渊：《证脉方药合编》，渼隐整理，"方药合编源因"，汉城冶洞，光绪十三年，第1叶。

套》问世后广受欢迎,成为朝鲜医家常备的简便医书。受此书影响,在朝鲜医学史上甚至还孕育出以"活套"冠名的医学流派——活套医派。

(五)《方药合编》《证脉方药合编》:继承先师遗志,整理合编方药

黄度渊晚年告诫弟子:"书固可传,用之在人,不必鹜广。且人不读本草,徒法,何足以尽《活套》哉?"本意想羽翼《医方活套》,增益本草的内容,但因"年已七十有七,不可以自抄,命子传书。书例仿汪忍(讱)庵《本草备要》《医方集解》合编之法,先之以《损益本草》,复益之以用药纲领及救急、禁忌等十数种,命之曰《方药合编》"。① 1884 年,黄度渊之子黄泌秀遵父遗命,仿照中国清代汪昂(字讱庵)《本草备要》《医方集解》合编之法,将《医宗损益》附余的《药性歌》等本草内容与《医方活套》合编一处,著成《方药合编》。

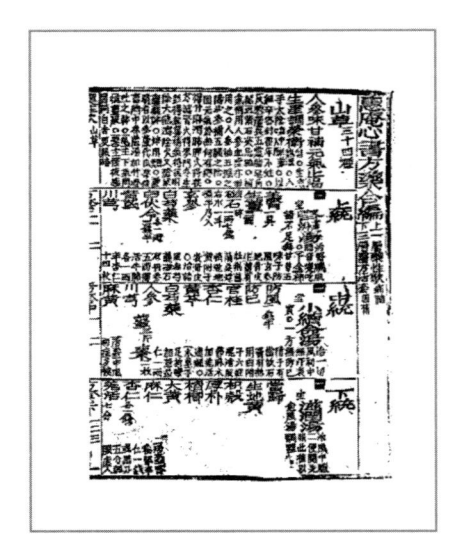

图 5 《证脉方药合编》正文首叶

---

① (朝鲜)黄度渊:《证脉方药合编》,渼隐整理,"方药合编源因",汉城冶洞,光绪十三年,第 1 叶。

1887年，黄度渊弟子渼隐整理其遗稿，重订《方药合编》时，有感于《方药合编》未载辨证审脉内容，"方药书，特因先生别开手眼，一编而网维毕举，固可谓医门之准绳。辨证审脉，别有成书，此不及载，读者恨焉。今因重订，取全书中证脉要诀而羽翼之"，① 又取黄度渊他书中证脉要诀等辨证审脉内容，加以重订增入，终成《证脉方药合编》一书，又名《惠庵心书方药合编》《新增证脉方药合编》《重订方药合编》等。书前有渼隐识文、方药合编源因、《医方活套》原序。正文首先是渼隐增补的证脉内容，其次为全书目录及药性纲领、活套针线等，再次为《药性歌》《医方活套》正文，最后为附方。

《方药合编》《证脉方药合编》基本沿用《药性歌》《医方活套》的内容，但又有所增益。第一，药性纲领部分，黄泌秀仅保留黄度渊《药性歌》的前6条，新增五脏五味补泻、随症用药例、治虚用药例、汗剂、吐剂、下剂、七方、十剂、六陈良药、救急法、救饥捷法共11条内容。第二，黄度渊《药性歌》为四言四句，黄泌秀改编为更易上口诵读的七言两句，文虽变而意不移。例如知母，《药性歌》原歌诀为"知母味苦，热渴能除，骨蒸有汗，痰咳皆舒"，② 此书改作"知母味苦热渴除，骨蒸有汗痰咳舒"。③ 第三，该书"活套针线"明确标明"比旧加详"，黄泌秀新增部分病证及用方。如《医方活套》原呕吐门包括虚呕、干呕、噎膈三证，每证下仅出一方；此书则新增恶心、反胃二证，干呕症下增至四方。第四，黄泌秀所收医方有所增减变化，如黄度渊上统、中统、下统分别载方123首、174首、169首，黄泌秀三统载方分别为123首、181首、163首。

《方药合编》《证脉方药合编》内容简明，编排条理，检阅方便，尤其注重临床实用性，成为朝鲜医家必备的指导用书，经多次刊刻，流传甚广，为朝鲜普及医学、提高医术做出重要贡献。

---

① （朝鲜）黄度渊：《证脉方药合编》，渼隐整理，"杂病提纲"，汉城冶洞，光绪十三年，第1叶。
② （朝鲜）黄度渊：《医宗损益附余·药性歌》，汉城：武桥赞化堂，光绪七年，第2叶。
③ （朝鲜）黄度渊：《证脉方药合编》，渼隐整理，"药性歌"，汉城冶洞，光绪十三年，第2叶。

二 讨论

明末清初，中国实学思潮兴起，主张治学重在有益于社会、有裨于实用，提倡经世致用，批判一味空谈。朝鲜王朝末期，受东西方外来文化的影响，统治阶层的因循守旧引起学术界的不满，实学思潮借势兴起。这种思潮投射到医学界，许多医者或效仿《东医宝鉴》体例，或摘编《东医宝鉴》内容，编撰各种通俗实用本医书。其中，对医学界影响较大的是康命吉的《济众新编》与黄度渊的《医宗损益》《医方活套》三书，尤其是《医方活套》，成为家藏户备的医书，形成著名的活套医派，为朝鲜医疗保健做出重要贡献。①

黄度渊善于提炼古医籍精华，使繁杂的古医籍趋于简明，以方便大众实用。其言："医道不患博涉，而卷帙既多，则汪汪然如万斛之波，学者无所依泊而失其宗旨，言者亦不能无一失之误矣。此所以搜辑群书，删繁就简而不留疑窦。"② 又言："古书充汗，难于一贯，学者通患。"③ 黄度渊将中朝两国前代医籍中收载的浩瀚方药予以精简，博览诸家以求其宗旨，由博返约以取其要旨，精选效验处方以惠民众，可谓"集群书之可合时用者，以为医门之指南"，④ 这从一个侧面反映了黄度渊具有高深的医学造诣与丰富的临证经验，只有如此才能做到灵活自如地取舍。

黄度渊化裁前人医书为己所用，广搜博览以求最适。同一类内容往往引自多部著作。例如《药性歌》药性纲领，包括五色所主、五味所主、升降浮沉之义、药有上下内外之别、五味相克、五病所禁、诸药入诸经部分、诸经引药、采药法、干药法、炒制法、渍药法、服药法、汤散丸丹法、再煎法15 条内容，前 7 条化裁摘自《本草备要》药性总义，其余条目多引自《东医宝鉴》汤液篇汤液序例，炒制法 1 条兼采二书精华。

---

① 崔海英主编《中国朝医学·医学史卷》，延吉：延边大学出版社，2015，第 16 页。
② （朝鲜）黄度渊：《医宗损益·凡例》，汉城：武桥赞化堂，同治七年，第 1 叶。
③ （朝鲜）黄度渊：《医宗损益附余·序》，汉城：武桥赞化堂，同治七年，第 1 叶。
④ （朝鲜）黄度渊：《证脉方药合编》，渼隐整理，"医方活套原序"，汉城冶洞，光绪十三年，第 1 叶。

（一）采撷中国医籍精华，汲取《纲目》最新知识

黄度渊非常重视本草，但其编著《医宗损益》时为何舍去了《东医宝鉴》汤液篇的本草内容？18 世纪前，朝鲜政府倚重且医家普遍参考的是宋代唐慎微的《证类本草》，朝鲜人学习和运用的多为该书之药学知识。尽管李时珍《本草纲目》（1578）成书早于许浚《东医宝鉴》（1610），但许浚编撰《东医宝鉴》之时并未得见李时珍之书，故《东医宝鉴》汤液篇的多数内容仍然取自《证类本草》。当 18 世纪初《本草纲目》传入之后，该书迅速取代《证类本草》的地位，成为朝鲜医家主要参考学习的本草著作，蕴含其中的中国最新药学知识，陆续反映在朝鲜医学著作之中，至朝鲜王朝末期，影响尤为明显。

黄度渊十分推崇《本草纲目》。他汲取李时珍集成的中国药学知识精华，将其灵活化裁应用到个人著述之中。《附方便览》汇编《本草纲目》万余首附方；《药性歌》依从《本草纲目》药物自然属性分类方法，从中选取符合朝鲜国情的实用药物（见表1），且各部各类顺序也基本依从《本草纲目》；《医宗损益》也引用《本草纲目》相关内容。黄泌秀受其父影响，也颇为重视《本草纲目》，如整理《方药合编》药性纲领时，新增随症用药例、治虚用药例、汗剂、吐剂、下剂、七方、十剂 7 条内容，均化裁引自《本草纲目》序例。

《本草纲目》载药 1897 种，[①] 分成水、火、土、金石、草、谷、菜、果、木、服器、虫、鳞、介、禽、兽、人 16 部 60 类。《药性歌》收录 44 类 514 种药物歌诀，分为草、木、菜、果、谷、虫、鳞、介、禽、兽、人、水、土、金石 14 部，未载火部、服器部。《药性歌》调整《本草纲目》部分部次排序，将常用的草、木、菜、果、谷 5 部药物置于前，水、土、金石 3 部调于后。

[①] （明）李时珍：《本草纲目》（校点本），北京：人民卫生出版社，1982，前言，第 9 ~ 16 页。

表1 《药性歌》与《本草纲目》各部载药数量对比

分部	《药性歌》	《本草纲目》	占比
草部	189种：山草43种，芳草33种，隰草49种，毒草20种，蔓草31种，水草10种，石草2种，苔草1种	611种：山草70种，芳草56种，隰草126种，毒草47种，蔓草73种（附录19种），水草23种，石草19种，苔草16种，杂草9种，有名未用153种	30.93%
木部	78种：香木28种，乔木20种，灌木20种，寓木5种，苞木5种	180种：香木35种，乔木52种，灌木51种，寓木12种，苞木4种，杂木7种，附录19种	43.33%
菜部	32种：荤辛菜16种，柔滑菜10种，瓜菜4种，芝栭2种	105种：荤辛菜32种，柔滑菜41种，瓜菜11种，水菜6种，芝栭15种	30.48%
果部	38种：五果6种，山果17种，夷果5种，瓜果7种，水果3种	127种：五果11种，山果34种，夷果31种，味类13种，蓏9种，水果6种，附录23种	29.92%
谷部	30种：麻麦稻9种，稷粟8种，菽豆4种，造酿9种	73种：麻麦稻12种，稷粟18种，菽豆14种，造酿29种	41.10%
虫部	14种：卵虫10种，化虫4种	106种：卵虫45种，化虫31种，湿生类23种，附录7种	13.21%
鳞部	38种：龙4种，蛇2种，鱼13种，无鳞鱼19种	94种：龙9种，蛇17种，鱼31种，无鳞鱼28种，附录9种	40.43%
介部	17种：龟鳖5种，蚌蛤12种	46种：龟鳖17种，蚌蛤29种	36.96%
禽部	13种：水禽2种，原禽8种，林禽3种	77种：水禽23种，原禽23种，林禽17种，山禽13种，附录1种	16.88%
兽部	22种：畜9种，兽11种，鼠2种	86种：畜28种，兽38种，鼠12种，寓类怪类8种	25.58%
人部	人6种	人37种	16.22%
水部	水1种	43种：天水13种，地水30种	2.33%
土部	土2种	土61种	3.28%
金石部	金石34种	161种：金28种，玉14种，石72种，卤石20种，附录27种	21.12%

由表 1 可知，《药性歌》草、木、菜、果、谷、鳞、介 7 部每部选取《本草纲目》约 29%～44% 的药物，虫、禽、兽、人、金石 5 部选取约 13%～26% 的药物。水部虽仅取腊雪水 1 种增编歌诀，但附录了立春雨水、雹、夏冰、半天河水、甘澜水、井华水、温泉、地浆、百沸汤、生熟汤、浆水、长流水共 13 种水类药物的药性、功效和主治。

那黄度渊是如何选取药物的？以兽部畜类为例，《本草纲目》载豕、狗、羊、黄羊、牛、马、驴、骡、驼、酪、酥、醍醐、乳腐、阿胶、黄明胶、牛黄、蚱答、狗宝、底野迦、诸血、诸朽骨、震肉、败鼓皮、毡、六畜毛蹄甲、六畜心、诸肉有毒、解诸肉毒 28 种，《药性歌》选取猪肉、犬肉、羊肉、牛肉、阿胶、牛黄、马肉、驴肉、酥油 9 种药物，都是寻常多见、方便易取者。

《本草纲目》集中国明代以前本草学之大成，虽是以《证类本草》为蓝本，但全书所采用的药物自然属性分类法更为科学，药物种类更加丰富。黄度渊与时俱进，精心化裁吸收中国医药著作精华，并根据朝鲜实际予以精简，重新编排，最终方便本国医者使用。

（二）继承前代朝鲜医书，推进医学本土化

为解决朝鲜实际问题，方便本国医者应用，黄度渊注重吸收本国前贤医著，尤其注重继承发展《东医宝鉴》《济众新编》。黄度渊言："《宝鉴》为东医之习熟，而名目颇详，今次如之，以便临证之指南。"[①] 他编撰《医宗损益》《附方便览》《医方活套·活套针线》，目次均依从《东医宝鉴》（见表 2），其中《医宗损益》以《东医宝鉴》为蓝本化裁编著而成。黄度渊也很推崇《济众新编》，"《济众》脉证治三条，率取诸书紧语，合而成文"，[②]《医宗损益》借鉴吸收《济众新编》，《药性歌》引用《济众新编》80 首药物歌诀。

---

① （朝鲜）黄度渊：《医宗损益·凡例》，汉城：武桥赞化堂，同治七年，第 1 叶。
② （朝鲜）黄度渊：《医宗损益·凡例》，汉城：武桥赞化堂，同治七年，第 1 叶。

表2　《东医宝鉴》《附方便览》《医宗损益》《医方活套·活套针线》目次比较

著作	目次
《东医宝鉴》	内景篇：卷一，身形、精、气、神；卷二，血、梦、声音、言语、津液、痰饮；卷三，五脏六腑、虫，卷四，小便、大便。外形篇：卷一，头、面、眼；卷二，耳、鼻、口舌、牙齿、咽喉、颈项、背；卷三，胸、乳、腹、脐、腰、胁、皮、肉、脉、筋、骨；卷四，手、足、毛发、前阴、后阴。杂病篇：卷一，天地运气、六十岁运气主客及民病、审病、辨证、诊脉、用药、吐、汗、下；卷二，风、寒上；卷三，寒下、暑、湿、燥、火；卷四，内伤、喧嗝、虚劳；卷五，霍乱、呕吐、咳嗽；卷六，积聚、浮肿、胀满、消渴、黄疸；卷七，痎疟、瘟疫、邪祟、痈疽上；卷八，痈疽下、诸疮；卷九，诸伤、解毒、救急、怪疾、杂方；卷十，妇人；卷十一，小儿。汤液篇：卷一，汤液序例、水部、土部、谷部、人部、禽部、兽部；卷二，鱼部、虫部、果部、菜部、草部；卷三，草部、木部、玉部、石部、金部。针灸篇：针灸
《附方便览》	卷一，身形、精、气、神；卷二，血、梦、声音、津液；卷三，痰饮、虫、小便；卷四，大便；卷五，头、面；卷六，眼；卷七，耳、鼻、口舌；卷八，牙齿、咽喉、项背；卷九，胸、乳、腹、腰、胁；卷十，皮、筋、手、足；卷十一，毛发、前阴；卷十二，后阴；卷十三，风；卷十四，寒、暑、湿、燥、火；卷十五，内伤、虚劳；卷十六，霍乱、呕吐；卷十七，咳嗽、积聚；卷十八，浮肿、胀满、消渴、黄疸；卷十九，痎疟、瘟疫、邪祟；卷二十，痈疽、诸疮上；卷二十一，诸疮下；卷二十二，诸伤；卷二十三，解毒；卷二十四，救急、怪疾、杂方、制造；卷二十五，妇人；卷二十六，胞；卷二十七，小儿上；卷二十八，小儿下
《医宗损益》	卷一，总论、身形、精、气、神；卷二，血、梦、声音、言语、津液、痰饮、五脏、六腑、胞、虫；卷三，小便、大便、头、面、眼；卷四，耳、鼻、口舌、牙齿、咽喉、颈项、背、胸、乳、腹、脐、腰、胁；卷五，皮、肉、脉、筋、手、足、毛发、前阴、后阴；卷六，风、寒；卷七，暑、湿、燥、火、内伤；卷八，虚劳、霍乱、呕吐、咳嗽、积聚；卷九，浮肿、胀满、消渴、黄疸、痎疟、瘟疫、邪祟、痈疽；卷十，诸伤、诸疮、解毒、救急、杂方；卷十一，妇人；卷十二，小儿
《医方活套·活套针线》	风、寒、暑、湿、燥、火、内伤、虚劳、霍乱、呕吐、咳嗽、积聚、浮肿、胀满、消渴、黄疸、疟疾、邪祟、身形、精、气、神、血、梦、声音、津液、痰饮、虫、小便、大便、头、面、眼、耳、鼻、口舌、牙齿、咽喉、颈项、背、胸、乳、腹、腰、胁、皮、手、足、前阴、后阴、痈疽、诸疮、救急、妇人、小儿、痘疹、麻疹

黄度渊化裁的蓝本多是当时传播广泛、医家习以常用的医书，舍弃针灸、运气相关内容，著述一脉相承，逐步提炼精简，逐渐接近临床实际，方便医者学习应用。例如：《东医宝鉴》内景篇卷一设有神门，阐述脉法，内容详尽，有法有方，文字烦冗；《医宗损益》卷一保留了神门的设置，但仅化裁取用《东医宝鉴》五脏藏七神、神统七情1篇医论，删减《东医宝鉴》三分之二医方，不取单方、针灸法。有关脉法内容，《东医宝鉴》引《世医得效方》《医学入门》《内经》《脉决》《医学正传》《脉经》6书内容；《医宗损益》仅取其"七情之脉，气口紧盛"8字内容，另增入"时珍""脉诀"两项更为概括实用的歌诀，约删减了80%的文字。如此精简之后，更加简明扼要、便捷实用，读者更易把握要旨。至《医方活套》的"活套针线"，虽亦可见神门，内容却被直接压缩为6种病证的9首附方，据证选方，指向明确，临证可直接参考套用（见表3）。可见，从《东医宝鉴》到《医宗损益》再到《医方活套》，反映了黄度渊将高深渊博的医药知识逐步提纯结晶、由博返约的过程。

表3 《东医宝鉴》《医宗损益》《医方活套》神门内容比较

著作名	神门目次	神门脉法
《东医宝鉴》内景篇卷一	神为一身之主，五味生神，心藏神，人身神名，五脏藏七神，脏气绝则神见于外，脉法，神统七情伤则为病，惊悸（13方），怔忡（6方），健忘（13方），心澹澹大动，癫痫（23方），癫狂（15方），脱营失精证（2方），五志相胜为治，神病不治证，神病用药诀，神病通治药饵（10方），单方（23种），针灸法	七情伤脉：喜则脉散，怒则脉促（一作激），忧则脉涩，思则脉沉（一作结），悲则脉结（一作紧），惊则脉颤（一作动），恐则脉沉。《得效》。〇喜伤心则脉虚，思伤脾则脉结，忧伤肺则脉涩，怒伤肝则脉濡，恐伤肾则脉沉，惊伤胆则脉动，悲伤心包则脉紧。凡七情之脉，惟气口紧盛而已，细分之则如此。《入门》。〇癫疾脉搏大滑，久自已；脉小坚急，死不治。又曰：癫疾脉，虚则可治，实则死。《内经》。〇癫痫之脉，浮洪、大长、滑大、坚实，痰蓄心，狂。又曰：大坚疾者，癫狂。《脉诀》〇恍惚癫狂，实大为顺，沉细为逆。《得效》。〇《灵枢》曰：凡脉急甚，皆为癫狂厥疾。〇心中惊悸，脉必结代。饮食之悸，沉伏动滑。《脉决》。〇寸口脉动而弱，动为惊，弱为悸。又曰：肝脉动暴，有所惊骇。《正传》。〇人恐怖，其脉何状？师曰：脉形如循丝累累然，其面白脱色也。又曰：人愧者，其脉何类？师曰：脉浮而面色乍白乍赤也。《脉经》

续表

著作名	神门目次	神门脉法
《医宗损益》卷一	脉法，五脏藏七神、神统七情，证治，惊悸怔忡（10方），癫痫（7方），癫狂（4方），脱营失精证	《入门》七情之脉，气口紧盛。《宝鉴》。○癫吉浮洪，沉急凶殃。痫脉宜虚，实急者恶。时珍。○恍惚之病定癫狂，其脉实牢保安吉。寸关尺部沉细时，如此未闻人救得。《脉诀》
《医方活套·活套针线》	神：胆虚，仁熟散，上四十四；惊悸，加味温胆汤中九十一，加味四七汤下七十；怔忡，四物安神汤中九十二；健忘，归脾汤上六十六；癫痫，追风祛痰丸下五十五，龙脑安神丸下五十七；癫狂，当归承气汤下五十八，桃仁承气汤下十三

黄度渊继承发展朝鲜《东医宝鉴》《济众新编》，是为推动中医药知识的朝鲜本土化。此外，黄度渊提倡应用本土药物资源，《药性歌》歌诀下增设朝文药名，标出朝鲜产地，如甘草产于咸镜道，黄精生于平安道，知母多出于黄海道，玄参则产于庆尚道，羌活、独活俱出自江原道等。这些内容大多源于《东医宝鉴》，推进了乡药化进程，方便民间用药。为区分本土与他邦药材，《药性歌》还特别将近百种朝鲜国外所产药材的药名阴刻，以示内外之别。

（三）倡导简约实用，开创活套医派

黄度渊注重方药结合，受汪昂《本草备要》《医方集解》影响，令其子编著《方药合编》，实现了本草与医方的结合。汪昂为明末清初医家，早年习儒，中年弃儒从医，精研医术数十载，治学广纳博采，凡可为用者皆有所汲取；善于挖掘整理，浓缩精华；注重医学启蒙，强调通俗性与实用性的统一。汪昂毕生以普及医学教育为己任，著书务求实用，医书涉及本草、医经、方书、养生、入门歌诀、急救知识等，言简意赅，通俗实用。《本草备要》收录药物400余种，均为切合日常应用的便廉易得之品。《医方集解》上采历代名医方书，下撷民间偏方验方，选方以"中正和平""诸书所共取""人世所常用之方"为原则。[1] 黄度渊化裁医书倡导实用的

---

[1] 甄仲：《博观约取 经世致用——汪昂学术思想研究》，硕士学位论文，天津中医学院，2003，第1~9页。

思想与方法,在很大程度上受到汪昂的影响,如其著述博采众长,浓缩精华,以浅寓深;书分三统,选方以实用为要,载药以常见易取为主,采用歌诀形式编撰,便于熟读记诵,普及方药知识,启蒙初学后者。

黄度渊简单便利的实用医学,不仅占据了当代医学的中心地位,对后代医学的发展也产生了深远的影响。《方药合编》成书后,在医学界掀起一股旋风,由专业出版商玄公廉(即黄度渊弟子渼隐)等人反复刊发,巩固了其主要医书的地位,至今发行超过50次,是韩医学界的畅销书和热销书。① 在韩国传统医学界,还形成了依赖《医方活套》《方药合编》行医的"活套医派",影响一时。《医方活套》《方药合编》二书于19世纪末传入中国延边,成为延边民间朝鲜族医生的临床重要参考书籍。

中朝两国医家在《证脉方药合编》基础上继续丰富内容。例如,1917年,朝鲜汇东书馆出版商高裕相增入东西病名表及脉法,取名《新校重订方药合编》刊行;1927年,在延边行医多年的李常和增入医学基础、临床辨证用药两篇,将原《方药合编》作为第三篇药物方剂篇,同时增补方剂362首,定名为《增补辨证方药合编》,又名《李常和活套》,成为当时延边家藏户备的医书之一。

结　语

朝鲜王朝末期医家黄度渊及其家族,从朝鲜实际出发,顺应时势,倡导简便实用的医学,善于消化吸收中国医学经验与成就,并继承发展朝鲜本土医学,毕生致力于将古医籍简明化。黄度渊博览群书,善于思考,灵活化裁,由博返约,化繁为简,选用精良,简明扼要,编排条理,检阅方便,从《附方便览》,到《医宗损益》,再到《药性歌》《医方活套》,以及后人弟子整理的《方药合编》《证脉方药合编》,将浩瀚的医方逐步精

---

① 〔韩〕吴在根:《黄度渊的医学成就和他的另一个名字——黄道淳》,《大韩韩医学原典学会志》2017年第30卷第3期,第11~40页。

简，选取其中最为实用效验者，最大程度地方便民众，将医学简约化、平民化、实用化、本土化，极大地推动了朝鲜医学的发展，为朝鲜的医疗保健和民族繁衍做出了重要贡献。黄度渊不愧为朝鲜王朝末期第一医学者，其著作在朝鲜王朝末期具有典型代表性，为后世广泛应用，流传范围涉及中、韩、日三国。

韩医籍《洪家定诊秘传附医书字典》医学理论及汉字特点[*]

刘　丽[**]

【摘要】 本文以朝鲜半岛南部国家——韩国的传统医籍《洪家定诊秘传附医书字典》为研究对象。文章从传统医学和汉语言文字学角度，围绕该书的作者、版本、结构体例、医学基础理论特点、该书所附医书字典的汉字特点及字典价值等方面展开论述。《洪家定诊秘传附医书字典》是韩医师洪淳升根据自己30多年临床经验所著，该书以汉字为载体，论述了洪氏的医学理论思想和临床诊疗经验，并附医书字典对韩国所存古医籍中的生僻疑难汉字进行释义，保留了大量域外汉字资料。窥一斑而知全豹，通过对该书的研究可以看到韩国20世纪中期韩医学的发展状况，中医以及汉字在朝鲜半岛的传播、传承、发展和变异特点。

【关键词】 朝鲜半岛　中医　医籍　医书字典　域外汉字

前　言

远古时期，朝鲜半岛传统医学在居民早期医疗活动基础上萌芽，后于

---

[*] 笔者在韩读博期间发表《韩国近代时期一部医学字典——〈洪家定诊秘传附医书字典〉》，本稿在此文的基础上，进一步扩展补充了《洪家定诊秘传附医书字典》医学理论部分研究、附医书字典汉字特点和字典价值研究。
本稿为枣庄学院博士科研基金（项目编号：1020711）研究项目的阶段性成果。
致谢：《洪家定诊秘传附医书字典》是笔者在韩读博期间由笔者的博士生导师河永三先生提供的文献资料，在此对导师再次表示感谢。在本稿修改过程中，审校工作人员给出了许多合理的修改建议，在此一并致谢。

[**] 刘丽，中国语言文字学博士，枣庄学院文学院讲师。

古代进一步发展起来。早在我国西汉时期，中医学、印度佛教医学便已传入当时的朝鲜半岛，与当地文化融合，逐步发展成为富有民族特色的传统医学，时称东医学。李氏王朝时期，《乡药集成方》、《医方类聚》以及《东医宝鉴》的问世，标志着朝鲜半岛形成了具有一定自身特色的传统医学体系，并在整个朝鲜半岛得以长期稳定发展。日据时期，朝鲜半岛沦为日本的殖民地。受日本殖民统治的影响，朝鲜半岛传统医学的发展受到重创。由于西医不能满足朝鲜半岛全部国民的医疗需求，朝鲜医学得以艰难生存。二战后，朝鲜半岛分裂为南北两个国家，其中位于朝鲜半岛南部的大韩民国政府（1948年成立，简称韩国）在其成立后即给予朝鲜传统医学公开、合法地位，并将朝鲜半岛上的传统医学称为韩医学。韩国政府实施了恢复韩医学地位的政策，不限制、干预韩医学的发展，加之朝鲜半岛内战致韩国社会环境恶化，医疗市场对韩医的需求越来越大，因此这个时期韩医学得以在一个相对自由的社会背景下再次蓬勃发展起来。一些韩医师甚至结合自己丰富的临床经验，著书立说，以示后学。由于韩医学理论在很大程度上受中医理论的影响，研究韩医学可以部分地了解中医在域外的传播情况。

整个朝鲜半岛在长期的历史发展中，一直使用汉字作为其各类文献的载体。即便在韩语的文字载体——谚文（又称"训民正音""韩文""韩字""朝鲜字"等）发明以后，汉字的使用仍居社会主导地位，且短期内无法废除，所以汉字的教育、使用在整个朝鲜半岛仍不可或缺。朝鲜半岛分裂为朝鲜和韩国两个国家后，半岛北部的朝鲜和南部的韩国各自经历了废除汉字，又重新使用汉字的过程。今天，依然能够在社会生活及一些文献资料中看到汉字的踪影。尤其是韩国传统医学领域的医籍文献中，汉字更是一种极其重要的语言载体。很多韩国传统医籍中都使用大量的汉字，特别是生僻疑难字、俗字异体字等，因此大量的生僻疑难汉字，包括古字、俗字、同字等异体字得以保存在朝鲜半岛的医籍中，为域外汉字的研究提供了丰富的文献资料。

本文以朝鲜半岛内战后韩国出版的传统医籍《洪家定诊秘传附医书字典》（以下简称《洪家》）为研究对象，以期通过该书一窥朝鲜半岛医籍中的中医观念以及韩医籍中汉字的特点与研究价值。本文所述内容主要涉及韩国的传统医籍，为便于论述，以下将朝鲜传统医学统称为"韩医学"。

一 作者及版本简介

（一）作者简介

《洪家》作者洪淳升，号"小石"，是高丽开国功臣洪殷悦的第33世孙，1889年2月23日洪淳升（系长子）生于韩国京畿道加平郡雪岳面天安里。其父洪钟振，号石汀，曾做过朝鲜末期掌礼院典祀补、通训大夫、长陵参奉，为人清廉，与人为善，好诗歌汉学，家中往来之人多学识渊博，因此，洪淳升是在汉学氛围浓厚的家庭环境中成长的。他自学韩医学并成为当地的韩医师，28岁时在表哥洪淳泌的建议和帮助下搬至首尔，并在当时首尔钟路的东运洞（"东运洞"为音译）61号开设杏林韩医院。为了提高自己的医术，洪淳升在行医的同时还在首尔斋洞的一位韩医师那里学习。洪淳升非常重视对传统医学书籍的学习，并与韩医界当时有名的金永勋、金东运（音译）、蔡正直（音译）、朴镐丰等关系较为密切，特别是和金永勋一起建立了韩医科大学，① 名为"东洋医药专门学院"，并承担了该校的一系列转型工作（最终定为"东洋医药大学"，为庆熙大学校韩医科大学的前身）。后于1944年2月迁居至当时的首尔城北区的"洪氏汉医院"，73岁时在此处过世。该书是洪淳升根据30多年的从医经验编著的。②

（二）该书版本简介

《洪家》一书成稿后，于1955年12月15日由韩国宝文出版社出版，1974年4月20日由韩国医药社再次出版，1983年3月5日由大星文化社

---

① 按：此处所称"韩医科大学"当为韩医学院。在韩国，大学称为"대학교"，汉语直译为"大学校"，级别相当于我国的"大学"；所称"대학"，汉语直译为"大学"，级别相当于我国大学下设的"学院"。
② 〔韩〕金汉星：《〈洪家定诊秘传〉考察》，硕士学位论文，曔园大学，2000，第2~3页。
按：《〈洪家定诊秘传〉考察》一文主要考察了著者生平、该书体系、诊断法和治疗法等方面的内容。

第三次出版。①

《洪家》的初版现收藏于国立中央图书馆（韩国，书号：767-6）。该书再版印刷次数较多，仅大星文化社的印刷发行就达10次以上。

本文所用版本为韩国宝文出版社1955年初版本影印本。

该书医学理论部分、临床经验部分为新铅活字，后面的附医书字典部分为手写影印，其版式通篇为竖式排版。

二　该书结构体例

该书由封面、插图、序、目录、正文、附医书字典、版权页七大部分构成。以下主要对该书的封面、插图、序、正文、附医书字典、版权页的体例进行简要论述。

（一）封面

封面有前封面和内封面。前封面上印有该书的书名"洪家定诊秘传附医书字典"。内封面上印有作者姓名"洪淳升"及出版机构名称"首尔宝文出版社"，并有"文教附赠图书"的印章。

（二）插图

插图为四个大字号手写楷体汉字"医海宝伐"，位置居中，竖版排列。

（三）序

序为洪氏自序，包括自序正文以及"注意"两部分。

序文中，洪氏论述了编撰该书的原因、依据以及该书的目标读者。洪氏有感于医药是治疗患者的关键，"明于五运六气，善察五行相克，分解阴阳虚实、表里虚实、循环变态之理，了然气质性格、处地习惯"② 方能

---

① 〔韩〕金汉星：《〈洪家定诊秘传〉考察》，硕士学位论文，曝园大学，2000，第4页。
② 〔韩〕洪淳升：《洪家定诊秘传附医书字典》，首尔：宝文出版社，1955年影印本，第5页。

治病救人，故而作该书。序文中亦明确说明，该书乃是根据洪氏30余年的临床经验所得而作。同时，为便于"大众家庭"使用，在该书后附录医书字典，以说明病名、药名中的疑难汉字。由此可以看出，本书的目标读者不仅为韩医师，还包括对韩医感兴趣的读者。

自序正文之后，洪氏另附一段名为"注意"的文字。在这段文字中洪氏简要论述了疾病诊断中需要注意的一些事项，提醒读者需要在熟知该书所记载的韩医理论后方可使用该书所载的药方。由此可以看出，洪氏在序文中所提及的"大众家庭"也不是一般的普通读者，而是具有一定韩医学知识的读者。

（四）正文

正文分为两大部分。第一部分涉及韩医理论，包括五运、六气、五运六气总论、五行相生、五行相克、五色、五味、四时、五脏、六腑、七情、五脏六腑所属及所在、脉法、经验简易诊法、呼吸机能及体温的诊察、病症虚实论、执症施药、阴阳论等；第二部分为临床经验部分，以病为纲，论述了病机病理、方药组成及适应证，大体上分为左部病、右部病、前部病、后部病、外科病、儿科病、妇科病、杂病、遗漏杂方等。

（五）附医书字典

该书所附的医书字典（该书附录中称为"医书字解"）部分结构简单，仅包括医书字解的目录、凡例、字典正文三个部分。本部分内容将在本文后面的"医书字典"部分中进一步论述。

（六）版权页

版权页印有该书的印刷时间（时间用"檀纪"纪年，为"檀纪四二八八年十二月十日印刷"）、发行时间（"檀纪四二八八年十二月十五日发行"）、书名、定价、作者、发行地点、发行者、出版发行单位以及该书的登录号等信息。

版权页信息显示，该书于1955年12月10日印刷，同年同月15日发行，书名《洪家定诊秘传附医书字典》，作者洪淳升，发行地址为首尔特别市钟路区钟路6号，发行者崔寿焕，发行单位宝文出版社，该书登录号即该书注册号为"42831·11·1第17号"。

三 该书医学基础理论内容及特点

《洪家》正文涉及韩医理论以及临床诊疗等方面的相关内容，主要论述了洪氏的医学理论思想、诊断方法、治疗方法。金汉星所撰的《〈洪家定诊秘传〉考察》一文已经对该书的临床诊疗特点，特别是该书所展现的独特的诊断法——腹诊和脉诊，以及治疗法进行了较为详细的研究，故而本部分不再对该书的诊疗特点进行探究，仅对《〈洪家定诊秘传〉考察》一文中几乎未述及的医学基础理论部分进行初步探析。

（一）该书医学基础理论的内容

洪氏的韩医学理论主要涉及五运、六气、五运六气总论、五行相生、五行相克、五色、五味、四时、五脏、六腑、七情、五脏六腑所属及所在、脉法、经验简易诊法、呼吸机制及体温的诊察、病症虚实论、执症施药、阴阳论等方面的医学理论知识。

"五运"部分论述了十干的五行配属，即甲乙为木，戊己为土，庚辛为金，壬癸为水，丙丁为火。

"六气"部分论述了十二地支与六气的相合关系，"十二支子丑寅卯辰巳午未申酉戌亥合为六气，即风寒暑湿燥火，以及阴阳风雨晦明"。[①]

"五运六气总论"部分简要论述了五运六气对人体脏腑官窍的影响机制。

"五行相生"部分简要论述了五行相生的规律，即土生金，金生水，水生木，木生火，火生土。

"五行相克"部分简要论述了五行相克的规律，即土克水，水克火，

---

① 〔韩〕洪淳升：《洪家定诊秘传附医书字典》，首尔：宝文出版社，1955年影印本，第5页。

火克金，金克木，木克土。

"五色"部分简要论述了五种面色与患病脏腑的关系，即面色青为肝有病，面色赤为心有病，面色白为肺有病，面色黑为肾有病，面色黄为胃有病。

"五味"部分简要论述了口中味道与疾病的关系，即口甘为胃热，口辛为肺热，口酸为肝热，口苦为心热，口咸为肾热，口淡为肺虚，① 并提出，"味有虚实，当随症分辨。口苦头痛有热则火实水虚"。②

"四时"部分较为详细地论述了四时的五行配属（即春属木，夏属火，秋属金，冬属水），治疗时机（春病夏治、夏病秋治、秋病冬治），四时容易发生的疾病（春易生肝病、胃病，夏易生心病、泄泻病，秋易生肺病、湿疹，冬易生肾病、支气管炎③、咳嗽），以及四时致病的病机。

"五脏""六腑"部分论述了五脏、六腑的五行配属。除"六腑"中的"胞络"，该书五脏六腑的五行配属关系与中医理论中的相关理论知识基本相合。该书中的"六腑"不包括中医学中的"三焦"，而把"胞络"纳入六腑，并配以五行中的"火"，具体包括"胃、小肠、大肠、胆、膀胱、胞络"。

"七情"部分论述了七情（喜怒忧思悲惊恐）致病的机理，七情太过则外邪乘虚而入损伤五脏，具体为：喜伤心，怒伤肝，忧伤肺，思伤脾，悲伤心肺，惊伤心神，恐伤肾。

"五脏六腑所属及所在"部分论述了五脏六腑与五行、五味、四时、七情的关系，及其在体表的投影位置。洪氏在描述五脏六腑位置时，还借鉴了当时西医学中的人体解剖知识，向读者更明确地描述了五脏六腑的位置。例如在描述大肠时这样说："大肠，即回肠，自右下腹盲肠部开始，经右上侧脐上左边横行，通过直肠向下。"④

---

① 按：味道不止五种，但原书不称"六味"称"五味"，乃因淡味附于甘味，与传统医学五行学说相配属。
② 〔韩〕洪淳升：《洪家定诊秘传附医书字典》，首尔：宝文出版社，1955年影印本，第7页。
③ 按：原文作"气管支炎"。
④ 〔韩〕洪淳升：《洪家定诊秘传附医书字典》，首尔：宝文出版社，1955年影印本，第8页。

115

"脉法"部分论述了脉诊的位置，以及韩医传统脉法中寸关尺各部所候的脏腑经络。

在"经验简易诊法"部分中，洪氏抛开了古人脉诊中的"寸关尺"理论，结合自己30多年的临床诊脉经验，笼统地将脉象分为左右脉，论述了他的"左血右气"的脉诊理论，并借鉴西医脉搏计数的方法（即每分钟脉搏数），根据每分钟脉搏数所反映的人体健康状况，将脉象大体分为健康无病脉和病脉，并在此基础上对这两类脉进一步分类辨析。

其中健康无病脉又分三种脉象，即上等脉（每分钟脉搏数在54次至60次之间，不包括60次）、中等脉（每分钟脉搏数在60次至72次之间，不包括72次）、普通脉（每分钟脉搏数72次）。洪氏的"普通脉"又分两种情况：大体健康，有病。"普通脉"若左脉弱而右脉实则为气实血虚的病脉。

病脉相对要复杂得多，论述也较为详细。每分钟脉搏数小于54次，为病脉，或为脏腑炎症或为血结（血结时，则是心脏麻痹的前兆，即心梗的前兆，治当通血强心）。每分钟脉搏数大于72次，亦为病脉。每分钟脉搏数大于72次时，疾病诊断则较为复杂，需根据脉搏有力无力、左右脉虚实对比、脉搏次数，并结合其他诊法如触诊、"打诊"（即叩诊）等进行诊断治疗。

此外洪氏还简要提到了"胎中脉"（即妊娠脉）的情况。即"胎中脉"每分钟脉搏数84次，体倦，外形憔悴，经断三个月且有呕逆症状，则为胎中恶阻症。

"呼吸机制及体温的诊察"部分论述了日呼吸二氧化碳排放量、氧气吸入量、呼吸及体温的计测方法，以及发热的分度等。其中，正常呼吸次数为每分钟16~18次，超过此数为异常。日二氧化碳排出量每日四五公升，日氧气吸入量每日约五公升。以体温表测量体温，36摄氏度至37摄氏度为正常体温，37摄氏度至38.5摄氏度为轻微发热，38.5摄氏度至40摄氏度为高热，40摄氏度至42摄氏度为极热。

"病症虚实论"部分概述了临床各科疾病的实热、虚热、实寒、虚寒的症状及治疗原则。并以"右便病"（即左边病）、"左便病"（即右边病）

分论寒热症状及治疗方法。右边病是因气虚导致脉迟血凉,气不运血而为"阴症病"(即寒症病),当以参附、桂姜等温热之药治之。左边病是因血虚贫血导致脉数血热而生阳症病(即热症病),治疗当用熟地、玄参、天冬、麦冬等寒凉之品。

"执症施药"部分中,洪氏概要性地论述了《洪家》治疗左边病、右边病时所用方药的来源,即来自洪氏的临床经验方以及各医书中类似方的活用方。

"阴阳论"部分中,洪氏以阴阳二元论统括万物,"阴阳无他,但为二焉。大而言之为天地,小而述之为男女",并述"人体之阴阳平衡则无病,阳有余而阴不足则致病。虚则痒,实则痛。痒为阴,痛为阳。以此推之,当分辨阴阳而治之"。[①]

可以看出,洪氏以阴阳论作为指导来认识人体,认为人体阴阳平衡则无病,不论是阳有余而阴不足或阴有余而阳不足都会导致疾病发生。此外虚证和实证的临床表现并不相同,据此应当分辨阴阳,分别治疗。

(二) 该书医学基础理论的特点

该书医学基础理论部分总体上论述较为简略,吸取了中医基础理论的部分思想,借鉴了西医术语词汇名称及其对生命体征的测量方法,初步具有中医、韩医、西医相结合的特点。

一方面,该书医学基础理论部分呈现明显的中医基础理论思想的特点,主要吸取了《黄帝内经》中的部分理论,涉及五运六气学说、五行理论、脏腑理论、阴阳论、虚实论等中医基础理论。

其中,与中医五运六气学说相关的论述主要包括该书中的"五运"、"六气"、"五运六气总论"以及"四时"部分的内容,部分论述可散见于《素问·天元纪大论》《素问·五运行大论》《素问·至真要大论》等篇目中。

[①] 〔韩〕洪淳升:《洪家定诊秘传附医书字典》,首尔:宝文出版社,1955年影印本,第15页。

与中医五行理论相关的论述主要包括"五行相生"、"五行相克"、"五味"、"四时"、"七情"以及"五脏六腑所属及所在"部分的内容，其个别论述可见于《素问·五脏生成》《素问·藏气法时论》等篇目中。

与中医脏腑理论相关的论述主要有"五脏""六腑""五脏六腑所属及所在"部分的内容，部分内容可见于《素问·五脏生成》《素问·五脏别论》等篇目中。

与中医阴阳理论相关的论述主要有"阴阳论"，其内容主要承自《素问·阴阳应象大论》等篇目。

与中医虚实理论相关的内容主要包括该书中的"病症虚实论"部分，其部分论述可见于《素问·通评虚实论》等篇目中。

这些医学理论内容主要继承自中医《黄帝内经》中的理论思想，但是其论述较为概括、简略。例如，对于书中所述的"五脏""六腑"部分，作者仅述及五脏及六腑的五行所属，并未深入论述它们的相互关系。

另一方面，该书医学基础理论部分还借鉴了西医学词汇及西医学理论知识，主要涉及西医学中有关生命体征（包括呼吸、体温、脉搏，未述及血压）的测量方法及部分理论知识，并相应提出韩医诊疗法，但并未涉及西医治疗方法及西药的使用。这也是洪氏诊病的一大特点。例如洪氏在"经验简易诊法"（即洪氏经验的简易诊法）一节中，以分钟而非医者的呼吸计数脉搏，较为详细地论述了洪氏脉诊的经验诊法（参见对"经验简易诊法"内容的论述），分析了各类脉所反映的病变状况，使脉诊更为简单且更易操作，对病情的诊断较为有利。而洪氏对呼吸及体温生理病理状况的论述则相对简略，仅简要述及西医学中呼吸及体温的测评方式，并未将该部分西医知识与韩医理论相结合进行论述，亦未述及相应的韩医诊断及治疗。

四　附医书字典

笔者曾发表文章对该书附医书字典部分的字典体例、解字体例、字典特征（主要涉及字典部首情况、收录字特征、标题字释义特征）、附医书

韩医籍《洪家定诊秘传附医书字典》医学理论及汉字特点

字典在汉字医学字典史上的价值和意义等方面展开探讨,[①] 但对附医书字典中的汉字特点、字典价值未做深入探究。因此,本部分将从附医书字典的汉字特点、字典价值方面展开论述。

(一) 汉字特点

附医书字典中不论汉字还是韩文皆为手写体,其中汉字为手写楷体。这与《洪家》其他部分的字体(著者自序、正文皆为印刷体)不同。字典正文中共收录字头3400个。字头按照部首分类,同一部首下的字头大部分按照笔画数由少到多排列,少部分字头则是随机排列。

以下主要从附医书字典中汉字的部首、字头、释义等方面论述汉字的特点。

1. 部首特点

《洪家》的附医书字典中共有部首143个,皆可于韩国大型综合性字典《全韵玉篇》的部首笔画中查询到,各部首按笔画数由少到多排列。此外,其部首排列顺序亦与《全韵玉篇》大致相合。可以看出,洪氏在编撰该字典时应该是参阅了《全韵玉篇》的部首排列顺序。

与当时韩医界较常使用的第一本韩医字典《新定医书玉篇》(150个部首,目前所见该字典的最早版本发行于1921年)[②] 相比,《洪家》附医书字典的部首在总量上减少了7个。两部字典所载入的部首大致相合,仅个别部首有别。与《新定医书玉篇》相比,《洪家》中附医书字典所特有的部首主要有:亠、冖、匚、氵、又、寸、弓、彐、彡、彳、毛、疋、气、至、色、谷、赤、风、斗。与《洪家》的附医书字典相比,《新定医书玉篇》所特有的部首主要有:丨、丿、二、勹、凵、厶、大、子、宀、小、尢、幺、文、支、父、爻、斗、玄、老、而、高、鼓、鼎、龍、龜。

虽然《洪家》部首数量较《新定医书玉篇》少,但其收字总数比后者

[①] 刘丽:《韩国近代时期一部医学字典——〈洪家定诊秘传附医书字典〉》,《汉字研究》2017年第17辑,第183~208页。

[②] 〔韩〕金玲敬:《〈医书玉篇〉版本研究》,韩国釜山庆星大学2016WACCS"表意文字体系与汉字学科建设国际学术研讨会"会议论文,2016年。

多（《新定医书玉篇》收字2008个），增加约1392个汉字。对传统医学字典来说，《洪家》附医书字典所收录的汉字在韩国当时已经可以说是非常丰富了。

2. 字头字形特点

（1）收录的疑难生僻字较多

附医书字典收集了当时韩国所存传统医籍中的汉字3400个，其中的疑难生僻汉字占有很大比重。如在"人"部所收录的"仍""㐂""仳""仡""低""伈""伀""伙""佁""侗""佚""佔""俠""做""彼""伫""侗""侎""侑""佗""依""侅""俙""僂""佝""偃""偪""傅""侲""倔""修""偍""偟""傷""㮒""傲""僵""儜""儗""倘""像""偶""俑""從""仆""㘴""保""伴"等48个汉字中，大部分字头并非常见汉字。

（2）异体字字形丰富

该字典所收录的汉字中数量丰富的异体字，①包括俗字、古字、同字，甚至讹字等字形。

字典中以各种形式明确标记为异体字的汉字约104个。这些异体字的释字多使用"俗""古""同"等术语进行标识。

其中俗字类、古字类的异体字的标识较为规范。多采用"某古字""某俗字"的方式。例如"尭，乘古字"，②"氜，阴俗字"③等。此外，该字典中还收录了一些无术语标识的讹字，例如"殳"部的"殻"字，附医书字典释为"殻，（학）토혈。呕吐"。《康熙字典》载，"殻，《字汇》：殼字之伪"，④可见该字最早收录于《字汇》，是"殼"字的讹字，"殻"字在《康熙字典》中有两个读音，分别为"què"和"xuè"，其中读为

---

① 按：《洪家定诊秘传附医书字典》一书中异体字、新见汉字字形丰富，所反映的汉字字形传播、变异情况以及韩医籍用字情况复杂，本文仅简要概述，后续将进一步深入研究，并另辟新篇进行论述。
② 〔韩〕洪淳升：《洪家定诊秘传附医书字典》，首尔：宝文出版社，1955年影印本，第131页。
③ 〔韩〕洪淳升：《洪家定诊秘传附医书字典》，首尔：宝文出版社，1955年影印本，第149页。
④ （清）张玉书、陈敬廷等编著《康熙字典》（标点整理本），汉语大词典编纂处整理，上海：上海辞书出版社，2008，第535页。

"xuè"时,记载其"与殼同。呕貌"。①

"同"字类的汉字最多,也最杂乱不规范,一些联绵词的第二个字作为字头时,因其释义与联绵词的第一个字相同,也被标记为"同"某字,例如联绵词"蜣螂"中的第二个字"螂"作为字头时,其释义为"蜣同"。② 可见,该字典中"同"字的指称是一个泛称,缺乏特指性,与文字学术语"同字"的概念范畴相异。该字典中标记"同"字的字头,既指该字头的异体字,也指构成联绵词中的两个字。所以,在该字典中排除联绵词的字头后,那些标记"同"某字的才是异体字。

(3) 新见汉字字形较多

附医书字典中还收录了许多以往未见到的汉字新字形,丰富了汉字字库,同时也反映了当时韩国传统医籍中汉字的使用及变异情况,韩国民众根据造字理论创造新的汉字的情况,以及韩国当时的词汇、语音变化状况。例如"䜺"字,发音为"침",释义为:"돌콩。自生豆。며주。薫造也。"在韩语中,"自生豆"指野生豆,而中文中并无"自生豆"一词。该字的第二个义项"며주,薫造也"中,韩文释义"며주"难以在字典中查询到,即便是在韩国最大搜索引擎 naver 的网上字典中也难以检索到"며주"的释义。结合字头"䜺"的第一个释义义项,推测"며주"为"메주",意思是"酱曲",俗语叫作"大酱块",是制作黄豆酱的初产品。由此进一步推测,"䜺"这个字的汉文释义"薫造"就是指俗语中所说的大酱块。③

---

① (清) 张玉书、陈敬廷等编著《康熙字典》(标点整理本),汉语大词典编纂处整理,上海:上海辞书出版社,2008,第 534 页。
② 〔韩〕洪淳升:《洪家定诊秘传附医书字典》,首尔:宝文出版社,1955 年影印本,第 145 页。
③ 刘丽:《韩国近代时期一部医学字典——〈洪家定诊秘传附医书字典〉》,《汉字研究》2017 年第 17 辑,第 202~203 页。按:考虑到《洪家定诊秘传附医书字典》在韩国编辑出版时,训民正音仍然未在韩国全面普及,韩语发音在当时仍然具有极大的地域差异,各地方言和韩语正音发音有别,所以,"며주"可能是当时首尔地区的方音。此外,韩语词汇的发音也会随着社会发展而产生变异,同一个词在不同时代的发音也会发生变化。所以,意思为"大酱块"的韩语词语"메주",在 20 世纪五六十年代极有可能发音为"며주"。

3. 常见汉字字头释义义项特点

除医籍中的疑难生僻字，该字典中也收集了相当数量的常见汉字。和综合性字典相比，常见汉字字头的释义多与医学有密切关系，即这些常见汉字字头的释义义项具有较高的医学相关性，而医学相关性较低的释义则没有被收录。

以字头"椅"为例。"椅"字在《康熙字典》中释文为：

> 《唐韵》于离切。《集韵》《韵会》《正韵》于宜切。并音猗。《说文》梓也。《诗·鄘风》椅桐梓漆。《陆玑·草木疏》梓实桐皮曰椅。《埤雅》椅即是梓，梓即是楸。盖楸之疏理而白色者为梓，梓实桐皮曰椅，其实两木大类同而小别也。《尔雅翼》郭氏解椅梓云：即楸。又解楸槚云：大而皵楸，小而皵槚。《说文》亦曰：椅，梓也；梓，楸也；楸，梓也；槚，楸也。然则椅梓楸槚，一物而四名。又《集韵》于义切，音意。义同。又《正韵》隐绮切，音倚。俗呼坐凳为椅子《正字通》坐具后有倚者。又《类篇》椅柅，木弱貌。按：《说文》椅柅作旎。①

而在《洪家定诊秘传附医书字典》中，"椅"字释文为"（의）노나무"。②

在许多大型综合性字典如《康熙字典》中，"椅"字主要有两个意思：一个意思是指梓树，另一个意思则是指坐具。附医书字典中，只叙述了该字的本义"（의）노나무"（梓树），而并未列述常见的、作为"坐具"之意的义项。

在日常社会生活中，人们对"椅"字的认知多停留在"椅"的引申义"坐具"上，而其本义"梓树"却被人们遗忘，仅从大型综合性字典中方可查阅到该字本义。而医籍中记载该字时，多使用其本义。梓树具有极高的药用价值，梓树的皮（即"梓白皮"）、叶（即"梓叶"）、果实（即

---

① （清）张玉书、陈敬廷等编《康熙字典》（标点整理本），汉语大词典编纂处整理，上海：上海辞书出版社，2008，第481页。
② 〔韩〕洪淳升：《洪家定诊秘传附医书字典》，首尔：宝文出版社，1955年影印本，第146页。按："의"为韩文标注汉字读音 yi，"노나무"为韩文释义，意为"梓树"。

"梓实")均可入药。"梓白皮"可清热解毒,利湿杀虫,常用于治疗温病发热、黄疸、水肿,煎水外用则可治疗小儿热疮、皮肤瘙痒以及疥疮等疾病。"梓叶"煎水外用则可治疗小儿壮热、疥疮、皮肤瘙痒等。"梓实"具有利尿作用,可用于治疗慢性肾炎、浮肿、膀胱炎、肝硬化腹水。[①] 而作为"坐具"的"椅"则和医药没有多大关系,因此该释义虽然常见,但没有被收录入医书字典的释义义项。

可以看出,洪氏在收录常见汉字的时候,在医书字典释义义项的选择上,充分考虑了医学相关性问题,自觉将医学相关性较高的义项收录至医书字典中,而舍弃了医学相关性较低的释义义项。

(二) 附医书字典的价值

一方面,附医书字典有着极高的实用价值。该字典中收录了韩国当时传统医籍中与医学高度相关的大量疑难生僻汉字,明确其读音及释义,并使用汉文、韩文对这些汉字进行标音、释义。因此编撰该医书字典,为人们查检传统韩医籍中的疑难生僻汉字、阅读理解韩医籍中的文句带来极大的便利。

另一方面,该字典有着极高的学术研究价值。

首先,从语言学发展角度来看,该字典具有一定的语言学研究价值。

该字典编纂完成于20世纪50年代,当时训民正音尚未在韩国全面普及,各地区方言依然差异较大。而该字典中记录了当时韩国社会以及地方方言的词汇和发音,进一步深入研究这些词汇及其发音的变化也可以了解韩语语言的发展演变状况、韩国各地方言之间的差异,具有语言学研究价值。

其次,从汉字在域外传承、发展、变异的角度来看,该字典具有极高的汉字传播学、域外汉字学研究价值。

字典为手写体医籍文献,所用书体为楷书,字头主要收自当时韩国医籍文献中的疑难生僻字,大部分字形为正体,但同时也收录了数量颇为丰

---

① 李经纬等主编《中医大辞典》(第 2 版),北京:人民卫生出版社,2004,第 1553 页。

富的俗字、同字、古字，甚至讹字等异体字字形，反映了当时韩医籍中的汉字使用情况。在充分吸收中韩两国既有汉字研究成果的基础上对该字典中的汉字字形进行深入研究，可以进一步探索汉字在域外的传播、传承、演变规律，具有极高的汉字传播学研究价值。

此外，该字典中还出现了很多以往未见的汉字新字形、字例。这些新的汉字字形基本为韩国民众自造的汉字，可以补充汉字的字形字种，充实汉字数据库，丰富汉字信息。透过这些韩国自造汉字，可以发现汉字在域外，特别是在韩国的变异情况，具有域外汉字学的研究价值。

结　语

《洪家定诊秘传附医书字典》是洪氏根据自己30多年的临床经验所撰写的传统韩医书籍，该书多次再版发行。书中记载了洪氏的韩医学理论知识、丰富的个人临床诊疗经验。其医学理论部分概要性地论述了该书的医学理论基础，一方面承自韩医学，另一方面深受中医基础理论的影响。此外，洪氏还借用西医部分术语词汇概念，使用西医对生命体征的测量方法，补充韩医词汇概念及监测方法的不足，具有中医、韩医、西医相结合的特点。可以看出20世纪50年代的韩国韩医学已经进一步发展，部分韩医师在吸收中医理论知识的同时，为了提高诊疗技能，还积极学习西医知识，并将之运用到韩医的临床实践中。

通过对该书的研究，一方面，我们得以窥见当时韩国韩医的发展状况，了解中医理论在韩国的传播发展情况以及对韩医学的影响，从而有助于我们了解中医理论在域外的传播状况。可以看到，在20世纪中期，当时韩国国内的韩医在传统医学基础理论、临床诊疗方面很大程度上依然受中医理论的影响，特别是理论方面依然深受中医基础理论尤其是《黄帝内经》的影响。

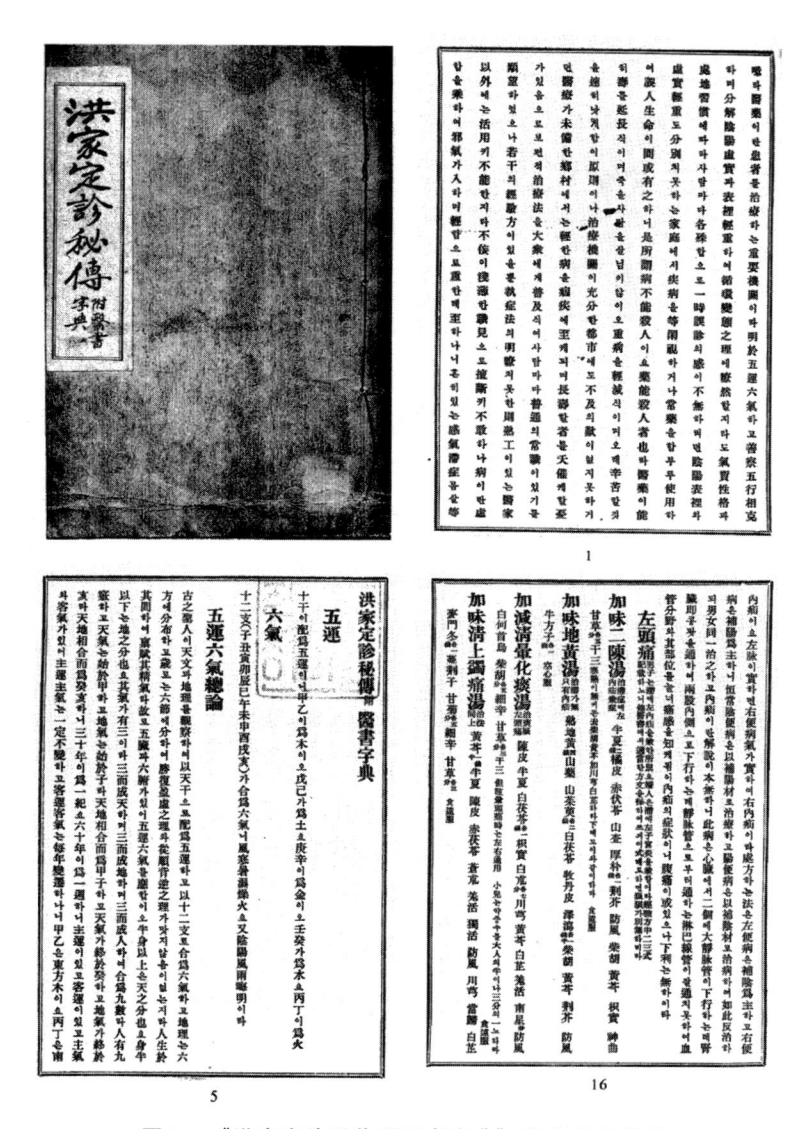

韩医籍《洪家定诊秘传附医书字典》医学理论及汉字特点

图1 《洪家定诊秘传附医书字典》部分图片资料

另一方面，该书所附的医书字典保留了大量生僻疑难汉字，并对这些字进行了释义，有助于读者快速查找传统医籍中的疑难生僻字。除了一些常见汉字，该字典中还收录了大量自中国传播至朝鲜半岛的汉字异体字以及一些以往未见到的新字形（包括韩国自造汉字），为我们研究汉字在域外的传播、发展、变异情况提供了珍贵的文献资料。

印度眼科医学在东亚的流传与《龙树菩萨眼论》*

〔韩〕金圣洙　〔韩〕姜成龙**

【摘要】 以《龙树菩萨眼论》为代表的印度眼科医学在中国医学界产生了深远影响。《龙树菩萨眼论》中提出的病因论,尤其是金针术,不仅为后来包括中国在内的东亚医学界积极开展临床应用奠定了基础,也为涌现《秘传眼科龙木论》和《银海精微》等眼科专著提供了契机。《龙树菩萨眼论》的传播及其影响说明:东亚传统医学以中国为中心发展而来的同时,也受到了外来医学的影响。

【关键词】《龙树菩萨眼论》　印度医学　眼科医学　金针术　东亚

前　言

在中国宋代编纂的《太平圣惠方》(下称《圣惠方》)中,曾这样介绍眼睛的重要性,强调人不仅通过视觉认识身外之物,还据此立身处世,并维持身体健康:

> 夫六识之中,双眸为上所,以称为日月。喻若骊珠,托二耀而辩玄黄,藏四气而通瞻视,故得身安名达,规矩全躯,莫不贵乎斯也!上士明哲,自调五藏,而能养神,神安则藏和,藏和则眼目清洁。[①]

---

* 原文刊载信息:김성수·강성용「인도 안과의학의 동아시아 전래와『용수보살안론(龍樹菩薩眼論)』」『의사학』22 (1)、2013、217~274 쪽.
** 金圣洙,首尔大学人文学研究院教授;姜成龙,首尔大学人文学研究院教授。
[①]《医方类聚》卷六十四"眼门一"《圣惠方·眼论》,韩医学古典综合数据库,https://db.itkc.or.kr。以下不再一一说明。

值得把玩的是，引文中提到了六识（眼、耳、鼻、舌、身、意）这一佛教术语和表示地水火风的四气，同时还讲述了精神和五脏安定与眼睛健康有关这一中国传统医学的常规理论。

《圣惠方》部分文字所体现出的佛教色彩是自印度传入的佛教与蕴藏其中的印度传统医学相结合而产生的一种现象，即尝试以阴阳五行论为基础来认识人体并治疗疾病的中国传统医学与经佛教而传入的印度医学相互融合，从而丰富了关于眼科医学的认知。这也是中国传统医学，乃至东亚传统医学除自身发展外，还吸收外来医学知识、完善医学理论、不断尝试提高治疗效率的结果。虽然佛教医学对中国传统医学产生了影响，但也鲜有领域完好保留其原来面貌。与此通常情况不同，眼科医学领域不仅完全展现了印度医学的样貌，同时伴随接受过程的多层性，对社会也产生了深刻影响，这无疑值得关注。

除作为构成人体要素的四大论和从事医学活动的僧医的作用外，特别在中国史料中未被提及的印度或佛教医学的多个层面中，眼科医学占有的历史地位与众不同。这是受到了龙树和《龙树菩萨眼论》（以下简称《龙树眼论》）的影响。龙树，佛教中观（Madhyamaka）传统的代表学者，僧侣，名气甚大，《龙树眼论》由此得名。其后编写的《眼科龙木论》中提出的五轮与八廓说成为中国眼科医学的代名词，这导致《龙树眼论》的占比缩减，但其收录的内障的外科治疗法却被完整继承下来。[①] 利用针来治疗内障这一方法流传于东亚地区，长期以来用于临床治疗，不仅如此，在西方直至19世纪后期也是广为流行的手术方法。由此可见，《龙树眼论》

---

① 本文对比研究《医方类聚》不同版本中收录的《龙树菩萨眼论》的有关资料，参考版本如下：〔日〕喜多村直宽复刊本（延世大学中央图书馆收藏）；东洋医科大学重刊本（东洋医科大学，1965）；释永信、李良松主编《中国佛教医药全书》(28)，中国书店，2011。另外，《秘传眼科龙木论》则参考了如下版本：中华中医药学会编《中医必读百部名著·眼科卷》，北京：华夏出版社，2008；释永信、李良松主编《中国佛教医药全书》(78)，中国书店，2011。借龙树之名的众多佛教文本经多种语言流传开来，尤其是医学文本以龙树著作的名义进行传承与传播的脉络，其背后有着与佛教历史有关的宗教和思想史方面的原因，对此拟另撰文探究。

在医学史方面具有世界史的意义。①

如上所述，印度佛教医学传入中国并产生影响，这在很多方面已为人所知，而本文要讨论的《龙树眼论》就是其中的核心内容之一。不过，关于该书的影响力，目前学界众说纷纭。这一方面是因为《龙树眼论》原本亡佚，只有部分内容收录在朝鲜编纂的《医方类聚》中，另一方面在于基于本国主义的理解方式对医学源流的见解多样且失之偏颇。有观点认为与眼科领域有关的印度医学在中国被接受，② 与之相对，20 世纪 90 年代初编写完成的《中国科学技术史》和《中外医学文化交流史》等著作则认为其影响不甚显著。③ 20 世纪 80 年代中国科学院发起科学技术史的整理工作，出版了作为其成果之一的《中国科学技术史（医学卷）》，书中也持与后者类似的观点，这说明此观点俨然已成为中国医学史领域的定论。

尽管如此，应该关注受印度医学影响的眼科医学领域，特别是其中治疗内障的外科手术方法，对此中国医学界并无异议。虽然近来主张《龙树眼论》中的医学理论为中国本土理论的研究人员层出不穷，但似乎对此也无法否认。④相反，因中国传统医学界眼科领域的特色理论——五轮说出现在了《眼科

---

① 对于西方众所周知的"cataract couching"（白）内障手术方法自何处传入拟后续另行讨论。然而，很多专家推定印度自古广为流传的类似手术方法是印度固有的医学传统。但是，韩国国内鲜见对《医方类聚》引用《龙树眼论》内容的实质性研究，仅有安相佑的概括性介绍和对《妙闻本集》第一卷的研究可供参考。〔韩〕安相佑：《古医书漫谈149〈龙树菩萨眼论〉》，《民族医学新闻》，2003 年 4 月 19 日；〔韩〕徐志泳：《基于 Suśruta‑saṃhitā·Sūtrasthāna 编译的"Āyurveda"研究》，博士学位论文，东国大学，2010；〔韩〕金基郁、朴炫局、徐志泳：《Āyurveda 医经研究》，《大韩韩医学元典学会志》2007 年第 20 卷第 4 期。但对于印度医学传统的基本情况或相关原著缺乏正确理解，未能反映印度学领域专家的既有研究成果。
② 关于印度医学对中国眼科医学的影响，参考以下研究。Vijaya Deshpande, "Indian Influences on Early Chinese Ophthalmology: Glaucoma as a Case Study," *Bulletin of the School of Oriental and Africa Studies* 62‑2, 1999; Vijaya Deshpande, "Ophthalmic Surgery: A Chapter in the History of Sino‑Indian Medical Contacts," *Bulletin of the School of Oriental and Africa Studies* 63‑3, 2000. Deshpande 认为中国眼科医学受印度医学影响的依据虽然提到了内障，但在阐明金篦术这一治疗方法的详细内容方面多有误说，对此拟后续另撰文研究。
③ 傅芳、郑金生、廖育群：《中国科学技术史（医学卷）》，〔韩〕朴炫国等译，首尔：一中社，2003；马伯英、高晞、洪中立：《中外医学文化交流史》，〔韩〕郑遇悦译，首尔：电波科学社，1997。
④ 笔者认为此现象源于当下中国学界强化中国医学的民族主义性质这一倾向。详情可参考邓来送《论佛教医药对中医药的影响》，《五台山研究》2005 年第 1 期；杨鸿《〈眼科龙木论〉学术源流研究》，博士学位论文，成都中医药大学，2010；等等。

龙木论》一书中，中国学界仅关注这一点，日益趋向将《龙树眼论》理解为内生于中国传统医学的本土理论，即中国传统医学与部分自印度传入的眼科知识相结合，在唐代后期编撰而成《刘皓眼论准的歌》，并在宋代衍生出了《眼科龙木论》。① 后者为避宋英宗赵曙名讳，遂以"木"代"树"，称作"龙木"，因此"龙树论"也就演变成了"龙木论"。②

本文旨在考察印度眼科医学经中国在东亚的流传过程和传递眼科知识的《龙树眼论》的成书时期及其内容。为此，先考察印度佛教医学自介绍到中国后如何在中国医学理论界得以接受、融合，并通过分析最初传入的眼科书籍《天竺经论眼》了解印度眼科医学的内容和性质，以期揭示《龙树眼论》中提出的内障治疗术——金针术的扎根过程、手术方法，以及其中蕴含的独特医学理论。作为一项基础研究，本文将通过探讨不同文明圈之间医学知识的交流与融合，考察与宗教信仰体系一同传入的医学知识如何在新的社会和政治逻辑内被接受为高级知识体系的一部分，又是如何产生开辟新的医学领域的推动力的。

一 印度眼科医学在东亚的流传

（一）印度医学及其在中国的流传

除南印度地区以外，现在生活在广阔的印度大陆上的人们，其文化大体承袭了古代迁徙而来的印度雅利安（Indo-Aryan）人的文化。雅利安人在印度定居的过程中，开始以口述方式生产并传承一种叫作"吠陀"（Veda）的文本，这一时期他们的文化开始在北印度全域占据主导地位。③ 吠陀时代，

---

① 本文认为《眼科龙木论》约成书于公元11世纪，即处于《太平圣惠方》和《圣济总录》两部著作问世期间，具体请参照第二节（二）。
② 杨鸿、和中浚：《眼科文献中"龙树"与"龙木"关系考》，《江西中医学院学报》2009年第1期。
③ Witzel 和 Jamison 推定"吠陀时代"为公元前 1500～前 500 年，Kulke 和 Rothermund 则推定为公元前 1400～前 600 年。W. Jamison and M. Witzel, Vedic Hinduism, http://www.people.fas.harvard.edu/~witzel/vedica.pdf, 检索日期：2013 年 3 月 5 日。Hermann Kulke and Dietmar Rothermund, *Geschichte Indiens von der Induskultur bis Heute*, München: C. H. Beck, 1998, p. 468. 虽然学者间达成了大致的共识，但研究者过于依靠语言学资料，且对获取的考古学资料的解释多有分歧，因此无法准确推定其年代。

祭祀仪式力求掌握并运用宇宙运行原理（brahman ⓝ），从而努力维持宇宙秩序。宗教以此为中心而发展，《吠陀经》就是在这一祭祀仪式的脉络中产生且被使用的文本。随着历史的推进，祭祀仪式渐成体系，其理论解释框架日益完备，司祭掌握有关知识，社会统治力日益强化。

在原来"三吠陀"——《梨俱吠陀》、《娑摩吠陀》和《夜柔吠陀》的基础上，并入《阿闼婆吠陀》，形成了"四吠陀"的文本体系。虽然在早期《吠陀》文本中已有部分当属医学内容的经文，但《阿闼婆吠陀》中包含了大量的咒语或法术，不只用于祈求长寿或成功等个人利益，更意在驱鬼消灾，治愈病痛，还含有许多与预防或治疗疾病有关的咒语。① 从祭祀仪式的脉络中衍生出的各种知识体系系统化地汇入后世《吠陀》的附属知识体系（vedāṅga），而这一知识体系并未直接包含医学领域的知识。"吠陀"一词本身作为普通名词时意为"知识"，而被当作《吠陀》的次生知识时，在印度传统中通常指四种知识体系。② 这四种知识体系的条目虽有偏差，但一般包括医学（āyurveda）、箭术（dhanurveda）、音乐和舞蹈（gāndharvaveda），此处"医学"是指用来实现长寿的知识体系。

目前流传的印度医典是各种文献编纂、复编、重组的产物。虽然有数部以各编纂者名字命名的医典传世，但并未有书目被确认为个人所著，实际上每一部医书的内容皆纷繁庞杂。仅从被称为"三大医典"的印度三部代表性的传统医书来看，其文本性质就各不相同。其中《遮罗迦本集》无疑是年代最久远、内容最宏大的医学经典，并沿丝绸之路传入其他文化圈。③ 与此不同，现存版《妙闻本集》虽然比《遮罗迦本集》晚成书1~2世纪，但其价值在于追加了新的内容，收录了《遮罗迦本集》中不曾记载

---

① 相关内容提要详见 Kenneth G. Zysk, *Medicine in the Veda Religious Healing in the Veda*, Delhi: Motilal Banarsidass, 1996, pp. 4-11。

② 如果是真正意义上的《吠陀》的次生知识体系，当首选早自吠陀时代就已被接受的6种"吠陀的附属（体系）"，其中包括语音学、祭礼学、语法学、词源论、韵律论和占星学，都与《吠陀》的祭祀仪式紧密相关。

③ Dominik Wujastyk, *The Roots of Ayurveda Selections from Sanskrit Medical Writings*, London: Penguin Books, 2003, pp. 3-4 论及了见诸韩译经典的遮罗迦。

的外科手术方法。[1]

本文旨在研究眼科手术的有关内容，即《妙闻本集》中对于眼科手术的记载。目前，印度医典研究的现实情况是连《遮罗迦本集》或《妙闻本集》的文献批评版本尚且未能完备，因此，对于医学相关文献的编纂史和传承史的研究亦非常有限。[2] 不过，当前国际学术界的研究绝非原地踏步，特别是以 G. Jan Meulenbeld 等相关领域著名学者遗留的丰硕研究成果为基础，对于印度医学史中的很多部分，我们可以获得具有批判性且有说服力的认识。[3]

印度医学书籍中，《妙闻本集》"Uttaratantra"章节有部分内容探讨了《龙树眼论》中的手术方法。如果仅分析直接叙述手术过程的内容，范围可进一步缩小为"Uttaratantra XVII"第 52～84 页。[4] 但其他部分也记载了有关手术的处方，且处方内容在《龙树眼论》中亦有发现，因此也是本文的考察对象。

值得注意的是，"Uttaratantra"一章为后世复编《妙闻本集》时所增。虽然其内容本身可能并非源于后世，但从《妙闻本集》文献编纂史的角度来看，这一事实颇具启示意义。并且，在后世注释家中，Dalhana 曾添

---

[1] 无论是《遮罗迦本集》还是《妙闻本集》，所述传承史皆有很多不详或有待商榷的内容。最简要的概述请参见 Anthony Cerulli, "Āyurveda," *Brill's Encyclopedia of Hinduism* 2, Leiden and Boston: Brill, 2010, pp. 267-280 的概述和图表。两个文本所揭示的医学知识传承史本身联系约略，有待新编。

[2] 因此，在论及印度医学时，应始终意识到此类基础研究的局限性。因未考虑到此，有论文以《妙闻本集》部分相关文本的翻译为依据，主张古代印度的内障手术不是名为 chouching 的手术，而是指切除（extracapsular extraction）方式的手术。参见 P. N. Roy, K. S. Mehra, P. J. Deshpande, "Cataract Surgery Performed before 800 B. C.," *British Journal of Ophthalmology* (BMJ) 59, 1975, p. 171。对此类误解的驳论拟另附文探究。另外，其推测《妙闻本集》成书时间为公元前 800 年，仅可视为笔者的主观想象和民族主义式解释，除此以外毫无实据。

[3] G. Jan Meulenbeld 的研究最具代表性。G. Jan Meulenbeld, *A History of Indian Medical Literature*, Groningen Oriental Studies Volume XV/I-III, Groningen: Egbert Forsten, Ia and Ib, 1999; IIa and IIb, 2000; III, 2002.

[4] 本文选用当前学界使用最广的、由 Trikamji 于 1938 年主编的孟买版《妙闻本集》。具体版本信息如下：Suśrutasaṃhitā of Suśruta (with the Nibandhasaṅgraha commentary of Śrī Daihaṇāchāryaand the Nyāyachandrikā Paṅjika ofŚrī Gayadāsāchārya on Nidānasthāna), Revised 3rd edition, Edited from the beginning to the 9th Adhyāya of Cikitsāsthāna by Vaidya JādavjiTrikamji āchārya and the rest by Nārāya Rām āchārya "Kāvyatīrtha." (Varanasi/Delhi: Chaukhambha Orientalia) 4th reprint edition 1980 (original edition published Bombay: Nir aya Sāgar Press 1938)。以下不再一一说明。

加"Ut-taratantra"一章，而重新编撰者（Pratisa skart）名唤"Nāgārjuna"这一点也饶有趣味。①"Nāgārjuna"汉译为"龙树"，而《龙树眼论》的作者称作龙树，这很可能是因为在后世佛教的怛特罗传统中产生过重要影响，换言之，与中观佛教之龙树重名，与此相关的宗教观念混杂其中。

吠陀医学理论中对中国影响最大的是体液论与四大说，前者是指人体是通过风（vata）、胆汁（pitta）、黏液（kapha）这三大主要能量（dosha），即相当于"体液"间的相互作用和均衡维持生命的。三种体液内部以及与构成肉体的七种基本组织②不断相互作用，持续维持身体的生理功能。因此，这些体液只有在探明致疾原因的脉络中才能体现其实在性。

与体液论相比，四大论对中国医学的影响更甚。四大论认为地水火风，和合成人，四气不调，致疾致病。在最早的吠陀本集——《梨俱吠陀》中，已经出现了对于宇宙或人类构成的思辨。随着时间的推移，至吠陀后期，这些思辨进一步发展，在《奥义书》（Upaniṣad）中可以看到试图用一种基础物质来解释宇宙的多种尝试。③ 应该沿这一趋势来理解佛教所提的四种基本元素（四大）理论，这四种基本元素即地、水、火、风，在早期的佛教文献中四要素的意识便屡有出现。只不过在早期文献中，四大元素并非作为整体一同出现，而是主要以个体方式来论述，分别作为构成人的要素和人经历的对象世界——称为"界"（dhātu）的要素而被提及。但是，据此来解释人和人经历的世界的尝试经佛教传统广泛普及，这一传统与佛教在中国的传播一道，对中国人的自然观产生了影响。④ 例如，

---

① 参照 G. Jan Meulenbeld, *A History of Indian Medical Literature Groningen Oriental Studies* Volume XV/I–III, Groningen: Egbert Forsten, Ia, 1999–2020, p. 347ff. 与该问题有关，宗教史脉络下《龙树眼论》的接受史拟另撰文讨论。
② 即原生质、血液、肌肉、脂肪、骨、骨髓和精液。
③ Erich Frauwallner, *Nachgelassene Werke II: Philosophische Texte Des Hinduismus*, Wien: Verlag der Österreichischen Akademie der Wissenschaften, 1992, pp. 31–73 的内容无论在相关研究史方面还是在深度分析方面皆是最基础的资料。
④ 与虚空（ākāśa）一样，有的条目虽然也被视为世界的构成要素，但并不包含在四大之中。对此，本文不讨论从公元前开始确立为独立文本的、在佛教传统内的思辨理论体系（abhidharma）中出现的说明。但是，从早期的佛教文本中可以确认的是，对于构成世界的这种要素的思维在佛教以外的诸多传统中也有提及，需要注意的是，在这种背景下，将要素限制为四种也不是印度思想史的普遍方式。

孙吴时期天竺僧侣竺律炎与支越共同翻译的《佛说佛医经》中云：

> 人身中本有四病，一者地，二者水，三者火，四者风。风增气起，火增热起，水增寒起，土增力盛。本从是四病，起四百四病。①

作为《佛说佛医经》的开篇，恰如书名所示，这段文字不仅凸显佛教与医学的关联，同时作为佛教式印度医学的核心，还以四大说来解释生理和病理的根源。② 印度医学传入中国与佛教的传播关系密切，具体时期约为汉末至魏晋南北朝。从《大藏经》来看，这一时期翻译的佛经中与医学有关的约有 21 种，然而实际数量应当更多。从书目来看，包括后汉末安世高译《佛说婆罗门避死经》、《佛说奈女耆婆经》、《佛说奈女耆域因缘经》和《佛说温室洗浴众僧经》，以及前文所提竺律炎译《佛说佛医经》，此外还有晋法护译《佛说胞胎经》，东晋昙无兰译《佛说咒时气病经》《佛说咒齿经》《佛说咒目经》《佛说小儿经》，宋法贤译《迦叶仙人说医女人经》，施护译《佛说医喻经》等佛医典籍，亦有译者不详的佛医经典传入。在这些翻译家中，安世高译经时期最早，为安息国③人士，《开元释教录》中高度评价了他的译经活动，称"东汉之末，安世高医术有名，译经传入印度之医药"。④

除这些医书外，《隋书·经籍志》记载有《龙树菩萨药方》四卷、《西域诸仙所说药方》二十五卷、《香山仙人药方》十卷、《西域婆罗先人方》三卷、《西域名医所集要方》十二卷、《婆罗门诸仙药方》二十卷、《婆罗门药方》五卷、《耆婆所述仙人命论方》三卷、《乾陀利治鬼方》十卷、《新乾陀利治鬼方》五卷、《龙树菩萨和香法》二卷、《龙树菩萨养性

---

① 《佛说佛医经》（《高丽大藏经》K0998，https://kabc.dongguk.edu）。
② 当然，要讨论什么是与整个印度医学区分开的印度佛教传统所取得的医学成就，对此拟于后续研究中予以阐明。Kenneth G. Zysk, *Asceticism and Healing in Ancient India: Medicine in the Buddhist Monastery*, New York and Oxford: Oxford University Press, 1991 等研究成果已经在很大程度上解释了佛教作为出家苦行主义传统在印度医学史上的重要地位。最核心的是，宗教意义上对于清净的意识形态自吠陀时代末期便逐渐强化，并将医生归类为贱民或难以得到社会认可的人。在此情况下，吠陀传统中有自由出家苦行主义传统所发挥作用的空间。
③ 指西亚伊朗裔人建立的安息王国（Arsacid Empire）。
④ 蔡景峰：《唐以前的中印医学交流》，《中国科技史料》1986 年第 6 期，第 16～17 页。

方》一卷等从印度传入的医书著作。① 以前的史书中没有《经籍志》上述内容的相关记载，因此很难准确判断这些医书的传入时期，但可以确定的是最晚在隋代已经传入，且当时也应有相当数量的医书已经亡佚。因为《经籍志》中会时常出现某某医书原有几卷，然而现已失传等记载。

僧侣所著的医书数量也颇为可观，其中明显有体现印度医学的著作，如释道洪撰《寒食散对疗》一卷，智斌撰《寒食散杂方》二卷，莫满著《单复要验方》二卷，昙鸾著《疗百病杂丸方》三卷和《论气治疗方》一卷，以及医书名称中含有僧侣法名的《释慧义寒食解杂论》七卷、《支法存申苏方》五卷、《释僧深药方》三十卷、《释道洪方》一卷。从医书名称来看，除了研究普通医学的书籍外，还有三种是特别关于寒食散的专业书籍，由此可以看出寒食散疗法已成为当时受人关注的社会问题。② 并且，据传由沙门行矩编纂的《诸药异名》八卷整理了伴随印度医学乃至佛教医学传入后而普及的药物名称，而《释僧匡针灸经》一卷则反映出僧侣也参与了针灸治疗。这些医书当由中国僧侣编纂，值得注意的是还出现了胡僧编纂的医书。胡沙门即胡僧编纂的《摩诃出护国方》多达十卷，显见有大量印度医学内容传入。

与魏晋南北朝时期大规模出现佛教医学典籍不同，唐代仅提到有《调气方》一卷（昙鸾著）、《诸药异名》和《释僧深药方》等医书。③ 同时，隋唐交替之际，似乎有很多医书亡佚，确切原因不详。进入宋代以后，一度停滞的佛教医典再次问世，《宋史·艺文志》录有《龙树眼论》一卷、波驼波利译《吞字贴肿方》一卷、《婆罗门僧服仙茅方》一卷，以及借用印度名医耆婆之名命名的《耆婆脉经》三卷、《耆婆六十四问》一卷、《耆婆五藏论》一卷。④

---

① 参考《隋书》卷三十四《经籍志三·子·医方》，中华书局，1973。
② 与寒食散有关的内容参照〔韩〕金仁淑《士大夫与酒、女人》，首尔：西京文化社，1998，第 41~52 页。
③ 参考《旧唐书》卷四十七《经籍志下》，中华书局，1975；《新唐书》卷五十九《艺文志三》，中华书局，1975。
④ 《宋史》卷二百七《艺文志六》，中华书局，1985。此处出现的耆婆指佛教名医 Jīvaka。对医学领域韩译术语的印度原语的概括和内容介绍请参照 C. Pierce Salguero, "The Buddhist Medicine King in Literary Context: Reconsidering an Early Medieval Example of Indian Influence on Chinese Medicine and Surgery," *History of Religions* 48, 2009, pp. 183 – 210。

如上所述，伴随佛教传入而展开的医学交流虽然在某一时期有过坎坷，但对中国医学界产生的影响早自初期便已凸显。其中，以四大论为代表的对人体构成要素的认识和疾病的分类最受关注，这最早体现在陶弘景著《本草经集注》和华阳隐居《补阙肘后百一方》（亦称《肘后百一方》）中。尤其是对抱朴子葛洪所著的《肘后救卒方》进行增补改编的《肘后百一方》，受佛教的影响更为明显。

葛洪所著《肘后救卒方》本为 86 篇，陶弘景将其删存为 79 篇，补添 22 篇，共得 101 篇。① "百一"的名称是考虑到 404 种病与四大的关系（即"四百四病"的四分之一，一大各占 101 种病之意）。"抱朴此制，实为深益。然尚阙漏未尽，辄更采集补阙，凡一百一首……《佛经》云：人用四大成身，一大辄有一百一病。"② 以此积极显示与佛教的关联性。如此依照四大原则试图对疾病进行分类和体系化的尝试虽然宣告了新的医学理论体系构想，但这一改造被认为并不成功。③ 但从已考虑医学体系重构的程度来看，足见佛教医学对中国医学界的冲击之大。

如陶弘景之例所示，经佛教传入的印度医学在和中国医学结合的过程中，试图重新调整根本框架的同时，还出现了构建疾病理论，同时解释并吸收揭示其根本实质理论的动向。例如，在佛教传承中，《大智度论》被

---

① 华阳隐居《补阙肘后百一方》序："寻葛氏旧方，至今已二百许年，播于海内，因而齐者，其效实多。余今重以该要，庶亦传之千祀，岂止于空卫我躬乎！旧方都有八十六首，检其四蛇两犬不假殊题；喉舌之间，亦非异处；入冢御气，不足专名；杂治一条，犹是诸病部类，强致殊分，复成失例，今乃配合为七十九首，于本文究具都无忖减，复添二十二首，或因葛一事，增构成篇，或补葛所遗，准文更撰，具如后录。"《正统道藏》第 1013 册，https://ctext.org。以下不再一一说明。

② 华阳隐居《补阙肘后百一方》序："太岁庚辰隐居曰：余宅身幽岭，迨将十载。虽每植德施功，多止一时之设，可以传方远裔者，莫过于撰述。见葛氏《肘后救卒》，殊足申一隅之思。夫生人所为大患，莫急于疾，疾而不治，犹救火而不以水也。今辈披左右，药师易寻，郊郭之外，已似难值。况穷村迥野，遥山绝浦，其间枉夭，安可胜言？方术之书，卷轴徒烦，拯济殊寡，欲就披览，迷惑多端，抱朴此制，实为深益。然尚阙漏未尽，辄更采集补阙，凡一百一首，以朱书甄别，为《肘后百一方》，于杂病单治，略为周遍矣。昔应璩为百一诗，以箴规心行。今余撰此，盖欲卫辅我躬。且《佛经》云：人用四大成身，一大辄有一百一病。是故深宜自想，上自通人，下达众庶，莫不各加缮写，而究括之。"

③ 马伯英、高晞、洪中立：《中外医学文化交流史》，〔韩〕郑遇悦译，首尔：电波科学社，1997，第 174~175 页。

认为是龙树所著，但实际上是中国医学界以印度传入的资料为基础编纂而成，认为人体有 404 种病，盖每一大各有 101 种疾病之故：

> 四百四病者，四大为身常相侵害，一一大中，百一病。冷病有二百二，水风起故。热病有二百二，地火起故。①

这里大致将疾病分为冷热两类，并结合四大论的要素进行阐释。《大智度论》并非医书，故仅约略述及框架，但其中病因论的记载已很明确，即水风致冷病、地火引热病。

推动单纯基于四大论的病因论进一步发展的人物是孙思邈。孙思邈能会通儒释道三教和医学，他将《大智度论》主张的病症可分为冷热或寒热两类的观点调整为基于四大论的四分法：

> 经说：地水火风，和合成人。凡人火气不调，举身蒸热；风气不调，全身强直，诸毛孔闭塞；水气不调，身体浮肿，气满喘粗；土气不调，四肢不举，言无音声。火去则身冷，风止则气绝，水竭则无血，土散则身裂。②

分析孙思邈的例子可以发现，他以四大为框架，并努力代入根植于阴阳五行说的中国医学的内容来理解每一门目。即将"地水火风"（四大）等同于五行（金木水火土）中的"木水火土"。例如，将"风气不调，全身强直"理解为中风的典型症状，这是源自中医的观点；而认为风与气有关，则当属于与之不同的印度医学的主要观点。

像这样，印度医学传入中国后被重新理解，在医药理论方面经历了诸多变化，其后又传入韩国和日本，在东亚地区影响甚广。③ 尤其通过藤原

---

① 《大智度论》卷五十八，《高丽大藏经》K0549，https://kabc. dongguk. edu。
② 《备急千金要方》卷一《论诊候第四》，《中国医学大系》（3），台北：商务印书馆。以下不再一一说明。
③ 关于传入韩国的佛教医学可参考金斗钟的《韩国医学史》（首尔：探求堂，1966）和吕寅硕的《三国时期的佛教医学和治病活动的关系》（《医史学》1996 年第 5 卷第 2 期）。佛教医学传入日本的情况可参考酒井シヅ《日本の医療史》，东京：东京书籍，1982，第 34~36 页。

佐世（847~898）891年编纂的《内本国见在书目录》一书，可大致了解当时印度医学传入日本的状况。该书记载，传入日本的印度医学典籍包括《龙树并和香方》《龙树菩萨眼经》，以及借耆婆其名而命名的《耆婆茯苓散方》《耆婆脉法》等。可见随着佛教传入东亚，日本在较早时期就已相当了解印度医学。[①]

（二）印度眼科医学的内容与传播

与印度医学一同传入中国的还有眼科医学，《妙闻本集》根据病因把眼疾共分为76种。其中，风（vāta）引起的有10种，胆汁（pitta）引起的有10种，黏液（kapha）引起的有13种，血液（Tridoṣa）引起的有16种，三体液整体引起的为25种，外部因素引起的有2种。[②]唐代医官王焘编撰的《外台秘要》虽然没有介绍上述全部内容，但依然能清楚印证印度眼科医学传入中国这一事实。

王焘出身官宦世家，与父兄同在朝为官，曾祖王珪在唐太宗时期官至宰相。王焘因自幼体弱，对医学萌发兴趣，在弘文馆任职20余年间，博览医典，整理文献，于天宝十一年（752）编成《外台秘要》一书。该书采前人方书之长，分1104门，载方6800余项。书中所引书目皆注明出处卷第，并指出每种文献的差异，这也是最早注明个人见解的一部医学著作。从这一点来看，《外台秘要》的文献价值更为重要。

《外台秘要》卷二十一提到了医书《天竺经论眼》，该书为陇上道人所撰，据说是印度僧人传授的。因此，可认为《天竺经论眼》由印度传入中国，王焘闻之遂在编撰《外台秘要》时作注以释：

《天竺经论眼序一首》（陇上道人撰，俗姓谢，住齐州，于西国胡僧处授）：盖闻乾坤之道，唯人为贵；在身所重，唯眼为宝；以其所

---

① 马伯英、高晞、洪中立：《中外医学文化交流史》，〔韩〕郑遇悦译，首尔：电波科学社，1997，第78~80页。
② 《妙闻本集》Uttaratantra I. 28 – 29ab：vātād daśa tathā pittāt kaphāc caiva trayodaśa ‖ raktāt o aśa vijñeyā sarvajā pañcaviśati ‖ 28 ‖ tathā bāhyau punar dvau ca rogā a saptati sm tā ‖ 。

系，妙绝通神；语其六根，眼最称上。是以疗眼之方，无轻易尔。①

此处值得注意的是书名和编撰者。首先，从书名为《天竺经论眼》来看，说明当时认为该书是从"天竺"，即印度传入的，而编纂者陇上道人则是指佛教僧侣龙树。然而，此前的研究认为，虽然有胡僧出现，且从医论和药方来看明显是印度医学，但与龙树无关，陇上指中国甘肃地区，故陇上道人亦系甘肃人。②

但是类似主张难以站稳脚跟。这是因为原文内容和逻辑相当模糊，并没有点明陇上道人与胡僧的关系，即大部分研究对此都无确解，认为该书为胡僧传医后由陇上道人编纂而成，而事实上陇上道人编纂后传授给胡僧才属正解。若果真如此，这种关系能够成立吗？为此，弄清陇上道人为何许人才是当务之急。《圣惠方》云："似拨云而见日（指眼疾得愈——引者注），则龙上之功。"这无疑提供了重要线索。

《圣惠方》所言的"龙上"是指称眼科医的代名词——"龙树"，在借音的过程中，"陇上"和"龙上"很可能出现了不同的标记形式。③ 但即便如此，亦难以解释陇上道人居于齐州之记载，从齐州通常指中央地区来看，仅能推测是否将"印度中央"译成了齐州。对此，需要更为缜密的考察，在难以获取相关资料的情况下难有定论，但可以肯定的是，被描述为陇上道人的龙树，其医学论经胡僧传入了中国。

《天竺经论眼》强调人体诸器官中眼睛最为珍贵，六根之中眼睛亦占有重要位置，因此治疗眼睛的药方非常重要。陇上道人传授给胡僧的医学论是以印度医学之根本——四大论为基础的，而眼睛在地水火风四大中属水。④

---

① 《外台秘要》卷二十一《天竺经论眼序一首》，《中国医学大系》（4），台北：商务印书馆，1990。以下不再一一说明。

② 马伯英、高晞、洪中立：《中外医学文化交流史》，〔韩〕郑遇悦译，首尔：电波科学社，1997，第181页。

③ 《佛说如来不思议秘密大乘经》（《高丽大藏经》K1486，https://kabc.dongguk.edu）经卷第一提到大乘佛教诸菩萨，如龙喜菩萨、龙上菩萨、龙树菩萨等，当时极有可能混为一谈，将龙树称作龙上。

④ 《外台秘要》卷二十一《叙眼生起一首》："谢道人曰：夫眼者，六神之主也；身者，四大所成也。地水火风，阴阳气候，以成人身八尺之体。骨肉肌肤，块然而处，是地大也。血泪膏涕，津润之处，是水大也。生气温暖，是火大也。举动行来，屈伸俯仰，喘息视瞑，是风大也。四种假合，以成人身，父母精血，实斯增长而精成者也。"

在属水的眼睛表面覆有一层轻薄透明的膜，可起保护作用。因此，该书批判了时人"谓眼有珠"之见解，认为观察活着的鱼和其他动物的眼睛时，皆若水也，但在死后或被加热时眼睛则变坚硬，应对此加以准确分辨。①

不仅如此，《外台秘要》对于眼睛结构的认识也很深入，指出虽然眼白有三层水膜不易损伤，但眼珠仅有一重水膜，轻触亦可造成伤害。批评或七或五之说皆为妄言，强调眼睛精微，水映轻薄，易染诸疾，故学医之人必得慎之又慎，以免伤及眼睛。同时指出眼睛若有症状应尽早治疗，初期容易治疗，但久而久之，根盘四布，成为顽疾，则难医治。②

上述认识，即便从现代医学解剖学的知识来看，也大体准确。同时，相当于眼白的眼球后部由巩膜、脉络膜、视网膜组成，相当于眼珠的眼球前部由角膜组成，而大部分由水分组成的胶状组织——晶状体占据了眼球的大部分，这些认识也很到位。据此可知书中积累了相当程度的眼部解剖学知识，这在以往的医书中并无类似记载，可视为源自印度的眼科医学理论。③

同时，关于治疗的原则，该书主张："身禀四大，性各不同，是以治者，证候非一。冷热风损，疾生不同，伤劳虚实，其方各异，宜应察其元起，寻究本根，按法依源，以行疗救，不得谬滥措方，以干姜疗，热毒之眼，以冷水疗，风寒之目，非直冷热无效，盖亦致患。"④ 接着记述了眼睛出现的症状和病名，尤其论述了金针拨障术，具体如下：

---

① 《外台秘要》卷二十一《叙眼生起一首》："其眼根寻无他物，直是水耳。轻膜裹水，圆满精微，皎洁明净，状如宝珠，称曰眼珠，实无别珠也。黑白分明，肝管无滞，外托三光，内因神识，故有所见。凡人不解，谓眼有珠，喻若鱼之被煮，此事不然。夫鱼畜水陆之有目者，悉皆是水，无有别珠，直以汤火煎煮，水凝结变自成珠，但看生鱼未被煮炙，岂有珠义，直置死鱼，水已凝浓，论其活者，水亦轻薄。"
② 《外台秘要》卷二十一《出眼疾候一首》："谢道人曰：夫人眼白睛重数有三，设小小犯触，无过伤损。但黑睛水膜止有一重，不可轻触，致败俄顷，深可慎之！凡人不究，谬据多重，或七或五，此皆是其妄说，一家成言耳。然眼之精微，水映轻薄，无所堪耐，易致诸疾，故学疗之者，事须安审，不可粗疏，恐致毁伤。患眼之家，自须谨慎，诸所禁忌，悉不应犯。若觉有疾，即宜早疗，当及其初，根脚未立，则易驱遣。若其久后，根盘四布，既成痼疾，虽复行疗，极难成效。"
③ 在中国传统医书中鲜有阐述类似的眼睛解剖学的知识，这一点也颇有意义。但令人惊讶的是，以往研究却并未对此予以关注。
④ 《外台秘要》卷二十一《出眼疾候一首》。

> 眼无所因起，忽然膜膜，不痛不痒，渐渐不明。久历年岁，遂致失明。今观容状，眼形不异，唯正当眼中央小珠子里，乃有其障，作青白色。虽不辨物，犹知明暗三光，知昼知夜。如此之者，名作脑流青盲。眼未患时，忽觉眼前时见飞蝇黑子，逐眼上下来去。此宜用金篦决。一针之后，豁若开云，而见白日。针讫，宜服大黄丸，不宜大泄。此疾皆由虚热兼风所作也。①

据此可知，眼睛正中央变成青白色，无法区分事物，这种症状就是脑流青盲，乃热和风所致，用金篦或金针治疗，如拨云见日，即可痊愈。但陇上道人并未进一步说明具体该如何治疗，故详情无以获悉。虽然关于金篦术的手术方法有可能尚无定论，② 但也可能因金篦术与王焘主要研究的治疗方法存在差异而未被收录。

关于陇上道人编纂《天竺经论眼》的时间，因缺少记载而难以判断。630 年编撰的《千金方》中未有《天竺经论眼》的内容，因此一般认为其可能成书于《千金方》至王焘编撰《外台秘要》期间。也有观点认为当时介绍的《天竺经论眼》增补改编后即《龙树眼论》。③

实际上，《天竺经论眼》后半部分不仅出现了《千金方》的内容，还引用五行以试图说明眼疾。④ 不过，《千金方》的处方介绍可能本为《天竺经论眼》的作者所述，但也有可能是传给王焘的信息夹杂了这些内容，抑或为王焘编撰《外台秘要》时自行加入。同时，考虑到佛教医学著述大量涌现主要在唐代以前这一事实，王焘也应难以照搬前人观点。⑤

---

① 《外台秘要》卷二十一《出眼疾候一首》。
② 这从后文要讨论之杜牧所记眼疾治疗中可以看出。在其记录中出现的两位医生没有一人明确说出治疗的前提条件，因此，极有可能当时还没有完全确立治疗内障的禁忌术。
③ 陈明举：《眼科文献初考》，《山东中医学院学报》1981 年第 4 期，第 48 页。
④ 《外台秘要》卷二十一《眼将节谨慎法一首》："谢道人曰：《五行》云，肝者，眼家之根本。此乃一家之同类而言，其实五藏六腑，悉皆相连，故欲疗眼，而审其虚实，察其出起，既识病源，宜先作内疗，汤丸散煎，事事分明，既服诸药，便须依方谨慎。凡欲疗眼，不问轻重，悉不得以风霜、雨水、寒热、虚损、大劳，并及房室、饮食禁忌，悉不得犯。若虚劳冷者，宜服补肝丸，出《千金翼》第十卷，十五味，在此卷下也。"
⑤ 从保守的观点来看，王焘介绍的《天竺经论眼》与《龙树眼论》应有直接关系，著述时间也可上溯至魏晋南北朝。

二 《龙树眼论》与《医方类聚》

(一) 唐宋时期的眼科治疗与《龙树论》

如果说印度的眼科医学是通过《天竺经论眼》引介到中国，那么当时《天竺经论眼》在中国的影响力如何呢？《外台秘要》论"眼疾"的开篇即引《天竺经论眼》一书，足见其影响之大。其影响力在唐代的记载中尤为突出。最广为人知的当属唐代著名诗人白居易（772~846）和刘禹锡（772~842），他们传世的诗中讨论了眼疾之苦、享有印度眼科医学精髓美誉的《龙树论》，还提到了金篦术。

白居易40岁时染有眼疾，55岁时视力减弱，情况日渐严重。他明知自己的眼疾已成痼疾，无法治愈，但并未因此放弃，依然遍寻良策。《龙树论》就属其一，他为从中求觅良方而苦心钻研。其《眼病》一诗描述，为治疗眼疾，他曾服用决明丸，但效果不佳。最终无计可施，最后的希望就是金篦术。① 此金篦术即下文将要考察的经《龙树眼论》而流传于世的内障外科手术方法。② 该手术似乎主要由自印度来的僧侣操作，因为刘禹锡曾作诗报答为其操作金篦术的婆罗门僧。③

杜牧（803~852）较之略晚，其记载虽未直接提到《龙树论》，但详细说明了被视为基于《龙树论》的治疗方法——金篦术。杜牧的弟弟杜顗自幼体弱多病，因内障而视力减弱，相关治疗亦有记录。据记载，836年，杜牧任御史，弟杜顗任锁海军幕府吏，次年杜顗的眼睛视物突然开始变暗。当时殿中侍御史韦楚老引荐了著名的眼医石公集，称其是神医，在剑南少尹姜沔失明时曾施针医治。于是杜牧迎其至扬州（现江苏省扬州市）禅智

---

① 《全唐诗》（台北：宏业书局，1977）卷四百四十七《眼病二首之二》："案上谩铺龙树论，盒中虚捻决明丸。人间方药应无益，争得金篦试刮看？"
② 中国流行金篦术的事实与唐诗中的记载参考马伯英、高晞、洪中立《中外医学文化交流史》，〔韩〕郑遇悦译，首尔：电波科学社，1997，第200~209页。
③ 《全唐诗》卷三百五十七《赠眼医婆罗门僧》："三秋伤望眼，终日哭途穷。两目今先暗，中年似老翁。看朱渐成碧，羞日不禁风。师有金篦术，如何为发蒙。"

寺为弟医治。① 石医曰：

> 是状也，脑积毒热，脂融流下，盖塞瞳子，名曰内障。法以针旁，入白睛穴，上斜拨去之。如蜡塞管，蜡去管明，然今未可也。后一周岁，脂当老硬，如白玉色，始可攻之。某世攻此疾，自祖及父，某所愈者，不下二百人，此不足忧。②

次年冬，石公集再次确认杜颛的状态后，称明年春方可手术，之后杜颛眼状果与其前年所说一致，杜牧似才心安。于是，第二年春四月始做手术，九月复又行之，但全无效果。③ 此后，杜牧见到了虢州庾使君，后者向其介绍了两位眼医：一位是此前给其弟治疗过的石公集，另一位是周达（周师达），乃石公集之姑表兄弟。周达不仅比石公集老练，庾使君也为周达所医，遂让杜牧前去拜访。④ 于是杜牧去见周达，但消息并不喜人：

> 周见弟眼曰："嗟乎，眼有赤脉，凡内障脂凝，有赤脉缀之者，针拨不能去赤脉，赤脉不除，针不可施，除赤脉必有良药，某未知之。"是石生业浅，不达此理，妄再施针。周不针而去。⑤

---

① 《樊川文集》（商务印书馆，1929）卷十三《上宰相求湖州第二启》："文宗皇帝，改号初年，某为御史，分察东都，颛为锁海，军幕府吏。至二年间，颛疾眼暗，无所睹故。殿中侍御史韦楚老曰：同州有眼医石公集，剑南少尹姜泂，丧明亲见，石生针之，不一刻而愈，其神医也。某迎石生至洛，告满百日，与石生俱东下见病弟于扬州禅智寺。"类似内容在《樊川文集》卷六和《唐故淮南支使试大理评事兼监察御史杜君墓志铭》中亦略有述及。
② 《樊川文集》卷十三《上宰相求湖州第二启》。
③ 《樊川文集》卷十三《上宰相求湖州第二启》："其年秋末，某载病弟与石生，自扬州南渡入宣州幕。至三年冬，某除补阙，石生自曰：'明年春，眼可针矣。'视瞳子中脂色玉白，果符初言……其年四月，石生施针，九月再施针，俱不效。"
④ 《樊川文集》卷十三《上宰相求湖州第二启》："五年冬，某为膳部员外郎，乞假往浔阳，取颛西归。颛固曰：'归不可议，俟兄愊所之而随之。'会昌元年四月，兄愊自江守蕲，某与颛同舟至蕲。某其年七月却归京师。明年七月出守黄州，在京时诣今虢州庾使君，问庾眼状，庾云：'同州有二眼医，石公集是一也，复有周师达者，即石之姑子，所得当同，周老石少，有术甚妙，似石不及。某尝病内障，愈于周手，岂少老间工拙有异。'某至黄州，以重币卑辞致周至蕲。"
⑤ 《樊川文集》卷十三《上宰相求湖州第二启》。

此后，杜牧也尝试过各种方法，但最终只能放弃。此处首先值得关注的是，公元8~9世纪中国已经多次实施了眼部手术，与此同时，还出现了专门治疗眼睛的医生。虽然没有说明治疗方法和治疗依据的医书名称，但确为《天竺经论眼》和《龙树眼论》等医典中提到的手术方法。[1]

并且，这一手术技法似乎作为家族传统进行延续。之前为杜颛进行治疗的眼医石氏和朱氏是亲戚，石氏亦强调自己的医术为祖父和父亲所授，从这一点来看更是如此。以家学形式传授医学当属这一时期的普遍现象。[2]

《龙树眼论》在中国史籍中有明确记载的是在宋代。《宋史·艺文志》中明确记载有《龙树眼论》一卷，且宋朝医官教育课程也包含了《龙树论》。[3] 此处所言《龙树论》可能即指《龙树眼论》，因为在《宋史》的记录中，除《龙树眼论》以外，并无其他含有龙树名称的医书。

成为医官教育科目，这意味着唐代流行于民间的眼科治疗被纳入了体制，从这一点来说具有重要意义。此外，这一规定颁布于神宗时期（1067~1085年在位），据记载为1078年至1085年颁布。[4] 宋代太医局的教育科目分为方脉科、针科和疡科，其中，方脉科以《素问》《难经》《脉经》为大经，以《巢氏诸病源候论》（下称《巢氏病源》）、《龙树论》、《千金翼方》为小经。《龙树论》已成为极具影响力的医典，其地位几近于《诸病源候论》和《千金方》在中国医学上的地位。

这反映出国家积极参与以《龙树论》为代表的眼科治疗，并将其纳入医学教育，其相关内容变得日渐重要。这是在《龙树论》医学知识的效用获得认可，且其为社会广泛需要已形成共识的基础上才有可能的。在此需

---

[1] 对于《龙树眼论》中提出的治疗法与石公集或周达所说的治疗法在结构上的相似之处，应首先依据《龙树眼论》相应部分的文献批评版本，同时对照印度《妙闻本集》的典据，澄清内容上的不明确之处。对此拟另撰文详述。

[2] 魏晋南北朝时期徐文伯家族的医学继承当属典型。参见《李濂医史》，俞慎初审定，俞鼎芬等校注，厦门：厦门大学出版社，1992，第39~42页。

[3] 《宋史》卷一百五十七《选举志三》："医学，初隶太常寺，神宗时始置提举判局官及教授一人，学生三百人。设三科以教之，曰方脉科、针科、疡科。凡方脉以《素问》《难经》《脉经》为大经，以《巢氏病源》《龙树论》《千金翼方》为小经，针、疡科则去《脉经》而增《三部针灸经》。"

[4] 《太医局诸科程文格》卷九《太医程文》："考宋史，医学初隶，太常寺元丰间，始置提举判局，设三科以教之。"《中国医术大系》（11），台北：商务印书馆，1990。

要考虑到的是，这一过程需要相当长的时间，并非一蹴而就，特别是在国家公认其为重要医书之前，应该是考虑了各种临床结果。这样说来，《龙树论》或《龙树眼论》作为一种医书在中国得到普及，应较此时期更早。白居易将《龙树论》入诗一事一定是在这样的社会历史背景之下才成为可能的。

但当时《龙树眼论》为何失传，具体情况仍难以掌握。对此，宋代编纂的《圣惠方》提供了一个线索。《圣惠方》全书达100卷，由王怀隐、陈昭遇等人奉宋太宗之命编撰，自982年起至992年止，前后历时10年。该书广泛收集宋代以前的药方，同时汇编民间流行的处方，分1670门，录方16834首。①

《圣惠方》卷三十二、卷三十三所载有关眼科的内容中，有述如下：

> 凡学针开，然须审细，辩其证候，明其浅深，脱或不晓病源，未达机要，妄行针药，遂致损伤，深可戒也。傥或尽穷旨趣，洞别纤微，如启蚌以呈珠，似拨云而见日，龙上之功，于兹可得矣。②

作为《眼内障论》的篇末部分，上述引文强调欲从医者需认真学习，准确掌握病根和治疗方法。又云唯此方可实现"龙上之功"，此处龙上显然指龙树。并且，《外台秘要》引《天竺经论眼》有言著书之陇上道人，龙上与其抑或有密切关系。

如果当时《龙树论》已成为医官的教学科目，则证明其一直流传至11世纪后半期，因此编纂《圣惠方》时亦可能参考了《龙树论》。只是《圣惠方》虽然整理了宋代以前的医方，可惜并未注明出处，因此难有定论。另外，从文中有"又云"之表述来看，除《龙树论》外也可能引用其他医书，或即便引用《龙树论》，也并非全盘照搬，很大可能是分散摘录。据此，可做出两种假设。

《圣惠方》眼科卷所云，或重新整理自当时所存之《龙树眼论》，或虽以其他医书为基础整理而得，但想借用龙树之权威。在这两种假设中，前

---

① 〔韩〕洪元植：《中国医学史》，首尔：东洋医学研究院，1993，第152页。
② 出自《医方类聚》（延世大学藏本）卷六十四《眼门一》之《圣惠方·眼内障论》。《太平圣惠方》卷三十三和《眼内障论》亦有类似记载。

者的可能性更大。因为此前的医书中全然不见《圣惠方》中所言之金针术。据目前研究，介绍金针术的记载仅见于《天竺经论眼》和《圣惠方》两部医典。

并且《圣惠方》中详细记载了金针术的实际方法，比《天竺经论眼》更为详细，考虑到此不得不想起《龙树眼论》一书。《圣惠方》将《龙树眼论》与流传至宋初的各种医书一同作为重要的参考典据，只是问题在于难以确定哪一部分出自《龙树眼论》。同时，考虑到11世纪后半期《龙树论》成为医官教学科目这一事实，不难推测，到这一时期为止一定存在《龙树眼论》，《圣惠方》应大量参考了该书。

（二）《龙树眼论》的传承与《医方类聚》的编纂

宋代眼科专门医书大量涌现，除《龙树眼论》外，仅《宋史》中有记载的就有《刘豹子眼论》一卷、《小儿眼论》一卷、《针眼钩方》一卷、穆昌绪著《疗眼诸方》一卷、刘皓著《眼论审的歌》（或云《眼论准的歌》）一卷等，[1] 可见时人对眼科医学需求之旺盛。其中最具代表性的当属《龙树眼论》。因此，继承《龙树眼论》的诸多名目的医书也同时出现。这种情况明显体现在宋徽宗政和年间（1111~1118）编纂、金世宗大定年间（1161~1189）刊行的《圣济总录》中：

> 世之专治者甚多，载在方册，不可概举。大抵以龙木为师法，龙木内障二十有三，可以针者一十有二。[2]

据其记载，专治内障之医者虽多，手术方法亦纷繁多样，即便如此，《龙木》依然被高度评价为首要的典范。此处所说的《龙木》中列有内障23种。在流传至今的书籍中，《秘传眼科龙木论》整理了内障23种、外障49种，由此来看，《圣济总录》所言《龙木》为《秘传眼科龙木论》当无误。

---

[1] 《宋史》卷二百七《艺文志六》，中华书局，1985。
[2] 《圣济总录》卷二百一十二《眼目门》"内障眼针后用药"，台北：华岗出版有限公司，1978。以下不再一一说明。

另外,《圣济总录》的编纂者在内障部分即便阐明理论和处方,也不言金针术,原因在于《龙木论》中已有明确说明,参照足矣,有述如下:

> 障有内外,翳有浮沉,或浅或沉,可治不治,《龙木论》载之详矣。世之俗工往往以钩割针镰熨烙之法,取快一时,曾不知此法,不慎反致盲翳。①

《圣济总录》的编纂者偏不提金针术,只言《龙木论》所载详细,参照足矣。随着唐宋眼科医学,尤其是金针术的流行,以《龙树论》为首,出现了种类繁多的眼科著述,特别是专门讨论内障和外障的《秘传眼科龙木论》类似形态的医书。

与之相似,在朝鲜具体提及《龙树眼论》书名和内容的是世宗主导编纂的《医方类聚》一书。当然,在此之前,891年日本出版的《日本国见在书目录》所引医书中已出现了《龙树菩萨眼经》一书,《医心方》也称其为《龙树方》《眼论》,表明《龙树眼论》等系列书籍已在日本流传。②特别是984年日本丹波康赖(911~995)编纂的《医心方》卷五集中讨论了眼科,在引用的《巢氏病源》、孙思邈所著《千金方》、葛洪所著《葛氏方》(即《肘后备急方》)等医书中,有被认为是《龙树眼论》的《眼论》一书,其对清盲和肤翳的治疗方法有述如下:

> 《眼论》云:夫人若眼,无所因起,忽然幕幕,不痛不痒,渐渐不明,经历年岁,遂致失明,今观容状,眼形不异,唯正当眼中央小瞳子里,乃有障障暧暧,作青白色,虽不别人物,要犹见三光,知昼知夜,如此者名曰清盲。此宜用金钗决之,一针便豁然,若云开见日也,针竟便服大黄丸,不宜大泄。疾皆从虚热,兼风所作也。
>
> 又云:夫清盲之为病,发在于内,有障状似凝膏,大如楮子,浮在眼内,游泊水中,正障瞳子,既在眼里,散药膏煎,所不能及。愚

---

① 《圣济总录》卷二百一十一《眼目门》"瞖膜遮障"。
② 马伯英、高晞、洪中立:《中外医学交流史》,〔韩〕郑遇悦译,首尔:电波科学社,1997,第78~83页。

医无知，谓呼在外，或傅煎散，或复扫刮，假道虚谈，托辞妄说，从施千方，竟不收一，虽复卢医起骨，华他解聪，此皆偏学一边，各善一术。至于清盲内障，则自拱手。①

前半部分内容与《天竺经论眼》一致，同时也与《医方类聚》相同，后半部分内容则未见于《天竺经论眼》和《医方类聚》。或许可以认为，10～11世纪东亚有许多版本的《龙树眼论》。② 总之，980年编纂的《医心方》中记载了《龙树眼论》，从这一点来看，与宋朝交流频繁的高丽也极有可能流传有《龙树眼论》。③

虽然没有明确记载表明《龙树眼论》流传至高丽之后的朝鲜，但众所周知，高丽时有大量中国医书传入，其中大部分都为朝鲜所传承。④ 关于中国医书的传入，高丽宣宗八年（1091）李资义曾作为遣使前往宋朝，其回国呈文可作线索：

（李资义等还自宋，奏云：）帝闻我国书籍多好本，命馆伴书所求书目录，授之。乃曰：虽有卷第不足者，亦须传写附来。⑤

时宋所求书册达130余种，其中还包含了大量医书：《古今录验方》五十卷、《张仲景方》十五卷、《深师方》九卷、《黄帝针经》九卷、《九墟经》九卷、《小品方》十二卷、《陶隐居效验方》六卷、《桐君药录》二卷、《黄帝太素》三十卷、《名医别录》三卷等。其中，也不乏《张仲景方》《黄帝针经》《黄帝太素》等广为人知的医书，但主要不是因为这些

---

① 〔日〕丹波康赖：《医心方》卷五《治目清盲方第十四》，北京：人民卫生出版社，1996，第125～126页。
② 高文铸：《〈医心方〉引用文献考略》，〔日〕丹波康赖：《医心方》，高文铸等校注研究，华夏出版社，1996，第786页。
③ 高丽时期的文学作品体现了眼病与《龙树眼论》的相关性，而日本12世纪后半期的《病草子》中也很形象地描述了《龙树眼论》中的手术方法。虽有画家土佐光长作画，并有兼好法师作注，但手术仍未成功。上述内容详见〔韩〕李贤淑《高丽日常生活中的疾病与治疗——以眼科、皮肤科、齿科疾患为中心》，《温知论丛》2008年第20期；〔日〕酒井シヅ《病か语る日本史》，东京：讲谈社，2002，第101～102页。
④ 〔韩〕李京录：《高丽时期医疗的形成与发展》，首尔：慧眼，2010。
⑤ 《高丽史》卷十《世家十》"宣宗辛未八年六月"，首尔：亚细亚文化社，1983。

医书宋朝没有留存下来，而是为了确认是否有其他版本。尽管如此，从中仍可看出高丽时有大量中国医书传入，且多数医典版本质量上乘。

由此来看，《龙树眼论》极有可能在此时期已经传入。尤其值得注意的是，从宋所求书目来看，有相当部分是编纂后历时较长的医书。其中大部分医书可在《隋书·经籍志》中得到确认，如《张仲景方》《深师方》《黄帝针经》《小品方》《陶隐居效验方》《桐君药录》《名医别录》等。[1] 其中，《桐君药录》《黄帝针经》《张仲景方》等成书具体时间虽然完全无法确定，但可以推测《深师方》是魏晋南北朝时期经佛教而传入的。深师指宋齐僧人"沈"，据载其尤善医脚气，收集支法存等医家著述，编纂《深师方》达30余卷。[2] 此外，考虑到梁代陶弘景所著《陶隐居效验方》和《名医别录》也包含在内，可见高丽前期与中国的医学交流已经非常活跃。[3]

传入高丽的医书被朝鲜承袭，[4] 同时朝鲜初期在国家主导下，通过与中国往来也输入了多种医书。以此为基础，在第四代王世宗的授命下，朝鲜编撰了《医方类聚》，其中收录了《龙树眼论》。世宗在科学技术方面尤其重视医学与天文学，世宗二十七年（1445），除了《医方类聚》，朝鲜还同时编撰了整理天文书籍的《诸家历象集》。[5] 世宗对医学的兴趣极为浓厚，曾规定在宫内国王出席之所讲读医书，并为医学在制度层面进一步发展奠定了基础。[6]

其时，世宗试图研究中国古代制度，构建与性理学这一建国理念相匹

---

[1] 《隋书》卷三十四《经籍志三·子·医方》，中华书局，1973。
[2] 《太平御览》卷七百二十四《方术五·千金方序》："僧深，齐宋间道人，善疗脚弱气之疾，撰录支法存等诸家医方三十余卷，经用多效，时人号曰深师方焉。"〔日〕兴膳宏、川合康三：《隋书经籍志详考》，东京：汲古书院，1995，第694页。
[3] 参见〔韩〕李京录《高丽时期医疗的形成与发展》，首尔：慧眼，2010。
[4] 《太宗实录》卷二十四"太宗十二年（1412）八月十二日（甲子）"，《朝鲜王朝实录》(1)，首尔：国史编纂委员会，1970。当时春秋馆收藏的医书交内药房保管，春秋馆所藏医书是自高丽流传下来的。
[5] 《世宗实录》卷一百七"世宗二十七年（1445）三月三十日（癸卯）"，《朝鲜王朝实录》(4)，首尔：国史编纂委员会，1970。以下不再一一说明。
[6] 《世宗实录》卷十一"世宗三年（1421）四月八日（庚子）"："上患医不精其业，命前直长李孝之等数人始读医书于禁内。"

配的理想国家体制，在这一计划下，当时最优秀的学者——集贤殿学士投身其中，不断提高医学研究水平，同时优先编纂国家运营所急需的医书。① 具体言之，刊行继承高丽乡药论的《乡药集成方》和产科专著《胎产要录》，同时为整理医学知识，世宗于1437～1439年派使臣和译官到北京广泛搜集整理由《内经》至当时的医书，编纂成《医方类聚》365卷。②

《医方类聚》卷六十四眼门开篇即整理引用《龙树眼论》之内容，然而编纂者是否真看过《龙树眼论》？对此，值得注意的是《医方类聚》中所录《圣惠方》之内容。二者虽有大量篇幅较为相似，但在个别方面亦有差别。《圣惠方》言眼睛结构与《天竺经论眼》相同，皆云眼有轻膜裹水，是故皎洁莹净，却易致其损。③ 另外，在介绍内障时也有与《龙树眼论》极为相似的记载，如前文所述，若内障治疗得当，则可实现"龙上之功"。④

《龙树眼论》与《诸病源候论》《千金方》虽多有不同，但与看似引用《龙树论》的《圣惠方》有相似之处。然而，值得注意的是，《医方类聚》的编纂者试图对其进行明确区分。虽然不清楚究竟是通过高丽流传下来的医书接触的，还是通过与中国的交往而接触的，但可以肯定的是，《医方类聚》编撰者实际上应看过《龙树眼论》。有鉴于此，下文拟考察《医方类聚》中所录《龙树眼论》的具体内容。

---

① 参见〔韩〕韩亨周《朝鲜世宗时期古制研究考察》，《历史学报》1992年第136期。通过以下资料可大体了解世宗时期旨在整顿国家体制而开展的古制研究和书籍编纂的状况。《世祖实录》卷十七"世祖五年（1459）九月四日（癸未）"："臣伏承御书，反覆寻思《治平要览》一书，实史家之大全而前昔所无之规模也。我世宗右文兴儒，留心载籍，凡所证定之书非一如《资治训义》《纲目训义》《左传》《韩柳文》《杜诗注解》《大小丝纶集》《兵要》《三纲行实》等书，非一然有关于治体而为后嗣之所观监者，一则《训义》二书，一则《治平要览》也。"
② 关于《医方类聚》编纂的代表性研究参见〔韩〕安相佑《关于〈医方类聚〉的医学史研究》，博士学位论文，庆熙大学，2000。
③ 《太平圣惠方》（首尔：翰成社，1979）卷三十二"眼论"："眼者，唯轻膜裹水，水性清澄，不耐纤埃，易致其损，皎洁莹净，无与鉴明，贵若宝珠，故号为眼珠也"。
④ 《太平圣惠方》卷三十三"眼内障论"："似拨云而见日，则龙上之功，于兹可得矣。"

三 《龙树眼论》中的医学论与金针术

（一）《龙树眼论》中的眼科医学

《医方类聚》卷六十四以《龙树菩萨眼论》为题，其下依次介绍眼疾因起、谬误失理、应伏宜治、析理戒约、开内障眼用针法、钩割及针镰法、疗眼后禁忌慎护、治小儿眼条例等8个条目30种眼疾的区分及治疗方法，并援引《诸病源候论》说明30种眼疾症候，次引《千金方》阐述了眼疾病因和经脉的关系，继而叙述《灵枢》和《素问》中出现的有关眼疾的起因和鉴别，并重新整理了《圣惠方》中有关眼科的处方。

而此处应注意的是《龙树眼论》出现在《诸病源候论》之前。这与《龙树菩萨眼论》，即《龙树眼论》的编纂时期有关，因此非常重要。编撰《医方类聚》的学士在《医方类聚·凡例》篇首曾指明编辑原则，具体如下：

> 一、诸方以世代先后分门编入，不分细目。如风门，《金匮方》毕书后，继书诸方风门。[1]

条目虽短，编纂者却依此编撰了《医方类聚》。在"凡例"之后的"引用诸书"中，亦按时间顺序排列历代医书。然而在以《素问》《灵枢》为首整理的引用目录中，《龙树菩萨眼论》紧跟《王叔和脉诀》和《王氏脉经》之后，并位于《巢氏病源》和《千金方》之前。这可以理解为《龙树眼论》成书时期晚于《王叔和脉诀》和《王氏脉经》，但早于《巢氏病源》。且卷六十四眼门中《龙树眼论》亦在《巢氏病源》之前，与"凡例"一致。

《王叔和脉诀》和《王氏脉经》被认为是王叔和所撰《脉经》之异本，王叔和为魏晋名医，西晋时曾任太医令。另外，《巢氏病源》指巢元

---

[1] 见《医方类聚·凡例》。

方所著《诸病源候论》一书，该书完成于隋炀帝大业六年，即610年。因此，《医方类聚》的编撰者认为《龙树眼论》成书于4~7世纪上半叶。《医方类聚》的参编者是当时文人中地位最高的，且其中大部分学士都多次参与过医书编纂，故此判断一定慎之又慎。①

若此，《医方类聚》所引《龙树眼论》的具体内容及特征如何？笔者将围绕《医方类聚》所引内容中的眼疾因起、谬误失理、应伏宜治、析理戒约、内障治疗等展开研究，并在之后考察《龙树眼论》中最为重要的金针术。

《医方类聚·眼门》首条即考察"眼疾因起"，并云眼疾主要为热风所致，若欲治疗应准确掌握病因，并通过几种症状指出区分方法：

> 凡眼疾因起，其状数般，或热或风，有实，时劳乍损，变各不同。所谓医治者，须识元本。夫眼赤肿者，虚热患之，瑛瑛不明，是风并热，黑花乱眼，肝肾俱劳，久视用精，须知乏眼，患后起早，遂乃生花，上下状若蝇飞，散如悬发，并为劳也。②

基本原因除热风以外，还有疲劳和外部损伤等，也有肝肾不能维持正常功能。这不仅与中国传统医学一致，在很大程度上也和印度医学的理解方式相同。《妙闻本集》认为风、胆汁、黏液三体液这种人体致疾的主要因素如果不调和，或某一体液发生问题就会引起眼疾。此外，受阳光或热量影响，突然有水流入眼睛，长久凝视远处事物，过度流泪，或有烟尘、汗液等进入眼睛都会引起眼疾，大概给出了近20余种其他原因。③ 其中虽

---

① 虽然学界普遍认为《医方类聚》的"凡例"和"引用诸书"中所提医书并非完全按照年代顺序来排列，但一般认为《龙树眼论》早于《诸病源候论》，类似见解亦无妨〔〔韩〕安相佑：《关于〈医方类聚〉的医学史研究》，博士学位论文，庆熙大学，2000，第36~40页；〔韩〕崔桓寿、申舜植：《关于〈医方类聚〉引用书目的研究（1）》，《韩国韩医学研究院论文集》1997年第3卷第1期，第35~36页〕。并且，编撰《医方类聚》的朝鲜学者的见解最为重要，虽然难以获悉具体编纂标准，但至少反映了当时对医史学的理解，从这一点来看颇具意义。
② 《医方类聚》卷六十四《眼门一·龙树菩萨眼论·眼疾因起第一》。
③ 《妙闻本集》Uttaratantra I 26-27: uābhitaptasya jalapraveṣād dūrek a āt svapnaviparyayāc ca // prasaktasa rodanakopaśokakleśābhighātād atimaithunāc ca //26 / śuktāranālāmlakulatthāma ani eva ād vegavinigrahāc ca // svedād atho dhūmani eva āc ca charder vighātād vamanātiyogāt // bā pagrahāt sūk manirīk a āc ca netre vikūrān janayanti do ā //27//。

然也有属于因疲劳引发的条文，但难以找到肝肾引发眼疾的记载，仅能推测是中医知识部分渗透的结果。

接着，《龙树眼论》警告切勿不察原因就轻易治疗，同时还例示愚医、暴医、粗医肆意治疗之举。据载，愚医是指那些阙寻经论、唯据古方、不明病因、单靠一种药方行医者。书中还特别提醒要注意他们爱用性寒之药。暴医以物熨烙为能事，疼痛乃傅石胆。粗医则肆意妄为，清盲或将钩割，睛有小翳，便内钩之。①

上述诸医皆不能治愈疾病，最需要警惕的是固守个人经验，而不遵循以"经""论"②为代表的《龙树眼论》等医书的教诲。眼科需要非常细致的观察，分析病证，对症治疗，因此仅凭经验主义沿用单一的治疗方法是不安全的：

> 如此觅效，增剧更深，岂非不识病源，乏披经论，意切所疗，用手无凭，处置乖违，便成返害，损人眼目。愚医所伤，曾有患者，遇法得除，便即传授称验，递相承用，其疾却增，是为不解辨病状之数般，抄论岂能精熟。③

其下三章介绍眼疾治疗原则，首先言应分析症状之冷热，其次云施针手法轻重及用药原则。④ 同时特别讨论对于内障不能单凭施针治疗，需去

---

① 《医方类聚》卷六十四《眼门一·龙树菩萨眼论·谬误失理第二》："夫疗眼者，先须察其元起，寻究初根，案其本条，何虑不愈。常见愚医，阙寻经论，唯据古方，冷热虚实不明，虽准一方，何能疗于众疾。或以肝虚更泻，实则不宜，服冷药而长添寒性，热即不减温味。暴医将物熨烙疼痛乃傅石胆，粗医眼热，妄灸数疮，清盲或将钩割，黑花内发，便拟行针。脑热头旋，权将角撮，睛中小翳，便内钩之。瞳泡鳞以物揩刮，唐突损翳，散煎涂之，乍聚凝膏，以针铫决眦头息肉，傅药蚀销，膜入水轮，苦逼牵掣。"然则很难掌此时所言古方具体为何。

② 佛教传统对传承佛教的三藏进行区分，其中由佛陀亲自传授的内容为"经"，后世所著的说明性理论书目为"论"。虽然在佛教传统中也存在用语上的差异和内容理解上的多样性，但目前可以认为"经"是指（医学领域）权威文本，而"论"则指对前者进行理论阐述的文本。这种用语方式亦多见于佛教以外的其他印度传统中。

③ 《医方类聚》卷六十四《眼门一·龙树菩萨眼论·谬误失理第二》。

④ 《医方类聚》卷六十四《眼门一·龙树菩萨眼论·应伏宜治第三》："察理详审，应候集方，备说大宜，分析冷热，虚之与实，补泻具陈。针割浅深，亦论轻重；用药所主，各有相投；编纂者繁，以为规矩。"

除胸膈中的气体。这很可能是因为当时施针治疗内障的方法过于流行,故以此警示类似治疗常被忽视。又云,若青筋凸起可在护肝药的基础上再服用青箱和决明,① 若眼睛红肿可添加石胆,若眼睛遇风流泪可使用细辛。在内服药的使用方法之外,还介绍若长有息肉须用钩割,眼珠若有麩片或似云雾漂浮眼前应用液体药物治疗。② 在这些说明中,值得注意的是有对比波斯服药方法的记载:

> 朱砂、龙脑,明目抽风;虎珀、真珠,巧能磨翳;硇砂性热,乃有烂肉之功;石胆虽寒,方中用少(波斯之法与汉用药不同,若善调和,功能有验);黄连贯鼻,通得脑凉。③

此处值得注意的是要将黄连注入鼻子,使其进入大脑。黄连性寒,主要用于退烧,④ 将其注入鼻子是为缓解大脑发热之症候。此治疗方法用于因大脑发热所引起的内障。对此,将在讨论金针术时一同考察。

最后部分讨论分析眼疾病理时的注意事项。据记载,眼睛结构因与身体其他部位不同,非常轻薄,遂难医治,若有延误,则病情日笃。应按前文所述,悉知冷热,尽早从医,并根据患者的身体状况选择适当的疗法,尤其是对于年幼的孩子,更应小心治疗。⑤ 由此,另编小儿治疗一篇。《医方类聚》卷二百四十二《治小儿眼条例》强调成人和儿童治疗方法有异,

---

① 杜牧其弟就属此种情况。当时接诊的医生周达说,内障有赤脉时需先用药治赤脉,自己尚不知道,遂放弃医治。
② 《医方类聚》卷六十四《眼门一·龙树菩萨眼论·应伏宜治第三》:"内障之眼,非药能除,头旋眼花,岂行针妆?风暗,宜用镇肝,痛肿翳生,先须泻鬲,沙涩赤脉,乃加青箱、决明,烂痒多年,微添石胆,风冲泪出,细辛主之。有障时多宜驱宿热,眦头息肉,散点难消,膜起连睛,要须钩割,瞳人麸片,傅药可宜,仿佛浮云,时时点煎。"
③ 《医方类聚》卷六十四《眼门一·龙树菩萨眼论·应伏宜治第三》。丹波元胤很早就据此指出《龙树眼论》可能在隋唐时期就已在中国以外的区域流传。〔日〕丹波元胤:《医籍考》,北京:学苑出版社,2007,第531页。
④ 全韩韩医院校统一教材编纂委员会编《本草学》,首尔:永林社,2004,第221页。
⑤ 《医方类聚》卷六十四《眼门一·龙树菩萨眼论·枳理诫约第四》:"凡疗眼疾,不同余病,眼体轻薄,疗之尤难。苟或迟延,必当损败。先须细寻冷热虚实真知,久用经方,明闲药性,看其轻重,候疾其宜,体候察声,随状加减,伤劳长幼,将节各殊,风热不同,衰盛稍异,针钩镰割,悉有所宜,散煎汤丸,应患和合。小儿疗眼别有条章,若与大人同治,损悟尤甚。如此细委,始可施功,所疗必效,万无伤败。"

并引《小儿眼论》强调可在儿童成长过程中进行长期治疗。① 但无从得知当时所引的《小儿眼论》与《宋史》中所言的书目是否相同，同时很难确定《小儿眼论》是否最初就为《龙树眼论》所录。

但最重要的是，一旦出现症状就应尽早治疗：

> 眼若有患，须早疗之，不宜伤久，日深月远，根脚渐牢，所苦之人自须谨慎。内障之目，延日堪治，痛涩有花，最须早疗。此疾元本，皆因风热劳所伤。小儿未肯便医治，后发便重，风泪赤痒，亦卒未妨。头旋黑花，须臾失其双目，依轻救疗，效者益多。若信邪师，必致枉损，见之非一。②

书中继而通过 30 个治疗案例来说明多种眼疾，除内障外，还有绿盲、翳膜、雀目、倒睫眼、息肉、损翳等。特别是另辟专节详细阐述了用于治疗内障的金针术和息肉切除的方法，并附有多种药物疗法。

（二）内障与金针术

《天竺经论眼》中称，清盲"宜用金篦决，一针之后豁若开云而见白日"，但并未具体提及施术方法。不过在《医方类聚》摘引的《龙树眼论》和其后的《圣惠方》的引文中具体阐明了金篦术。通过比较引文可以看出两部医书描述的金篦术（或金针术）内容并无太大差异，但细微之处却明显不同，此外《龙树眼论》的治疗案例中还记载了 30 种症状及相应疗法。虽然不知道《医方类聚》的编纂者缘何会将两部医书内容相似的叙述摘录在一起，但其似乎认为《龙树眼论》更接近原型，所以按照自己制定的原则和著述年代顺序，先摘录了《龙树眼论》，然后重新记述了和《龙树眼论》相似但有一定差异的《圣惠方》。

关于本文要讨论的金针术适用的症状，《龙树眼论》中提到了内障和

---

① 《医方类聚》卷二百四十二《小儿四·龙树菩萨眼论·治小儿眼条例》："男十八已上始与大人同医，十三十四又共十岁殊别。或有愚医，疗眼不看大小，调和唯将一药，而救众痾，遇者微瘳，疾状不言长幼轻重，便用一概同治，节候失宜，枉瞎人目，此徒盖甚……小儿眼论，体长未定，纵重，已后三二年亦可治，不可傅药及火烙，与大人殊不同。"

② 《医方类聚》卷六十四《眼门一·龙树菩萨眼论·枳理诫约第四》。

绿盲。特别是在说明内障时,《龙树眼论》与之前的医书见解不同,并没有将内障称作清盲:

> 眼不痛不痒,端然渐渐不明,遂即失眼,眼形不异,唯瞳人里有隐隐青白色,虽不辨人物,犹见三光者,名曰内障,古方名清盲。非盲,今见其有翳如浆水色者,是瞳人岂得清盲者,以清净为义耳。①

内障翳膜形成之后,很难用汤药或其他各种药物治疗,最终还是要用到金针,其效果立竿见影,因此书中称"恰似拨云见日,片刻即愈"。不过,《龙树眼论》执意使用"内障"而不是"清盲"这一名称,是有明确的理由的。内障发展时没有疼痛等症状,而绿盲则会头晕、偏头痛,有时还伴随着鼻梁疼痛、眼睛干涩等多种症状。② 因此,尽管有这些症状上的差异,但若是将内障叫作清盲,清盲和绿盲的叫法还是可能造成混乱。进而言之,如果当时其他人无法区分这两个病名,则从侧面说明了《龙树眼论》的眼科知识向前迈进了一步。

内障根据症状的不同,名称各异,首先在《诸病源候论》中提到了肤翳、青盲等。肤翳是指脏腑之气到达眼睛后发生变化,感觉眼睛里有蝇虫一样的异物;③ 青盲指眼睛没有任何异常却看不到事物;④ 青盲和肤翳结合起来就是青盲翳。⑤ 另外,在《千金方》中,外障一般指称翳,翳也指热病后产生的翳,但指称时并未特别与其他症状进行区分。不过《千金方》

---

① 《医方类聚》卷六十四《眼门一·龙树菩萨眼论·辨诸般眼病疾不同随状所疗第一》。
② 《医方类聚》卷六十四《眼门一·龙树菩萨眼论·辨诸般眼病疾不同随状所疗第二》:"若眼初觉患者头微旋,额角偏痛,连眼眶骨,及鼻额时时痛,眼涩,兼有花睛时痛,是风兼劳热为主……古方皆为渌盲,初觉即急疗之。先服汤丸,将息慎护,针刺依法疗之。"
③ 《诸病源候论》卷二十八《目病诸候·目肤翳候》:"阴阳之气,皆上注受于目。若风邪痰气乘受于腑脏,腑脏之气,虚实不调,故气冲受于目,久不散,变生肤翳。肤翳者,明眼睛上,有物如蝇翅者即是。"《中国医学大系》(2),台北:商务印书馆,1990。以下不再一一说明。
④ 《诸病源候论》卷二十八《目病诸候·目青盲候》:"青盲者,谓眼本无异,瞳子黑白分明,直不见物耳。"
⑤ 《诸病源候论》卷二十八《目病诸候·目青盲有翳候》:"白黑二睛无有损伤,瞳子分明,但不见物,名为青盲,更加以风热乘之,气不外泄,蕴积受于睛间,而生翳似蝇翅者,覆瞳子上,故为青盲翳也。"

大部分病名是结合具体症状来指称的，比如书中提到"青盲远视不明""白幕覆瞳子，无所见"等，其中所说的青盲就相当于内障。①

相较其他医书，《外台秘要》中摘引的《天竺经论眼》对内障的种类进行了明确的划分。"眼无所因起，不痛不痒，渐渐不明，小珠子里，乃有其障，作青白色，虽不辨物，犹知明暗三光"，即脑流青盲。② 症状与之类似，但完全看不见，即黑盲；瞳孔翳膜若为绿色，则是绿翳青盲。③ 书中还称，患有时令病以后，眼内有白色障碍物则为翳，眼内长息肉则为肤障。④ 因此内障包括脑流青盲、黑盲和绿翳青盲，应该说区分青盲和绿盲就是从《天竺经论眼》开始的。

与此不同的是，《龙树眼论》中扬弃了"青盲"一词，使用了"内障"这一名称，并且明确了内障与绿盲的区别。虽然"内障"一词不见于《诸病源候论》等医书，但从前面两目内容来看，显然该词至少在唐代以前就已开始使用。在此，《龙树眼论》的成书时期可能会再次成为问题，但相比这点，笔者认为更值得注意的是印度眼科医学在中国医学体系内尚未得到完全的理解和应用的时代背景。

另外，《龙树眼论》中虽然明确区分了内障和绿盲，但却并未区分治疗方法，只说绿盲也要用针，此时使用的针法如下：

> 其内障有老有嫩。……老翳障用小针亦得，如薄嫩须大针，障浮去乌珠下针近，闭翳不牢，浮翳下针远，拨翳多破……定穴已讫，徐

---

① 《备急千金要方》卷十五《七窍病方·目病第一》。其中有"治热上出攻，目生障翳，目热痛汁出方""治目风泪出浮翳多脓烂方""治目热生肤赤白膜方""治热病后生翳方""治眼漠漠无所见方""青盲远视不明"等类似表述。这不是在规定症状时，而是在说明症状的治疗时说的，虽然有一定的局限性，但在使用青盲、翳等名称时，并没有太大的差异。其中还具体提到了《诸病源候论》中所未言及的白膜。

② 《外台秘要》卷二十一"出眼疾候一首"："眼无所因起，忽然膜膜，不痛不痒，渐渐不明，久历年岁，遂致失明。令观容状，眼形不异，唯正当眼中央小珠子里乃有其障，作青白色，虽不辨物，犹知明暗三光，知昼知夜，如此之者，名作脑流青盲。"

③ 《外台秘要》卷二十一"眼疾品类不同候一首"："谢道人曰：若有人苦患眼渐膜膜，状与前盲相似而眼中一无所有，此名黑盲。宜针刺服药。如瞳子大者，名曰乌风；如瞳子绿色者，名为绿翳青盲。"

④ 《外台秘要》卷二十一"眼疾品类不同候一首"："因时病后，得眼生白障者，此名为翳也……因病后生肉者，此为肤障也。"

徐进针，勿令过重，亦不得全轻，初且须轻，未入即重……若以入子，其眼即痛，若痛即停，少时待，痛歇，更渐渐进之，临过膜，痛即更甚，方便用意针过。自觉待痛定，可倒针向瞳人，与瞳人齐平，拨之向下，不得过重手也。①

扎针的部位是瞳孔，患者不仅会感到痛苦，还因为瞳孔非常敏感和纤薄，施术者一旦出现失误，患者就有可能失明。因此，这样的施术需要非常精细的手法，最终掌握这一高超技术的医生也寥寥无几。因此，《圣惠方》中指出必须由专门的医生施术，《乡药集成方》中则直接摘引了这句话，可见其难度。②

在上面的叙述中，非常清晰地梳理了内障的手术方法。简而言之，就是说施术时应根据内障发病时间来选择金针的大小，根据内障的位置来确定扎针的部位。内障发病已久宜用细针，发病不久则用粗针。另外，如果内障浮于瞳孔上方，则在内障附近扎针；如果内障在瞳孔深处，则需在远处扎针。开始扎针时会感到疼痛，需要扎到不再感到疼痛的深度。之后将针放平，放到与瞳孔平行后，将混浊的晶状体拖动到眼球后方，使其脱落。③ 其他医书中没有说明扎针到底要扎到什么程度，而《龙树眼论》却非常准确地传达了这一点，这正是其独特之处。④

---

① 《医方类聚》卷七十《眼门针灸·龙树菩萨眼论·开内障眼用针法》。
② 正因如此，《太平圣惠方》卷三十三"治眼内障诸方"建议请专业医生治疗，而《医方类聚》的编纂者对此并未记述。或因并无具体内容，故直接引用《乡药集成方》加以叙述。《乡药集成方》卷三十一《眼门·眼内障》："《圣惠方》论曰：'夫眼生内障者，不疼不痛，无泪无眵细，观如薄雾之形，久视若轻烟之状。飞蝇散乱，悬蟢虚空，本因肝藏之中，停留风热，致使瞳人之内，结聚昏朦，累日加增，经年转盛。或乃心神惊恐，情绪悲愁，脑脂下结于乌轮，瞖觉则便服汤丸，无不痊退。稍缓则结成瞖障，须假针开。若能专医，必获奇，障渐生于黑水，一目先患，两眼通牵，早效也。'"
③ 《医方类聚》中金针术的记载有难以准确理解之处，其手术方法可参见 Robert Henry Elliot, *The Indian Operation of Couching for Cataract*, New Yok: Paul B. Hoeber, 1918, pp. 14 – 18。文中除了有实际曾在印度进行的手术场景的照片外，还有手术使用的针的照片，实物与下注所述针之形状大抵相同。
④ 为完善难以确定施针程度的缺点，遂使用了形状独特的针。据苏轼诗歌记载，针形如同麦尖（《苏轼集》卷第十五《赠眼医王生彦若》："针头如麦芒。"），这与《妙闻本集》Uttaratantra XVII 59 中 "yavavaktra" 一词相对应，是对针形的描述，意为"其末端呈麦粒状"。这当是体现有印度传统医学传入的关键。且通过在针上绕线可防止针刺入过深，并为转动针时提供支撑点。这在《妙闻本集》Uttaratantra XVII 84 中也有记述。

157

另外书中记载，治疗后应尤其注意调理，特别是在为治疗内障而施针的情况下，建议用盐水持续消毒两个月左右。治疗后 7 天内，若食坚硬之物造成眼睛活动，会导致伤口加重，需特别加以注意。此外，还明确指出要"禁风禁热，避免过度用眼，禁止房事，终身禁食五辛①、酒和面条等食物，宽心以好好养生"。

《龙树眼论》中不仅详细记载了内障金针术的治疗方法，还就内障病因提出了一些卓有见地的意见。除了从印度传入的金针术和所谓的波斯疗法外，在对医学中最重要的因素——人体的理解方面，亦有独特见解。这一体系与之前以《内经》为代表的中国传统医学截然不同，中国传统医学对眼睛生理结构和眼疾的阐述大致可参考宋代《圣惠方》一书，具体如下：

> 目者，精气之余，心之主，肝之官也。五藏之精气，皆上注于目。骨之精为瞳人，筋之精为黑睛，血之精为络脉，气之精为白睛，肉之精为钩束，是以筋骨气血之精，共成其目也。②

据此，《圣惠方》视眼睛由人体五脏之精气汇合共成，并附有五脏精气，还明确指出眼睛的诸多功能和作用最主要在于五脏中的心和肝。但《龙树眼论》对人体的理解似乎有别与此。当然，它不是以整个人体为对象来提及的，而是以眼睛为中心进行理解的，因而非常零散，故难有定论。尽管如此仍具启示意义，在提及内障时，《龙树菩萨眼论》对病因有述如下：

> 此状皆脑中热，风冲脑，脑脂流下灌之然也。亦有黑水自凝结作者。若忽暗二五十日翳，或是脑流。若三五日，渐渐茫茫者，是黑水凝之作者也。③

---

① 禁服"五辛菜"等五种香料与佛教传统有关。其依据并不在于早期的佛教戒律，而是在于对《梵网经》等经典的传承中。
② 《医方类聚》卷六十四《眼门一·圣惠方·眼论》。《妙闻本集》Uttaratantra I 11 – 12 有述眼睛的构成要素，云眼球由所有元素聚合而成，并言地构成眼睛的肌肉纤维，火构成眼睛的血液，风构成眼睛的黑色部分，水构成眼睛的白色部位，空则构成泪孔。
③ 《医方类聚》卷六十四《眼门一·龙树菩萨眼论·辨诸般眼病不同随状所疗第一》。

据其记载，受热和风的刺激，大脑中的脑脂流入眼睛，因此引发内障。这时脑脂究竟所指为何尚不清楚，但脑脂流向眼睛的表述即言大脑和眼睛之间有通道彼此相连。① 与此类似，中国传统医学认为眼系是大脑和眼睛之间的通道。颈系向上属脑，亦通眼，沿后颈连接，邪气沿目系入脑，脑震动，再经目系影响眼睛，遂感眼花。② 这从揭示大脑和眼睛之间的关系的角度而言很有意义，但需要从解剖学结构来分析，才能使所谓的脑脂这一具体事物流动起来。在这一点上二者有较大差异。

不仅如此，诚如《直指方》所云："心主血，肝藏血，血能生热，凡热冲发于眼，皆当清心凉肝。"③ 在中国传统医学中，眼病的治疗最终以肝为主。然而有别于此，《龙树眼论》指出要直接在头部放血，以清热醒脑。在30种治疗方法中，第4、7、10种分别是头部针灸以泻出热血，第11种是对自幼患有胎赤的描述，具体如下：

> 脑中热，兼肝中热风所冲，宜服药洗脑，鼻中灌药，后有此方：针刺镰去血，服汤丸煎。④

此时的治疗方法本质上还是治疗脑部，且间接表明鼻与脑相连。这与之前将黄连吹入鼻孔以凉脑的治疗方式一致。

综上，可见《龙树眼论》认为大脑与眼睛和鼻子相通。在表示眼球绕有三层薄膜的《天竺经论眼》中看到的知识与说明大脑和感觉系统之间相关性的方式显然是基于对于解剖学的理解，因此可见关联之密切。同时，虽未明确举例说明内障原因所提的"黑水"具体是什么，但若从来源于印度医学中提到的体液或其他体液说的角度来看，《龙树眼论》的医学知识与中国传统

---

① 《内经·运气七篇》中也有类似字句。《运气七篇》由唐代王冰补入，从来看，难称其为《内经》本来的知识体系（《内经》中"解精微论篇第八十一"言"泣涕者，脑也"）。
② 《灵枢·大惑论第八十》："筋骨血气之精，而与脉并为系。上属于脑，后出于项中。故邪中于项，因逢其身之虚，其入深，即随眼系以入于脑。入于脑则脑转，脑转引即目系急，目系急则目眩以转矣。"《中国医学大系》（1），台北：商务印书馆，1990。类似内容通过《千金方》等医典不断传承，成为解释眼脑关系的典型记载。
③ 《东医宝鉴》（首尔：南山堂，1998）外形篇卷一《眼·目者肝之窍》："心主血，肝藏血，血能生热，凡热冲发于眼，皆当清心凉肝（直指）。"
④ 《医方类聚》卷六十四《眼门一·龙树菩萨眼论·辨诸般眼病疾不同随状所疗第十一》。

医学重视通过五脏六腑等器官或精气血等生理因素理解人体的观点的确存在差异。

当然,此处所云脑脂在前面考察的《眼科龙木论》中亦有出现,但仅在少量病例中有过只言片语。这一现象源自《龙树眼论》之后中医眼科学逐渐发展并实现自我化,印度眼科学知识渐趋抽离,以五脏六腑为中心的眼科学确立。此后在个别医书中也可以发现耳脂产生的原因在于脑脂的说法,这很可能与《龙树眼论》的见解相同。

结　语

东亚传统医学以中国为中心发展而来虽是公认的事实,但同时也明显有受外来医学影响的部分。在本文考察的眼科医学领域,这一特征更为明显,以《龙树眼论》为代表的印度眼科医学在中国医学界产生了深远影响。这与以四大论为代表的佛教或印度医学理论在中国的医学理论体系中虽然受到关注,但在实际理论的构成或治疗方面却未能留下明显痕迹的状况形成了鲜明对比。

更重要的是,《龙树眼论》中提出的病因论,尤其是金针术,不仅为后来包括中国在内的东亚医学界积极开展临床应用奠定了基础,也为涌现《秘传眼科龙木论》和《银海精微》等眼科专著提供了契机。[1] 不过,唐宋时临床上曾普遍用金针术来治疗内障,但此后金针术的使用似有减少。因为在《秘传眼科龙木论》等医书中没有详细介绍金针术的使用方法,且比起外科治疗,医界更倾向于采用内科治疗方法来医治内障。正如《圣惠方》所述,金针术虽奏效然有风险,其实际运用受限也是因为手术风险和知识传授上的困难。

实际上,尽管《医方类聚》详细介绍了《龙树眼论》中的金针术,但至今未见有记载表明在朝鲜时期实行过类似治疗。在日本虽有一些事例,但仍然不具普遍性,在部分引用《龙树眼论》的《医心方》中也只是提到了金

---

[1] 参见陈辉真《中国眼科学发展史》,《眼科学报》1986 年第 2 卷第 1 期。

针术的治疗效果，并未揭示具体使用方法。但金针术仍未完全失传，在清代张璐编著的《张氏医通》中，除金针术外，还收录了自己临床运用的医案，可见金针术一直传承至清代。①

另外，西方也一直在使用金针术治疗白内障，据此来看，对《龙树眼论》的研究在医学史上具有重要意义。②不仅如此，在西方发展起来的金针术又经清末英国医生合信重新介绍到中国。这作为一个非常独特的事例，反映了以下事实：从世界史的角度来看，以医学为中心的知识体系的交流非常活跃，且交流的方向并非总是单一的，而是交互进行的。③

尽管如此，中国学界对于《龙树眼论》的价值尚待有更为客观的评价。同时，迫切需要公开收录有《龙树眼论》的《医方类聚》原本，以此为深入研究东亚传统医学的发展历程奠定基础。④

（翻译：北京外国语大学亚洲学院韩语翻译学博士研究生郭长誉。审校：中山大学国际翻译学院朝鲜语系副教授黄永远）

---

① 张璐：《张氏医通》卷八《七窍门上·金针开内障论》，上海：上海科学技术出版社，1963，第380~384页。
② 在西方金针术的发展上，代表人物有 Caspar Stromayr，具体可参见 Donald L. Blanchard, "Caspar Stromayr: Sixteenth Century Ophthalmologist," *Survey of Ophthalmology* 35（2），1990。
③ 清末活跃在中国的英国医生本杰明·合信（Benjamin Hobson）于1852年出版五种医书，其中《西医略论》以图文并茂的方式详细介绍了金针术。
④ 目前，《医方类聚》收藏于日本宫内省图书馆，尚未公开。现有研究是以喜多村直宽（1804~1876）1852年的复刻本为基础进行的，因此难免存在局限。

李杲阴火论新解[*]

——基于创伤后应激障碍（PTSD）、创伤后成长（PTG）的视角

张梓立 〔韩〕车雄硕[**]

【摘要】 李杲创立了脾胃学说，是在中国医学史上享誉后世的医家。在阐述李杲的医学思想时，学者普遍认为，李杲在治疗因战争而遭受饥饿和其他疾病折磨的百姓的过程中，形成了自身的医学理论。然而事实上李杲本人从1232年起被围困于开封城约6个月，一直处于残酷的战争现场。因此，本研究基于李杲本人也经历了PTSD（创伤后应激障碍）的假设，从PTSD和PTG（创伤后成长）的观点来重新审视这一过程。通过本研究可知，李杲曾有过可以归为PTSD的经历，而他在医学史上取得的成就正是克服这一经历所产生的PTG的结果。李杲脾胃论的叙事中包含了对蒙古军的复仇想象，他逐步克服受困开封城的创伤，最终实现了PTG。

【关键词】 脾胃论　阴火论　PTSD　PTG　李杲

> 我在这个时期……观察和体悟到了我这一生中最可怕、最可怜的人类痛苦，体会到了一旦发生战争，生活和实际存在会变得多么可怕和没有价值，或者说完全没有价值。感悟到了只具有微不足道的价值，或者说多么没有价值。对作为一种犯罪形态的战争的恐怖浸染了我的意识。[①]
> ——托马斯·伯恩哈特

---

[*] 原文刊载信息：한국의사학회지 장재립·차웅석「이고의 음화론에 대한 새로운 이해 – PTSD, PTG 의 관점에서」『한국의사학회지』34(1)、2021、59~74 쪽。文中出现的韩文人名，部分无法确认汉字的，均以音译汉字标注，以下不再一一说明。

[**] 张梓立，庆熙大学韩医学院韩医历史系博士研究生；车雄硕，庆熙大学韩医学院教授。

[①] 转引自〔韩〕宋任燮《托马斯·伯恩哈特自传中出现的创伤后应激障碍》，《人文社会科学研究》2013年第14卷第1期，第151页。

序　言

李杲，号东垣，字明之，中国医学史上的著名医家，凭借脾胃理论和补中益气汤名扬后世。1180年，金和南宋对峙之际，他出生于金朝境内；1251年元朝统一中国后离世，距他的力作《脾胃论》出版不过3年。① 作为金元四大家之一，李杲是中国医学史上具有划时代意义的名医，在中韩两国研究李杲以及他的医学思想和业绩的成果不胜枚举。就中国医学流派而言，李杲既是易水学派的一员，也是补土派的核心人物。②

迄今为止，关于李杲生平和医学思想关联的研究多认为他于战乱时期，基于治疗食不果腹且被劳役折磨的大众的经验，写成了《脾胃论》。但是值得注意的是，他也是现场经历过心理创伤的患者。截至目前，尚未有基于这一前提的研究。有鉴于此，本研究将从李杲作为创伤后应激障碍（Post-traumatic Stress Disorder，PTSD）患者的角度，以创伤后成长（Post-traumatic Growth，PTG）的观点来考察他的医学成就。

创伤后应激障碍是指经历创伤后，不适感持续一个月以上，并给社会、职业或其他日常生活领域带来显著的痛苦或损害。人们在生活中会经历大大小小的危机，此处的创伤不是指通常经历的一般范畴的事件，而是指足以撼动个人生存的威胁性事件。国际分类标准DSM-5将创伤事件定义为"实际或威胁性死亡、严重伤害或性暴力"，除了个人直接经历之外，还包括目击他人的事件。③ 与此相对，创伤后成长指与经历创伤的人患有应激障碍相反，在部分案例中，患者反而在克服创伤经历的过

---

① 贾宗方：《李东垣生平年鉴初考》，《陕西中医学院学报》1999年第5期，第42~44页。
② 陈大舜、曾勇、黄政德编《各家学说（中国篇）》，〔韩〕孟雄在等编译，首尔：大星医学社，2006，第127~197页；严世芸主编《国译中医学术史》，〔韩〕金达镐等译，首尔：大星医学社，2011。
③ 〔韩〕李东勋等：《性别视角下创伤事件经验对PTSD症状及创伤后成长两者关系影响的考察：反刍的媒介效果》，《韩国心理学会志》2017年第29卷第1期，第228页。

程中得以成长。①

李杲在 1247 年出版的《内外伤辨惑论》卷上第一篇《辨阴证阳证》中介绍了自己在 1232 年到 1233 年间经历的逸事。② 据其描述，当时人们被蒙古军围困在开封城内，处于"饮食不节""劳役所伤"的不安之中，他强调这些人所患的不是伤寒病，而是源于脾胃虚弱。虽然李杲以平静的语气进行叙述，但事实上当时金国在与蒙古军的交战中节节败退，而开封城便是金军最后开展殊死搏斗的地方。金哀宗虽然带着亲信成功逃离都城，但最终自杀，金朝也在开封城沦陷 3 年后的 1234 年亡国。蒙古军对开封城的封锁从 1232 年秋天开始，一直持续到次年春天。开封城门打开之后，被运往城外的尸体据说达到了 90 万余具之多，可见封城半年间遭遇之残酷。其间，人们饱受饥饿之苦，甚至到了吃人肉的地步，而李杲也身处饥饿和困苦的现场。

本文将从人性的角度看待李杲。作为一个无法超越人类本身的个体，与垂死的民众一同经历如此激烈、惨绝人寰现场的李杲又是何等境遇呢？他真的只是作为一个医生，冷静地审视患者的状态而已吗？毫无疑问，李杲在经历了这一切创伤后奋起，最后成为伟大的人物。但他的医学理论中是否留有创伤的残存呢？如果是的话，那他克服心理创伤的方式又是如何呢？本研究试图对这些疑问做出回答。

一　关于李杲阴火理论的解释

李杲的代表性医学理论是他的"脾胃论"。他的脾胃论综合了散见于其著作《内外伤辨惑论》和《脾胃论》中关于脾胃的论述以及针对饮食伤、劳倦伤的说明。李杲提出的饮食、劳倦和七情会损伤脾胃这一主张，对后世的中国医学产生了深远影响。他的《脾胃论》以下述方式展开：

---

① 〔韩〕李秀林：《创伤经验及认知性情绪调节战略对创伤后应激障碍和创伤后成长的影响》，《人文学论丛》2015 年第 39 期，第 3 页；〔韩〕李东勋等：《性格五要素、外伤后认知、事件关联反刍、PTSD 症状、创伤后成长之间的关系——以创伤后成长模型为中心》，《韩国心理学会志》2017 年第 36 卷第 2 期，第 242~246 页。

② 李杲：《内外伤辨惑论·辨阴证阳证》，《脾胃论》，王军等编《金元四大家医学全书》（上），天津：天津科学技术出版社，1994，第 534~556 页。

若饮食失节，寒温不适，则脾胃乃伤。喜怒忧恐，损耗元气，既脾胃气衰，元气不足，而心火独盛。心火者，阴火也，起于下焦，其系于心。心不主令，相火代之。相火下焦包络之火，元气之贼也。火与元气不两立，一胜则一负。脾胃气虚，则下流于肾，阴火得以乘其土位。故脾证时得，则气高而喘，身热而烦，其脉洪大而头痛，或渴不止，其皮肤不任风寒，而生寒热。①

中国医学中针对普通疾病的发生，常归结于饮食调节失常、寒温调节失常，以及感情调节失常。但在这一逻辑体系中存在问题的是"阴火"一词。通常我们认为阴火即相火，由下焦而生，属于包络之火，与元气是相克关系。虽然在李杲的《脾胃论》中，阴火似无理解之障碍，但不少历代及当代的研究者都对李杲的阴火概念提出了疑问。最早就此发问的是王履（1332?～1383?）和他的《医经溯洄集》（1368）。研究李杲阴火的殷晳玟认为，王履是从刘完素相火概念的角度说明和理解李杲的阴火概念。② 王履属于继承朱震亨医学思想的滋阴学派，抑或被认为是丹溪学派的医家。朱震亨医学思想的核心主要在于主张相火妄动而导致的阴虚火动。对他们而言，"阴火"是"阴虚火动"的简称，但李杲所说的阴火与"阴虚火动"是完全不同的概念，因此会引发后世的疑问。

近代以来对于李杲的阴火概念正式提出疑问的是20世纪80年代朱曾柏等的研究。③ 他们在《各家学说（中国篇）》中介绍李杲时，将历代医家关于阴火理论的见解总结为以下10条：

---

① 李杲：《饮食劳倦所伤·始为热中论》，《脾胃论》，王军等编《金元四大家医学全书》（上），天津：天津科学技术出版社，1994，第559～601页。
② 〔韩〕殷晳玟：《关于李东垣所论"阴火"实质的研究》，《大韩韩医学原典学会志》2011年第25卷第4期，第8～9页。
③ 朱曾柏：《论李杲"阴火"学说》，《新中医》1982年第6期，第7～10页；朱曾柏：《脾胃学说的倡导者李杲及其"阴火"学说》，《河南中医》1981年第3期，第23～24页；鲁兆麟：《略论李杲甘温除热理论中的阴火》，《北京中医》1983年第1期，第11～14页；李滨：《对李杲内伤热病论阴火元气说之我见》，《安徽中医学院学报》1983年第1期，第14～15、22页；朱曾柏：《李杲"阴火"证治简析》，《河南中医》1984年第2期，第15～16页；张渊钊：《李杲"阴火说"刍议》，《陕西中医》1985年第2期，第98页。

(1) 阴火是相火；

(2) 阴火是心火；

(3) 阴火是脱离其本来位置而妄动的相火；

(4) 阴火是心火和相火的合称；

(5) 阴火是起自阴经的邪火；

(6) 阴火是肾中之火；

(7) 阴火是壮火；

(8) 阴火是下焦包络之火；

(9) 阴火是气虚而生的火；

(10) 阴火是阴盛格阳所生的假火。①

关于李杲的研究一直没有中断，10余年来仅关于阴火的研究就有10余篇。② 韩国学界代表性的研究有方正均和殷晳玫的论文。③ 迄今有不少学者对李杲的阴火理论发表了自己独到的解说和评价，他们各自解读李杲阴火理论的视角和观点都有一定的推论根据和理由，值得尊重。但这些研究的共同点在于，都是在传统东亚医学的理论框架之内解读李杲的阴火理论。近来随着研究的深入，对阴火的理解也相对更加清晰明了，但解释框

---

① 陈大舜、曾勇、黄政德编《各家学说（中国篇）》，〔韩〕孟雄在等编译，首尔：大星医学社，2006，第169页。
② 张钰欣等：《李杲阴火理论研究探析》，《陕西中医》2020年第3期，第364～367页；黄明俊等：《从李杲元气阴阳升降浮沉的角度探究阴火》，《江西中医药大学学报》2019年第4期，第6～8页；石铖、巴元明：《浅析"阴火"的产生》，《湖北中医杂志》2017年第4期，第36～37页；李松键等：《李东垣阴火论浅析》，《新中医》2016年第7期，第1～2页；苏麒麟、郑洪新：《李东垣"阴火论"之理论内涵》，《中国中医基础医学杂志》2016年第1期，第12～14页；夏松青：《李杲"阴火"学说之我见》，《中国卫生标准管理》2015年第15期，第150～151页；安宏、高思华：《"阴火"论浅析》，《中华中医药杂志》2015年第3期，第664～667页；郭立崎、赵国仁：《阴火论》，《浙江中医杂志》2014年第10期，第761～762页；王丽：《脾胃气虚而生"阴火"》，《浙江中医药大学学报》2011年第6期，第828～829页；李成年、刘琼：《浅谈李杲之"阴火"》，《湖北中医药大学学报》2011年第4期，第40～42页；汪竹峰：《"阴火论"之我见》，《浙江中医杂志》2010年第3期，第161～162页。
③ 〔韩〕方正均：《关于李东垣阴火论的研究》，《大韩韩医学原典学会志》2008年第21卷第1期，第175～181页；〔韩〕殷晳玫：《关于李东垣所论"阴火"实质的研究》，《大韩韩医学原典学会志》2011年第25卷第4期，第5～22页。

架依然难以摆脱王履和陈士铎①等前近代医家的观点。

阴火即阴和火，在东亚文化圈，特别是东亚医学史料中，阴火这一文字组合可以比喻为水和空气，任何时候都是自然出现的搭配。故而，对于"阴火"二字，尽管每个人的见解不尽相同，但历来阴火作为"阴虚火动"的略称已成常识。李杲的"阴火论"也正因此而成为问题。具有讽刺意味的是，李杲的"阴火论"在阴火被视为"阴虚火动"的略称之前就已经出现，而其阴火论和脾胃论与补中益气汤等实际临床治疗技术也有明确关联，因此很难被视为少数意见。

李杲首次使用"阴火"一词，其观点非常具有独创性，但事实上没有继承其阴火论的医家。就连被称为李杲嫡系弟子的罗天益也无法系统地继承和发展其阴火论，只停留在概括引用这一理论的程度，后世的医家也是大体如此。就连一个世纪之后的王履也对李杲的阴火论充满了疑问，陈士铎也只是构建了能以李杲的方式解释阴火的框架而已，并没有医家能将其特有的阴火论，即脾胃论中所谓的阴火——从下焦包络开始，向上刺激心火，并成为恶寒发热的根源——这一学说深化并重新阐发，所有学者均只限于部分引用而已。因此，近现代研究李杲阴火论的研究论著开头往往是"阴火历来是具有争议的问题，目前仍难以解释说明"等类似说法。

二 从创伤后应激障碍（PTSD）的观点来看李杲的阴火论

李杲于1232年被困于开封城，经历了6个月地狱般的生活。作为一名担任税务官的地方名流，即使不至于沦落到危及生命的境地，但从同被封困在开封城内的官员兼文豪元好问（1190~1257），以及作为太学生记录当时状况的刘祁（1203~1257）的境况来看，李杲很显然难以置身于创伤之外。1233年开封城解围后，李杲先是寓于山东东平，后回到家乡，其后

---

① 关于历代学者提出的关于阴火的有价值的观点，殷晳玟提到了陈士铎。陈士铎将火的种类分为阳火、阴火、君火、相火。〔韩〕殷晳玟《关于李东垣所论"阴火"实质的研究》，《大韩韩医学原典学会志》2011年第25卷第4期，第15~21页。

的行踪无从得知。① 1247 年他出版了《内外伤辨惑论》，两年之后，即 1249 年补充修订了此前的著作，出版了《脾胃论》。因为在此之后出版的李杲著作是其遗稿，所以能够直接确认李杲思想和主张的最佳文献便是《内外伤辨惑论》和《脾胃论》。

为了从 PTSD 的观点解析李杲的医学思想，本文假定了以下几个前提：

（1）李杲是开封城事件后的 PTSD 患者；

（2）李杲克服了 PTSD 的创伤，并实现了继其之后的 PTG；

（3）在李杲的著作《内外伤辨惑论》和《脾胃论》的医学思想中，留有其 PTSD 和 PTG 的印记。

PTSD 症状会持续很长时间，甚至有"短则 3 个月，长则 50 年"的事例。② PTSD 患者一般在遭遇事故后，会经历自我认同的混乱。微小的刺激也能使其浮现当时的情况，重温当时的痛苦，在幻想当时情境的状况下，经受自我反省的罪责式拷问。为了忘记痛苦，有时会歪曲记忆，甚至有意识地选择忘却，为此而饮酒甚至沉迷酒精的情况也不少。但是人类在自我认同发生动摇时，会显现出试图克服这一问题的自我防御机制，摆脱现有生活方式，开启新的模式，由此实现与事件发生前层次不同的全新成长。③一般来说，未成年人会恢复到事件发生前的自我认同，但成年人则无法恢复到此前的状态，取而代之的是树立新的认同，以此实现 PTG。④ 不过，并非所有的 PTSD 都会发生 PTG，一般认为其中的 30% ~ 70% 会出现 PTG。⑤

目前为了推进 PTSD 的治疗和向 PTG 阶段的进展，正使用多种治疗方

---

① 贾宗方：《李东垣生平年鉴初考》，《陕西中医学院学报》1999 年第 5 期，第 42~44 页。
② 〔韩〕金礼瑟：《不同创伤类型所导致的 PTSD 症状、时间观、自我概念及他人概念的差异》，硕士学位论文，庆熙大学，2018，第 9 页。
③ 〔韩〕崔显贞：《复合创伤认同变化与整合过程：以自我定义记忆为中心》，博士学位论文，首尔大学，2014，第 58 页。
④ 〔韩〕申惠恩：《创伤后的现象学：从 PTSD 到 PTG》，《读书治疗研究》2014 年第 6 卷第 1 期，第 6 页。
⑤ 〔韩〕申惠恩：《创伤后的现象学：从 PTSD 到 PTG》，《读书治疗研究》2014 年第 6 卷第 1 期，第 7~8 页。

法，其中最具代表性的就是通过写作进行主动反刍（Deliberate Rumination）。所谓主动反刍，就是主动重新审视事件当时的状况。在 PTSD 的治疗中，最重要的是重新审视经历创伤的事件，这也意味着治疗的开始。[1] 紧随主动反刍之后的便是自我暴露、自我表现。不少研究认为，无论以何种形式，暴露自己所经历事件的过程都是必要的，为了促进这一过程，研究者纷纷提倡写作治疗法，认为写作等表达方式有助于改善症状。[2] 也有研究通过分析查尔斯·狄更斯和托妮·莫里森等经历过 PTSD 作家的文学作品，了解他们如何在作品中表现自己的心理创伤，并最终使之升华。[3] 还有一些研究认为，在自我表现的过程中，表达对复仇的想象，也能在很大程度上消除 PTSD 中出现的抑郁感。不仅是对复仇的想象，还有一些当事人通过在当时的事件中发现有意义的价值，实现主动反刍。[4]

在有意识地回想并重构事件的基础上，与共同体的对接以及社会层面的支持，将作为重要因素发挥作用。当自己对所经历的事件进行重新诠释并得到周围人的认可时，才能说 PTSD 得到治愈，并向着 PTG 平稳迈进。很多研究者表示，在 PTSD 向着 PTG 平稳发展的过程中，PTSD 的症状越严重，向 PTG 过渡的可能性就越高。同时，为了顺利进行主动反刍，因侵入性反刍（Intrusive Rumination）而遭受痛苦的过程是必不可少的。

综合以上内容，可将旨在分析李杲从 PTSD 过渡到 PTG 过程的基本框架整理如下：

（1）经历事件；

（2）认同混乱，逃避侵入性记忆，痛苦的再现，回避；

（3）主动反刍，事件的重新诠释，复仇的表达，全新价值的发现；

---

[1] 〔韩〕金英爱：《现实治疗环境下面向创伤后成长的商谈模型构建》，博士学位论文，明知大学，2016，第 32 页。

[2] 〔韩〕朴美静：《创伤经历后的包容性写作对创伤造成的影响》，硕士学位论文，汉阳网络教育大学，2013，第 6~7 页；〔韩〕金英爱《现实治疗环境下面向创伤后成长的商谈模型构建》，博士学位论文，明知大学，2016，第 20 页。

[3] 〔韩〕李珍秀：《创伤后抑郁障碍的网络分析：关于核心症状及与其他精神障碍关联的研究》，硕士学位论文，忠北大学，2019，第 6 页。

[4] 〔韩〕金英爱：《现实治疗环境下面向创伤后成长的商谈模型构建》，博士学位论文，明知大学，2016，第 20 页。

(4)通过社会层面的支持和共同体对接。

三　事件经过与认同的混乱

蒙古在窝阔台汗登基后的第二年，即1231年结束了西方远征，率领大军向金国集结。金朝在滕州迎战蒙古军，虽然也取得了暂时性胜利，但皇帝所在的开封城最终被包围。原本不想急于进击的蒙古按照金朝和亲的要求，向城内派遣了使团，但因使团蔑视皇帝的高傲态度，加上被激怒的皇帝守备军的挑唆，包括使臣唐庆在内的使团全员被杀，双方的攻防战在所难免。

其后金哀宗为聚集援军而率兵逃离开封城，蒙古军随即封锁开封城，开始全面施压。负责开封城防守的崔立（？~1233）宣布投降，并一度拖延时间，但开封城最终在封锁的状态下经历了寒冬，直到次年5月宣布全面投降才得以重启城门，其间饥饿和恐惧笼罩城市长达半年之久。

李杲也作为一名金国百姓被封锁在城内，处于同样状况的还有为李杲《脾胃论》作序的金朝文学家元好问，以及当时是太学生、后来著有《归潜志》的刘祁。刘祁在《归潜志》中描述了当时的情形：人们食用饿莩，前一晚饿死的人，早晨运到城外去，到了晚上，尸体就都化为白骨。由于缺少柴火，殿阁和建筑全部被烧毁，剩下的只有瓦砾和废料。元好问也在描写现场状况的诗中述及"愁肠饥火日相煎"，泣诉了当时的饥饿和悲惨。李杲也在现场，他在《内外伤辨惑论》中对当时的情况做了如下描述：

（引文1）

向者壬辰改元，京师戒严，迨三月下旬，受敌者凡半月。解围之后，都人之不受病者，万无一二；既病而死者，继踵而不绝。都门十有二所，每日各门所送，多者二千，少者不下一千，似此者几三月，此百万人岂俱感风寒外伤者耶？大抵人在围城中，饮食不节，及劳役所伤，不待言而知。

由其朝饥暮饱，起居不时，寒温失所，动经三两月，胃气亏乏久矣。一旦饱食大过，感而伤人，而又调治失宜，其死也无疑矣。非惟大梁为然，远在贞祐兴定间，如东平，如太原，如凤翔，解围之后，病伤而死，无不然者。①

李杲所目睹的现场情景与元好问和刘祁所见的别无二致。同在现场的元好问用诗句表达了皇帝抛弃百姓仓皇而逃的悲痛感，以太学生身份担任开封城行政官吏的刘祁则描述了人吃人的残酷场面。人类的记录往往是根据各自所处的位置和自身感受来描述不同情景，李杲是医生，作为了解疾病和治疗的人，他捕捉到的是因疾病而饱受痛苦的个体。

李杲对于事件的经历可以依据其记录进行确认，然而关于他在其中如何经历自我认同的混乱，遭受了哪些 PTSD 的严重症状等，则并无记载可循。我们只能确认他在实现 PTG 后所呈现的结果。目前所知的就是，李杲从开封城的围困中被解放出来后，一段时间内一直在山东东平避难，直到 1247 年为止没有留下任何行迹。这可以看作回避痛苦的过程和时期。

之所以可以将这段时间称为罹患 PTSD 症候的过程，是因为从 1247 年《内外伤辨惑论》所显示出的 PTG 表现来看，肯定存在一个侵入性反刍的过程。PTSD、PTG 的研究者一致认为，如果因饮酒、记忆歪曲或遗忘等永远逃避相应事件的话，就不会如《内外伤辨惑论》一样呈现重新审视过往事件，并进行重新诠释和建构，甚至从中找寻自身价值的所谓 PTG 的过程。正如李杲在《内外伤辨惑论》的序中所言，从 1233 年到 1247 年，"曾撰《内外伤辨惑论》一篇，以证世人用药之误。陵谷变迁，忽成老境，神志既惰，懒于语言，此论束之高阁十六年矣"。② 这 16 年正是李杲因开封城的创伤而夜不能寐，因反复、不知不觉间渗透的记忆和幻影而饱受折磨的岁月。

---

① 李杲：《内外伤辨惑论·辨阴证阳证》，《脾胃论》，王军等编《金元四大家医学全书》（上），天津：天津科学技术出版社，1994，第 534~556 页。
② 李杲：《内外伤辨惑论·辨阴证阳证》，《脾胃论》，王军等编《金元四大家医学全书》（上），天津：天津科学技术出版社，1994，第 534~556 页。

四 通过主动反刍进行事件的重新诠释（1）

1247 年出版的《内外伤辨惑论》第一章客观描述了 1233 年的情况。该书作为医学典籍，记录了李杲临床方面的内容，因而并没有涵盖他作为个体经历的全部面向。不过身为一名医者，李杲对患者的状态进行了非常细致的观察。在《内外伤辨惑论》中继上述引文 1 之后，有如下内容：

（引文 2）

余在大梁，凡所亲见，有表发者，有以巴豆推之者，有以承气汤下之者，俄而变结胸、发黄，又以陷胸汤、丸及茵陈汤下之，无不死者。盖初非伤寒，以调治差误，变而似真伤寒之证，皆药之罪也。

往者不可追，来者犹可及。辄以平生已试之效，著《内外伤辨惑论》一篇。推明前哲之余论，历举近世之变故，庶几同志者，审其或中，触类而长之，免后人横夭耳！①

上述引文是关于因误用陷胸汤和茵陈蒿汤而引发事故的记载，能记住这些内容，说明李杲正在主动反刍当时的情况。他对经历的事件进行了一种新的解释，认为自己的医学知识有助于改善城内状况。通过重新建构事件并重新诠释的过程，创伤的记忆不再是痛苦的，而转化为了成长的起点。李杲作为具有医学背景的人，在开封城的半年时间里，观察到的药品医疗事故不可能只有陷胸汤和茵陈蒿汤这两例。开封城在当时是居住人口 100 万以上的中心城市，具备大城市人口居住所必要的生活基础设施，也应有一定的医疗设施承受力。如果说在封城的状态下，很多人因疾病而饱受痛苦的话，那么可以肯定的是，当时城内各处应该都有相应的医疗救治举措。

概而言之，李杲以陷胸汤和茵陈蒿汤的药品医疗事故为中心，以自己独特的医学理论重构事件，通过对自身所能发挥作用的挖掘树立自信，进

---

① 李杲：《内外伤辨惑论·辨阴证阳证》，《脾胃论》，王军等编《金元四大家医学全书》（上），天津：天津科学技术出版社，1994，第 534~556 页。

入了主动回顾当时场景的治愈阶段。换言之，他从心理创伤的经历中发掘出有意义的价值，不是停留于当时的痛苦场景，而是回忆有意义的瞬间来重拾自己的存在感和生存意义。

五　通过主动反刍进行事件的重新诠释（2）

（引文3）夫饮食不节则胃病，胃病则气短精神少而生大热，有时而显火上行，独燎其面。《黄帝针经》云：面热者，足阳明病，胃既病，则脾无所禀受。脾为死阴，不主时也，故亦从而病焉。（《脾胃论·脾胃盛衰论》）

（引文4）形体劳役则脾病，脾病则怠惰嗜卧，四肢不收，大便泄泻；脾既病，则其胃不能独行津液，故亦从而病焉。（《脾胃论·脾胃盛衰论》）

（引文5）故饮食失节，寒温不适，脾胃内伤，此固喜怒忧恐，损耗元气，资助心火。火与元气不两立。火胜则乘其土位，此所以病也。（《脾胃论·脾胃虚实传变论》）

（引文6）先由喜、怒、悲、忧、恐，为五贼所伤，而后胃气不行，劳役饮食不节继之，则元气乃伤。（《脾胃论·阴病治阳阳病治阴》）

（引文7）饮食入胃，其荣气上行，以舒于心肺，以滋养上焦之皮肤腠理之元气也。既下流，其心肺无所禀受，皮肤间无阳，失其荣卫之外护，故阳分皮毛之间虚弱，但见风见寒，或居阴寒处，无日阳处，便恶之也。（《内外伤辨惑论·辨寒热》）

以上内容均引自李杲的著述，皆是对其脾胃论的阐释。引文中下划线部分是李杲所观察到的患者的症状，其余部分是他对症状的解释。上述内容与回想开封城场景的引文1、引文2内容也是一致的。针对在饮食无度、起居不定、喜怒无常的状况下表现出的恶寒与发热等症状，李杲在《内外伤辨惑论》和《脾胃论》中以脾胃和元气进行说明。这种说明方式在中国医学史上前所未有，故此现今中国医学史以此为根据，将李杲创立脾胃论作为定论。

李杲的脾胃论在下列引文中有更深入的阐发：

（引文8）元气不足，而心火独盛。心火者，阴火也。起于下焦，其系系于心，心不主令，相火代之，相火，下焦胞络之火，元气之贼也，火与元气不两立，一胜则一负。（《脾胃论·饮食劳倦所伤始为热中论》）

（引文9）脾胃气虚，则下流于肾，阴火得以乘其土位。（《脾胃论·饮食劳倦所伤始为热中论》）

（引文10）夫阴火之炽盛，由心生凝滞，七情不安故也。（《脾胃论·脾胃虚实传变论》）

（引文11）阴火上冲则气高，喘而烦热，为头痛，为渴，而脉洪。（《脾胃论·饮食劳倦所伤始为热中论》）

（引文12）脾胃既为阴火所乘，谷气闭塞而下流，即清气不升，九窍为之不利。（《脾胃论·脾胃虚则九窍不通论》）

根据李杲的脾胃论，最理想的途径是饮食入胃，营气（即"荣气"）上传至心肺（引文7）。如果没有向上传导的过程，心肺主管的皮肤就会产生能量空白，营卫无法顾护肌表，会出现恶风恶寒的症状（引文7）。同时，皮肤发热是由于阴火上冲，阻挡了正常的气的流通，皮肤无法承受风寒（引文11）。那么阴火是从哪里来的呢？首先是因为七情不安（引文10），脾胃之气，也就是元气虚弱的话，会有某种东西下流，攻击下焦，而阴火则上升（引文9）。自下而上行的阴火会攻击脾胃，阻碍谷气的流动，此时会导致感觉功能受损（引文12）。这个阴火既是心火，也是相火，亦是下焦包络的火，被称为与元气无法共存的敌人。

表1由事实和与事实相连的解释构成。事实1是李杲所捕捉的症候，事实2是李杲观察的其他事实。李杲运用脾胃、虚症、阴火等概念，将事实1和事实2联系起来。事实3是以补中益气汤等处方治疗相应症候。朝鲜的《东医宝鉴》称补中益气汤适用于"内伤脾胃、致中气虚少"[①]、"日

[①] （朝鲜）许浚：《对译版东医宝鉴》，〔韩〕尹硕喜等译，庆南河东：东医宝鉴出版社，2005，第71页。

久便血，元气下陷者"①、"内伤气虚自汗"②、"胃虚"③、"中虚"④ 等症状。为了说明以补中益气汤等治疗恶寒发热、气喘、气力不足等病症的事实，书中使用了肿气、内伤、脾胃、气虚等概念。《东医宝鉴》中累计出现20余次"阴火"。例如，"若阴火上冲，则当用黄柏、知母，而少用木香佐之"，⑤ "又房劳过度，以致阴火沸腾，血从火起，故错经而妄行"⑥ 等，其中"阴火"大多是"阴虚火动"的简称，而李杲所说的"阴火"在《东医宝鉴》中仅出现了两次。⑦

表1　李杲的脾胃学说与阴火论解（事实与解释）

事实1	李杲的观察1	恶寒、发热、气力不足、喘息、腹泻
事实2	李杲的观察2	七情不安，饮食起居不定，形体劳役
基准	李杲的解释基准	脾胃虚弱，阴火、下焦相冲
解说	李杲的解说	饮食入胃，其荣气上行，以舒于心肺，以滋养上焦之皮肤腠理之元气也；既下流，其心肺无所禀受，皮肤间无阳，失其荣街之外护，故阳分皮毛之间虚弱，但见风见寒。七情不安，脾胃气虚，则下流于肾，阴火得以乘其土位。脾胃既为阴火所乘，谷气闭塞而下流，即清气不升，九窍为之不利
事实3	李杲的治疗法	补中益气汤、升阳散火汤、益胃升阳汤

① （朝鲜）许浚：《对译版东医宝鉴》，〔韩〕尹硕喜等译，庆南河东：东医宝鉴出版社，2005，第138页。
② （朝鲜）许浚：《对译版东医宝鉴》，〔韩〕尹硕喜等译，庆南河东：东医宝鉴出版社，2005，第184页。
③ （朝鲜）许浚：《对译版东医宝鉴》，〔韩〕尹硕喜等译，庆南河东：东医宝鉴出版社，2005，第277页。
④ （朝鲜）许浚：《对译版东医宝鉴》，〔韩〕尹硕喜等译，庆南河东：东医宝鉴出版社，2005，第355页。
⑤ （朝鲜）许浚：《对译版东医宝鉴》，〔韩〕尹硕喜等译，庆南河东：东医宝鉴出版社，2005，第81页。
⑥ （朝鲜）许浚：《对译版东医宝鉴》，〔韩〕尹硕喜等译，庆南河东：东医宝鉴出版社，2005，第123页。
⑦ （朝鲜）许浚：《对译版东医宝鉴》，〔韩〕尹硕喜等译，庆南河东：东医宝鉴出版社，2005，第192页。《内景篇·津液》："真气已亏，胃中火盛，则汗出不休。胃中真气已竭，若阴火已衰，则无汗反燥，乃阴阳俱衰，四时无汗，其形不久。"（《东垣》）（朝鲜）许浚：《对译版东医宝鉴》，〔韩〕尹硕喜等译，庆南河东：东医宝鉴出版社，2005，第533页。《外形篇·眼》："能远视，不能近视者，阳气有余，阴气不足也。乃血虚气盛，气盛者，火有也。能近视，不能远视者，阳气不足，阴气有余，乃气虚血盛也。血盛者，阴火有余也。气虚者，元气衰弱也。此老人桑榆之象也。"（《东垣》）

不仅如此，《东医宝鉴》甚至没有将从李杲脾胃论体系出发的补中益气汤、升阳散火汤、益胃升阳汤等处方和阴火相联系。不仅是《东医宝鉴》，自李杲其后的大部分医书虽然都收录了李杲的补中益气汤，对其脾胃论进行说明，但这一理论的完整体系并没有得到继承。更有甚者，在李杲的脾胃论中，疾病的根源显然指向阴火，但在中国医学史的书写中，却不将补中益气汤、升阳散火汤的治疗目标界定为祛除"阴火"。《东医宝鉴》中只是称升阳散火汤的功效在于祛除火郁。①

在李杲的脾胃论中，存在其独特的体系，这一体系中所有问题的根源在于阴火，所有问题都诉诸阴火加以说明，阴火生发的根源被认为在于脾胃之气虚弱。李杲的主张并未被其后的医家继承。不仅如此，被认为基于脾胃论的补中益气汤、升阳散火汤、益胃升阳汤即便不采用李杲设定的脾胃论的解释框架，也依然能够充分发挥临床药效。脾胃论所体现的李杲独特的解释框架，并非连接症状和治疗的理论依据，而更像是连接症状和治疗，即事实1、2与事实3的李杲独有的叙事，即 Story‐telling 方式。这为解释李杲的阴火论打开了新的路径。换言之，如若以新的观点，即创伤性写作的视角来解读李杲的脾胃论和阴火论，将其脾胃论中出现的概念视为隐喻性表达予以把握的话，就能进行如下的分析。

阴火对李杲来说是恶的本源，是蒙古军。他在文中说到的元气、脾胃、心，可以看作李杲自身或是李杲所属的集团，即象征了金国或汉族。脾胃的气和元气是同一个意思，李杲认为所有的气都发自脾胃。尽管心火与阴火所指相同，但心原本是藏神的地方，如果心不能主宰神明，则相火和阴火就会代替它侵蚀元气。阴火是下焦包络之火，即本来应该是位于下部的火，但上行后取代脾胃，再往上甚至侵犯心的领域，因而说让人无法呼吸，烦热导致口渴和头痛，甚至使肌表无法耐受风寒。因此，李杲为了改善这种状况，使用了补中益气汤、升阳散火汤、益胃升阳汤等处方。如果发挥更多文学性的想象来表述的话，那么可以从李杲的阴火论中解读出

---

① （朝鲜）许浚：《对译版东医宝鉴》，〔韩〕尹硕喜等译，庆南河东：东医宝鉴出版社，2005，第1209页。

如下关于创伤的叙事：

> （在将阴火视为关于蒙古族的隐喻的前提下，对李杲的脾胃论进行重构。）
>
> 我看到那些因饮食、劳倦、七情而受苦，最后因发热而死去的许多人，他们的死亡都是因为蒙古军。蒙古军如此猖獗并不是因为他们强大，而是我没能保护好自己，所以只能如此。我本应该从中心往上，向这个世界施展真正的灵气，但无法上去而向下降，触动了下面一些微不足道的东西，最终它们让我们死去。那些微不足道的东西断绝了谷气，它们堵塞了通往心肺的通路，使我们连微弱的风都无法抵挡。它们造成"肺之脾胃虚"，还致使"肾之脾胃虚"。

李杲的脾胃论深处包含了对蒙古军的仇恨、对缘何要遭受蛮夷羞辱的愤慨，以及对自己终究没能坚持才导致此番结局的愧疚感。同时，为改善这种状况，他开出了包括补中益气汤、升阳益气汤、升阳散火汤、益胃升阳汤等处方。这些处方都含有鼓舞阳气的含义，尤其是升阳散火汤中的"火"无疑是指阴火。如果按照李杲的叙述来解释升阳散火汤的话，那便是"升阳（将我们的力量最大化）以散火［击退蒙古军（阴火）］的汤药（方法）"。如果笔者的假设正确的话，那么我们完全可以做如是联想：迟迟无法忘记创伤的李杲每每看到用升阳散火汤治疗患者的病例时，就会自然联想将如同蚂蚁一样爬上城墙的贪婪的蒙古军、仿佛飞蛾通过破碎的城墙缝隙一般推进战线的可恶的蒙古军痛快驱散的场景。通过这一脑海中想象的情感宣泄，李杲得以不断地实现自我治愈。

六 通过社会支持实现与共同体的对接

PTSD 的稳定性治愈，以及 PTG 的完全实现，必须要有社会支持和与共同体对接的过程。也就是说，个体自我重新诠释的过程只有得到他人的认可，以有意义的形式传达给别人，才能实现真正的治愈。这是因为人是社会性动物，同时上述环节也是个体在社会中重新确认自身存在价值的过程。如果确立了新的自我认同，建立了新的生活模式，那么在此基础上与他人分享并得到认可，便有可能作为一个全新的人，实现真正的PTG。

李杲在目睹创伤现场的背景下，将人们的疾病状况按照饮食、劳倦、七情进行重构，以脾胃为中心进行说明，并提出"不是伤寒病，而是脾胃病"这一独特的解释，进而向周围人分享。最具代表性的例子就是和当时同在现场的文豪元好问之间的关联。元好问在1249年为李杲《脾胃论》所写的序文中如是说：

> 往者，遭壬辰之变，五六十日之间，为饮食劳倦所伤而殁者，将百万人，皆谓由伤寒而殁，后见明之，辨内外伤及饮食劳倦伤一论，而后知世医之误。学术不明，误人乃如此，可不大哀耶！明之既著论矣，且惧俗蔽不可以猝悟也，故又著《脾胃论》叮咛之。上发二书之微，下祛千载之惑，此书果行，壬辰药祸，当无从而作。仁人之言，其意博哉？己酉七月望日，遗山元好问序。①

李杲认为在《内外伤辨惑论》第一部分中提到的使用陷胸汤和茵陈蒿汤的用药事故中的病症是伤寒病，而不是内伤病。对此，元好问也完全同意。元好问在金朝担任官职，又是文豪，有这样的人认可李杲并为其作序，可以说是社会支持的典型例子。

第二种社会支持的获取方式是将自己的学术思想传授弟子罗天益。李杲从开封城出来，在山东东平暂时藏身，1244年回到故乡，接纳比自己小40岁的罗天益为弟子。据说罗天益从那时起十几年如一日，每天都坚持向李杲学医。此后罗天益在李杲脾胃虚症的基础上补充了脾胃实证的作用，被认为完善了李杲的医学思想。② 罗天益在李杲克服PTSD、向PTG进展的过程中成为其弟子，他在学生时期对李杲阴火论的叙事有充分的共鸣。但由于此后罗天益在元朝担任太医和军医，两人实际上中断了直接的往来。

---

① 《脾胃论·序》，王军等编《金元四大家医学全书》（上），天津：天津科学技术出版社，1994，第559~601页。
② 陈大舜、曾勇、黄政德编《各家学说（中国篇）》，〔韩〕孟雄在等编译，首尔：大星医学社，2006，第183~197页。

罗天益其后整理自己的医学理论与临床经验，于1281年刊行了《卫生宝鉴》。① 在李杲门下学习时，罗天益对李杲的叙事产生共鸣，并帮助其师完成了社会支持的过程，但晚年无法如李杲本人一样对其叙事产生共鸣。

第三种社会支持是治疗患者和著述活动，或者说与共同体对接是开封城事件之后持之以恒的临床经历。1247年，通过《内外伤辨惑论》李杲已经完成了以饮食、劳倦、七情为中心的脾胃论构思，这一理论并非虚构而来，而是基于对全书中出现的治疗经验和处方的解说。通过数年坚持不懈、反复的临床实践，李杲确认了自己的主张无误，《内外伤辨惑论》应是其自信心的表现。

李杲在《内外伤辨惑论》中提出脾胃理论3年后，即1247年，通过《脾胃论》一书对这一理论进行了深化。此后直到1251年去世为止，李杲一直坚持临床诊疗和著述活动，此后的著作是由家人和弟子整理出版的遗稿。1336年出版了包含罗天益序言的《兰室秘藏》，1337年出版了砚坚作序的《东垣试效方》。《内外伤辨惑论》和《脾胃论》中有不少关于治疗处方的内容，而《兰室秘藏》和《东垣试效方》两书的大部分内容为治疗处方，还含有不少记录李杲实际治疗患者活动的医案。

七 基于PTSD、PTG观点重构的李杲的阴火论

1231年，已经年逾半百的李杲，因蒙古军的围城而被封困在开封城内。从1231年秋至次年春天，他饱受严寒和恐惧的折磨，甚至目睹了人相食的悲惨景象。李杲由此经受了可以用PTSD加以说明的极大程度的创伤。1232年，他从开封城中解脱出来后，直到1247年以《内外伤辨惑论》中的阴火论和脾胃学说重出江湖，其间经历了一段克服创伤的时间。虽然目前没有旁证的记录，但是在这一过程中，李杲很可能经历了侵袭性反刍、过激反应、记忆的忘却、自责等一般PTSD患者所遭遇的过程。因为很多关于PTSD和PTG的研究认为，只有经历痛苦的PTSD阶段，才能实现真

---

① 〔韩〕咸晟植：《〈卫生宝鉴〉医案研究》，硕士学位论文，庆熙大学，2005，第3~4页。

正的 PTG。李杲历经千辛万苦才克服创伤，他通过对于事件的重新解释，开展了作为 PTG 过程之一的主动反刍。

主动反刍的第一步首先是在自己的著述中以平淡的语气叙述事件发生时的状况。第二步则是提出了疾病不是伤寒病，而是脾胃病的解释体系，即脾胃虚弱引起身体虚弱，因此引发恶寒、发热等被足以误认为伤寒的症状，并以补中益气汤的运用验证自身假说的正确性。同时，他以自身独特的阴火论来说明联结疾病和补中益气汤效能的机理，而随着补中益气汤临床运用经验的积累，他所提出的解释框架也日益得到强化。

李杲的脾胃学说使用的概念虽然都是阴火、元气、谷气、心火等传统医学的专业术语，但这些用词其实隐含了对于视被围困在开封城内的百姓为卑贱、下等之人的蒙古军的复仇思想。这些蒙古人肆意妄动的原因正是在于金国人没有迎面对抗，所以李杲才在其叙事中，称阴火得以乘其土位，甚至进入心脏部，谷气闭塞，阻断了通往心肺的要道，导致身体弱不禁风。而用于治疗上述症状的处方是补中益气汤、升阳益气汤、升阳散火汤等。顾名思义，这些处方全是振作中气、补阳去阴类药方，也是李杲复仇思想的另一种表达。

李杲通过自身的临床经验所确证的独特的叙事，获得同时期大文豪元好问的呼应，由此确保了作为 PTG 过程必要环节的社会支持。元好问在《脾胃论》的序言中，对于李杲所主张的开封城内的疾病不是伤寒而是脾胃病的观点表示认同与支持。此外，李杲克服创伤的另一社会支持的来源在于向弟子罗天益传授脾胃学说的临床经验。罗天益为人诚实，师从李杲十余年，充分学习李杲的脾胃学说，是李杲有名的弟子之一，即便此后不再随李杲学习，担任元朝太医，也曾为收录李杲遗稿的《兰室秘藏》（1336）作序，和李杲继续保持了良好关系。在收罗天益为弟子时，李杲正处于克服开封城创伤之际，尚未完成《内外伤辨惑论》，正处于构思脾胃论叙事的阶段。此时罗天益每日随李杲学习，而李杲则通过弟子获取了另一种社会支持。

此外，推动李杲完成 PTG 还有一种社会支持，就是通过长期的临床实践，运用补中益气汤、升阳降火汤等基于脾胃学说的处方治疗患者的经历。李杲少时曾随建立脏腑辨证体系的张元素学习。虽然张元素以脏腑为中心对原有医学理论进行了调整，但在他的理论框架下，脾胃只是和其他五脏六腑同等的一个脏器而已,并非像李杲所主张的那样具有特殊意义。目前能够确认李杲师从张元素到被围困开封城期间临床风格的史料极其有限,所知的仅有1202年李杲22岁时,正值传染病流行,他在碑石上刻印普济消毒饮的处方,从而造福一方社会的佳话。①

八 李杲门人的阴火论继承

前人研究也已指出,李杲的阴火论此后并未得到很好的传承或延续。虽然他是中国医学史上最早使用阴火概念的医家,②但仅在一个世纪后,阴火的含义就随着朱震亨(1281~1358)的出现和滋阴学派的活跃而转变为"阴虚火动"的简称而通行于世。甚至向李杲学习10余年之久、据说已经得到真传的罗天益,也没能很好地继承其学说。

罗天益曾在元朝担任太医和军医。从其年龄来看,担任太医应是在向李杲学医之后。在元朝担任太医,说明罗天益已进入蒙古统治阶层的视野。不仅如此,由于元朝当时还与南宋处于战争状态,他还曾担任军医。③虽然李杲视蒙古人为敌,但弟子罗天益在蒙古人的治世下飞黄腾达。罗天益曾10余年夜以继日地向李杲学医,但是在1281年撰述的《卫生宝鉴》中,在如实呈现李杲的PTSD叙事方面,却多少仍显得力不从心。《卫生宝鉴》中出现的关于阴火的论述如表2所示。

表2 罗天益《卫生宝鉴》中的"阴火"使用实例

序号	出处	原文	解说
①	卷四《饮伤脾胃方》	酒性大热,已伤元气,而重复泻之,况亦损肾水真阴,及有形阴血,俱为不足。如此则阴血愈虚,真水愈弱,阳毒之热大旺,反增其阴火,是谓元气消亡,七神何依,折人寿命	说明酒毒致病的机理

---

① 贾宗方:《李东垣生平年鉴初考》,《陕西中医学院学报》1999年第5期,第42~44页。
② 〔韩〕殷晢玟:《关于李东垣所论"阴火"实质的研究》,《大韩韩医学原典学会志》2011年第25卷第4期,第3~4页。
③ 〔韩〕咸晟植:《〈卫生宝鉴〉医案研究》,硕士学位论文,庆熙大学,2005,第3~4页。

续表

序号	出处	原文	解说
②	卷八《益气调荣汤》	熟地黄（二分佐）养血润燥，泄阴火	熟地黄去除阴火
③	卷十三《朱砂安神丸》	治心神烦乱，怔忡不安，兀兀欲吐，胸中气乱而有热，若懊憹之状，皆隔上血中伏火，蒸蒸而不安。宜从权衡法，以镇阴火之浮行，以养上焦之元气	去除阴火，以养元气
④	卷十八《升阳举经汤》	治经水不调，右尺脉按之空虚，是气血俱脱也，是大寒之证。轻手按之脉数疾，举指弦紧或涩，皆阳脱之证，阴火亦亡。若见热证，于口鼻眼兼之或渴，此皆阴躁阳欲先去也。当温之、举之、升之、浮之、燥之。此法当大升浮血气，而切补命门之下脱也	阳气下降，阴火的症候亦消失的极度的寒症
⑤	《补遗·发斑（阴证）》	斑如蚊蚤咬，痕稀少而微红，此下元阴火失守，聚在胃中，上熏于肺。肺主皮毛，故胸背皮肤发此斑也，治用大建中汤	阴火积于胃中，对皮毛产生影响
⑥	《补遗·似外感恶风寒证》	有因劳力坐卧阴凉处，后病表虚，不任风寒，少气短促，懒言语声，困弱无力。此因劳役辛苦，肾中阴火沸腾，后因脱衣，或沐浴歇息于阴凉处，其阴火不行，还归皮肤，腠理极虚无阳，被风与阴凉所遏，以此表虚不任风寒，与外感恶风相似，不可同外感治，宜用补中益气汤	肾中的阴火，结果使得皮肤不胜风寒

  在《卫生宝鉴》中，阴火总共在6个条文中出现了7次。当然补中益气汤也只出现2次，很难以概念的出现频度作为判断学术思想继承和深化与否的尺度。而且即便说罗天益是师从李杲的直系弟子，他因为也有自己的医学理论，[①] 所以并不一定要不断重复李杲的学说。不过客观而言，作为直系弟子，罗天益在其代表医书中关于阴火的论述的确偏少。

  在表2的6处引文中，引文②和引文④与李杲的阴火无关，引文①、

[①] 〔韩〕金炳局、尹昌烈：《罗天益的生涯和医学思想研究》，《韩国医史学会志》2000年第13卷第1期，第33~45页；〔韩〕咸晟植：《〈卫生宝鉴〉医案研究》，硕士学位论文，庆熙大学，2005，第23~47页；孙钰等：《罗天益对东垣脾胃内伤理论的创新与临证应用》，《陕西中医》2019年第6期，第784~786页。

③、⑤、⑥以阴火－脾胃－元气的结构相连，和李杲的阴火论呈现一致逻辑。《卫生宝鉴》全书总共出现了4次和李杲阴火论结构一致的阴火相关论述，仅凭这一点，就可以判断罗天益对其家师的阴火论有着到位的理解。不过，罗天益虽然对李杲的阴火论有着深刻的认识，但是并未能对其深化推进。

因为罗天益是李杲在克服PTSD，并通过阴火论的叙事实现PTG的过程中与之相识的，所以他不可能不了解李杲叙事的脉络。由于罗天益向李杲学习了脾胃学说，罗天益的医学理论也基于这一学说，但是对于其中李杲关于阴火的叙述，罗天益很可能难以与李杲产生共情。正因为如此，在《卫生宝鉴》中，李杲的阴火论大幅缩水。包括罗天益在内，其后的中国医界一直沿用李杲的补中益气汤、升阳散火汤等处方。但是因为李杲的直系弟子罗天益对阴火论进行了低调处理，因此这一学说在后世并未得到深化发展。也正是由于这一缘故，一个世纪后的王履称李杲的阴火难以理解。①

这意味着，李杲的阴火论叙事承载了他本人独有的特色。在临床运用上，关于阴火论所隐喻的复仇思想的脉络，并不具有重要意义，即补中益气汤、升阳散火汤、升阳益气汤等这些李杲的名方，可以离开他的PTSD叙事进行运用。这说明，可以将李杲的阴火论置于中国传统医学理论的框架之外，作为他本人的一种特殊思想加以解释。

此外，李杲的另一位弟子王好古（1230～1308）② 于晚年出版了《医垒元戎》（1297）一书。书名有"医学之堡垒（医垒）、重要之武器（元戎）"的寓意，但是，也可解释为"医学之堡垒、元朝的戎狄（元戎）"。可以说，王好古应该也具有一定的反元情感。在蒙古人改国号为大元之前，李杲还能以"元气"指称人体的重要根基。1271年，蒙古在与南宋的襄阳城战役中占据上风，便开始改国号为"大元"，树立统一全国的计划。《医垒元戎》成书于1297年，1315年作为附录随杜思敬的《济生拔萃》刊行问世。

---

① 〔韩〕殷晢玟：《关于李东垣所论"阴火"实质的研究》，《大韩韩医学原典学会志》2011年第25卷第4期，第8～9页。
② 王好古的生卒年份存在争议。金容辰推测为1230～1308年前后。〔韩〕金容辰：《王好古生卒年份小考》，《大韩韩医学原典学会志》2009年第22卷第2期，第101～105页。

在王好古的《医垒元戎》中，并未出现"阴火"这一概念。王好古虽然曾向张元素求学，也曾经张元素介绍暂时问道于李杲，但张元素本人其实是以伤寒论为本的临床医家。因为对于医学理解的基础不同，虽然两人同属易水学派，但是很难将王好古视为李杲的直系弟子。因此，即便说王好古有反元倾向，但是在其所著医书中并未发现充分理解李杲阴火论叙事的痕迹。

结　语

阴火论是构成李杲脾胃学说的核心理论。自王履对其阴火概念提出疑问以来，并没有人对此做过明确解释。现代学者中，诸如早期整理中国医学理论的陈大舜以及北京中医药大学鲁兆麟教授等也对阴火提出了疑问，并对阴火的实体展开了持续不断的研究。本文所认为的"李杲的脾胃论和阴火论是基于 PTSD 治愈的观点所构建的李杲独特的方式"这一主张，终究只是一种假说。李杲被围困于开封城内而经历 PTSD 的可能性很大，但其脾胃论是否真如 PTSD 的书写分析所示，是基于自我解释和复仇思想的书写方式的呈现，归根到底无法摆脱想象的领域。

以往的研究无一例外地是在医学内部的脉络下分析李杲的阴火理论，本文试图打破这一固有的范式。通常认为，李杲脾胃论的提出是旨在治疗因饥饿和严寒而陷于疲劳与恐惧状态的患者。本文则基于目睹上述场景的李杲本人受到了创伤这一假设，对其脾胃学说和阴火论展开了分析。

李杲认为开封城内因恶寒发热而死亡的患者，实际上并非伤寒论中所说的泻下剂、陷胸汤、茵陈蒿汤的适应证，而是属于脾胃的内伤病这一由他自创的范畴。学界对李杲的内伤脾胃理论源自其被困于开封城的经历这一点没有异议，但对于李杲究竟以何种思考方式推导出这样的结论，并未进行深入探究，只是给人一种含糊解释的感觉：因为李杲是在中国医学史上留下伟大足迹的人物，故而他战胜苦难的过程也是英雄般的。

李杲 20 岁出头结束随张元素求学之旅回来之际，即 1202 年时，济源地方正值传染病流行，他在石碑上刻下普济消毒饮的处方，使人们能方便地获取治疗信息。除了珍惜自己的生命之外，李杲还对群体的疾病和痛苦反应敏感。如此有人情味的他不可能在残酷的现场对周围受苦的百姓采取漠不关心的麻木态度。有鉴于此，本研究基于李杲经历了 PTSD 这一假设，以 PTSD 和 PTG 的观点更为深入地重新审视了这一过程。

　　本文认为，李杲经历了创伤后应激障碍，他在医学史上所取得的成就正是他成功克服此种障碍，并实现创伤后成长的结果。李杲以脾胃论中的"阴火"这一概念暗喻蒙古人，构建了基于创伤后成长的独特叙事。他以与阴火相对的"阳气"比喻自己，表现出了作为围困在开封城内的金朝汉族的自我认同。《脾胃论》中出现的处方和加减法此后成为李杲在中国医界的代名词，使其名留后世，但是真正能够说明处方根源的阴火论却并未得到很好的传承。不仅如此，与补中益气汤这一处方配套的"中气下陷"的说法，在其后的中国医界也仅用于对补中益气汤的说明，并未得到普及。这反而从侧面证明了李杲的理论和叙事方式的独特性。李杲的脾胃论是基于阴火概念的独特理论，因此甚至其弟子罗天益也没能将其传承、发展，至今仍令人难解。

　　（翻译：庆熙大学韩医学院韩医历史系博士研究生张梓立。审校：中山大学国际翻译学院朝鲜语系副教授黄永远）

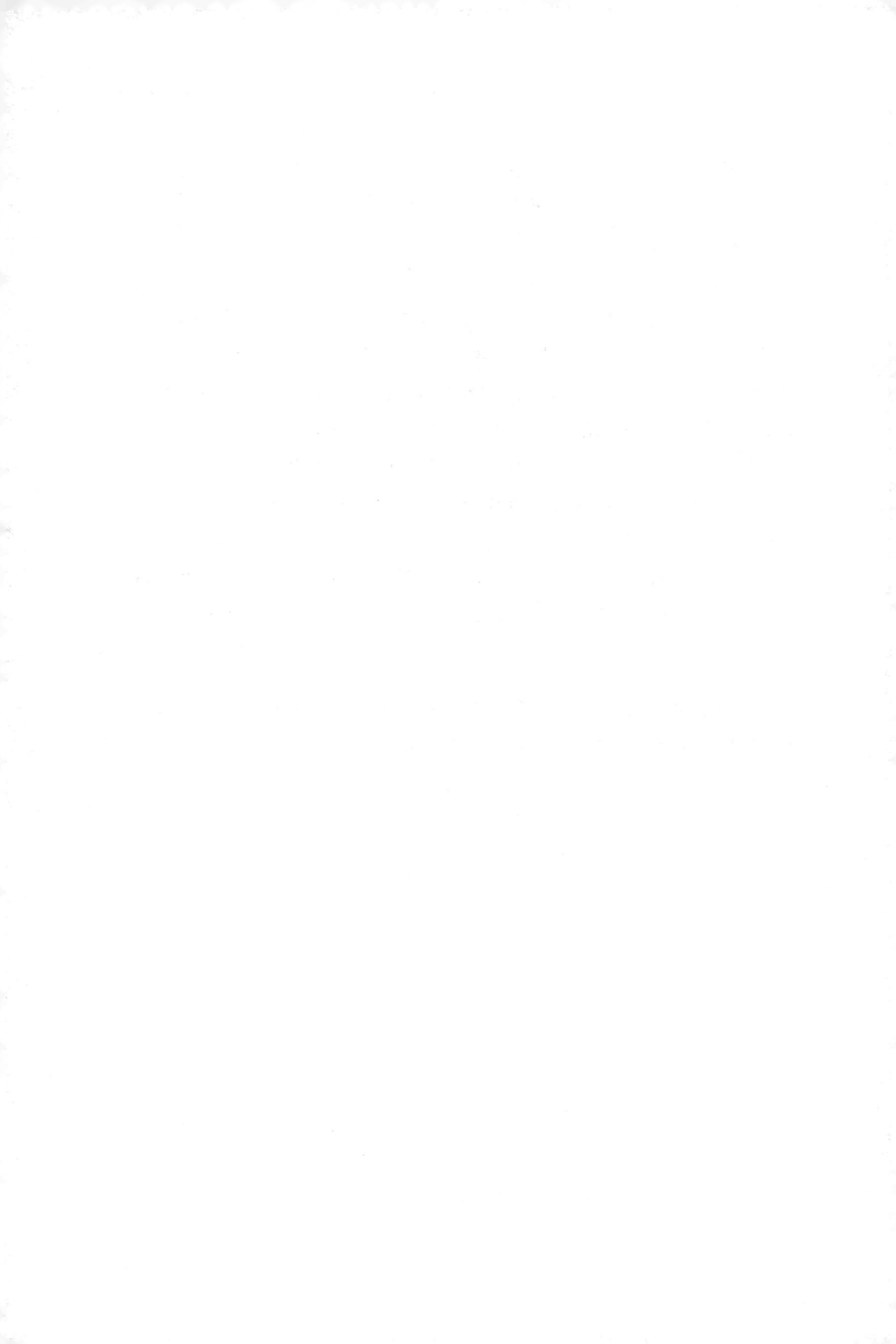

本草、药物与消费

十八、十九世纪朝鲜实学的发展和中国本草知识的传播*

——以《林园经济志》为中心

〔韩〕 安洙英**

【摘要】 自1806年始，徐有榘耗时36年完成了巨著《林园经济志》，这可以称作19世纪朝鲜最具代表性的实学成果之一，体现出朝鲜后期的实学家如何理解、采纳和引用中国书籍。本研究通过考察《林园经济志》以及其他本草学相关著作，力图阐明朝鲜特有的学术文化是如何传播、移植中国本草知识并使其本土化的。在18~19世纪的朝鲜，本草学并不是一门边界清晰的学问，因此，研究中国的本草知识在朝鲜的传播和影响应该摆脱那些既定框架，从重视日常事物和知识实用性的实学传统中把握中国文本在东亚的传播方式。如此就能够更客观地理解朝鲜士人将中国本草文本改编成类书，使其与朝鲜临床医疗结合等颇具特色的文本接受、借鉴与重构的方式。

【关键词】 朝鲜 实学 中国 本草知识 《林园经济志》

直到19世纪末，大部分朝鲜士人的学术活动主要围绕对中国书籍长时间的阅读，这些书籍长期以来在东亚各国的自然研究当中具有决定性的影响。因此，对研究药材或者自然事物的朝鲜士人来说，他们所具有的自然知识在很大程度上依赖于这些书籍的阅读和整理，尤其是中国的经典本草著作。于是，《本草纲目》等中国本草著作引入朝鲜以后，为朝鲜士人更

---

* 文中出现的韩文人名，部分无法确认汉字名的，均以音译汉字标记，以下不再一一说明。
** 安洙英，上海师范大学人文学院世界史系副教授。

好地了解本国环境和现实提供了重要参考。

《本草纲目》的传入，不仅在中韩医学交流方面具有重大意义，在朝鲜后期医学史、学术史上也是不可忽视的。[①]《本草纲目》对朝鲜医药和自然知识产生了非凡的影响，这一点很晚才为学界所揭示。[②] 针对《本草附方便览》和《本草精华》如何借鉴《本草纲目》的内容，吴在根等人进行了仔细分析，并以《乡药集成方》（1433）、《东医宝鉴》（1610）等乡药本草成果为基础，同时参考《本草纲目》，在临床运用方面进行了独具一格的重新阐释。[③] 另外，权吾民等提出《本草类函》一书与《本草纲目》具有密切关系，体现了《本草纲目》的在地化过程。[④] 这批研究促成了一种新叙事，对日本学者三木荣（1903~1992）提出的"《本草纲目》对朝鲜的本草学及博物学并无特殊影响"以及"朝鲜未曾出现真正的本草学"等观点进行了大幅修正。[⑤]

诚然，上述论文已足以证伪三木荣的观点。但是，相比于朝鲜是否具有本土的本草学书籍，更核心的问题应该是朝鲜士人如何采用和编辑中国本草学知识。近十年来韩国学界的关注趋势也体现出这一点。研究者更多地把包括类书、字书、物名书在内的各种题材的百科全书式著作与《本草纲目》联系起来考察，以追踪《本草纲目》等中国本草书籍在18~19世纪朝鲜知识界的影响。有些研究注意到，一些朝鲜著作通过改变和重建"框架"将中国文献中收集的内容积累并聚集，从而证实了朝鲜士人把

[①] 对于《本草纲目》在朝鲜和日本的引进和接受，参见刘润兰《〈本草纲目〉在海外的传播与影响》，《世界中西医结合杂志》2014年第1期，第89~90页；沈忱、陈卫平《〈本草纲目〉对日本、朝鲜医药学界影响的比较研究》，《南京中医药大学学报》2014年第2期，第183~185页；绳建敏、周建新《〈本草纲目〉东传朝鲜及其影响》，《医学与哲学》（A）2018年第5期，第84~86页。

[②] 〔韩〕吴准浩：《19~20世纪朝鲜医家的〈本草纲目〉重构》，《韩国医史学会志》2013年第26卷第2期，第1~7页。

[③] 〔韩〕吴在根、金容辰：《朝鲜后期〈本草纲目〉的传入及其活用：以〈本草精华·本草附方便览〉为中心》，《医史学》2011年第20卷第1期，第33~37页。

[④] 〔韩〕权吾民等：《〈东医宝鉴〉与〈本草纲目〉的韩国移用以及朝鲜后期医学特质的形成：以〈本草类函〉和〈本草类函要领〉为中心》，《韩国韩医学研究院论文集》2011年第17卷第3号，第17~24页。

[⑤] 〔日〕三木荣：《朝鲜医学史及疾病史》，自家出版，1963，第359页。

"分类"作为产生固有知识的主要手段。①

本草学知识的特殊性,决定了其跨领域传播必然不是单纯的知识移位。一种植物未必存在于另一方水土,即便存在,其名称仍可能有所不同,因此,当朝鲜读者阅读来自中国的本草学著作时,他们很可能不得不为其包罗万象而精粗并存的内容绞尽脑汁。这样一来,朝鲜士人的思路就自然地转变为理解文献与现实之间的差别。在这方面,徐素英的研究值得关注。② 作者从朝鲜的本草知识生产传统(乡药)入手,提出了其中对地方性的再现,暗示的是"把地方与普遍联系起来的一种分辨方法"。作者认为,那些当地药材知识的追求——调整(翻译)草药名称、整理某些物种的朝鲜语名称、出版一系列以乡土药材为中心的图书——并不意味着本国的"自我"和外国的"他者"之间有任何僵化的划分。她建议把"乡药"知识的创造视为一种"调和"过程,即"把普遍知识置于地方",其中中国的本草知识必须通过朝鲜社会文化条件解释和调解。③ 另外,有些学者指出,本草书籍在朝鲜的接受总是伴随着对朝鲜语言的关注和对地方性的认识而进行的。④ 虽然朝鲜学人仍然依赖于中国书籍,但他们的征引

---

① 〔韩〕陈在教:《朝鲜王朝后期类书和人物志的学术视野——以知识、信息的收集和分类为中心》,《大东文化研究》2018年第101卷,第67~101页;〔韩〕李廷雨、沈庆昊、李尚郁:《分类的多样性和原理:以知识的诞生为中心》,《科学哲学》2014年第17卷第3期,第69~106页;〔韩〕姜玟求:《通过〈松南杂志〉看朝鲜类书的审美性和意识性》,《韩国思想史学》2018年第59卷,第221~249页。

② Soyoung Suh, "From Influence to Confluence: Positioning the History of Pre-modern Korean Medicine in East Asia," *Korean Journal of Medical History* 19 (2), 2010, pp. 225–254; Soyoung Suh, "Herbs of Our Own Kingdom: Layers of the 'Local' in the Materia Medica of Early Choson Korea," *Asian Medicine* 4 (2), 2008, pp. 395–422; Soyoung Suh, *Naming the Local: Medicine, Language, and Identity in Korea Since the Fifteenth Century*, Cambridge: Harvard University Press, 2017.

③ Soyoung Suh, "Herbs of Our Own Kingdom: Layers of the 'local' in the Materia of Early Choson Korea," *Asian Medicine* 4 (2), 2008, pp. 399–400; Dongwon Shin, "How Commoners Became Consumers of Naturalistic Medicine in Korea, 1600–1800," *East Asian Science, Technology and Society: An International Journal* 4 (2), 2010, pp. 275–301.

④ 见〔韩〕梁泳玉《关于〈松南杂识〉的词汇词典性质的研究》,《汉文学报》2017年第37卷,第275~300页;〔韩〕梁泳玉《朝鲜后期的类书传统和〈松南杂识〉》,《大东文化研究》2015年第92卷,第251~287页;〔韩〕卢大焕《18世纪后期至19世纪前半期名物学的展开与性质》,《韩国学研究》2013年第31卷,第541~572页。

方法向着有意义的方向改变，反映出他们对当地特殊性的认识，以及对经验和可观察的信息的重视。①

有鉴于此，笔者试图以非本草类书籍为中心，通过分析18～19世纪朝鲜士人对《本草纲目》的引述情况，呈现"本地化"在这一时期朝鲜动植物（本草或博物）知识发展中的意义、中国本草学在朝鲜传播的特点，以及本草著作和实用类书等不同体裁的作品分别扮演的角色。正如最近的研究指出，类书是体现《本草纲目》在朝鲜的传播过程的重要文类，本文亦将从实学影响下的实用类书编撰趋势入手，概述朝鲜后期本草知识书写的整个图景，揭示"权威的"中国本草文献如何与提倡实用性、现实性的实学发生复杂的关联。19世纪成书的《林园经济志》，被认为是朝鲜后期实学的代表性著作和实用类书的典范，② 因此，它也就成为研究朝鲜士人如何理解、扬弃和利用《本草纲目》的良好案例，笔者试图借此揭开18～19世纪朝鲜动植物（本草或博物）知识发展的长篇画卷。

一　朝鲜后期实学类书的兴起

朝鲜士人更多地关注本草学的"实用知识"、开发和利用动植物及矿物，是因为他们受到了实学风气的强烈影响。作为17～19世纪前期在朝鲜兴起的学术潮流，实学旨在批判由程朱理学主导的朝鲜社会。实学出现之前，朝鲜学术风格更着重于理念思想；此后，则转而体现为对实用知识的高度关注，这可以说是在朝鲜学术史中划时代的变化。简言之，实学思想

---

① 〔韩〕朴英顺：《中国书籍的引用和知识的接受——以〈五洲衍文长笺散稿〉为中心》，《中国人文科学》2016年第64卷，第317～348页；〔韩〕辛贤实：《朝鲜时期百科全书中所见花木知识的中国影响及其发展》，《韩国环境生态学会学术大会论文集》2018年第28卷第1期，第39～40页；〔韩〕赵成山：《朝鲜后期星湖学派的古学研究和由此形成的本草学认识》，《医史学》2015年第24卷第2期，第457～496页；〔韩〕金一权：《〈星湖僿说·万物文〉所见实学的万物观和自然学》，《东亚古代学》2011年第26卷，第3～59页。

② 〔韩〕全钟项、曹昌禄：《〈林园经济志·仁济志〉的编纂体例和朝鲜后期医学知识的受容》，《医史学》2012年第21卷第3期，第403～448页；〔韩〕朴相映：《〈仁济志〉在朝鲜后期医史学中的地位和意义》，《韩国实学研究》2013年第23卷，第531～575页。

以对在现实生活中有用知识的高度重视为特征，追求"利用厚生""实事求是""经世致用"。

而随着实学的流行，一些士人收集了各种事物的考据或实证，创造了一种新的类书体裁，其由于按类细分的独特编纂方式而不同于此前的类书。① 对支持实学的朝鲜士人来说，类书成为最能够体现他们对知识的实用性和实际性态度的体裁。他们往往通过编著类书整理并考订文献知识，并将这一过程视为实践"格致之学"的主要方式。18 世纪以后，类书出版极为繁荣，种类和数量上都有明显的增加，其中最为引人注目的类型就是考据与实证兼备的类书。② 这种类书通过添加个人见解与考证内容，以加强其作为笔记或杂著等著作的性质。③ 它们以考证的方式记录日常事物，与此前朝鲜士人普遍看重的观念思维和性理学争论完全不同。④ 很显然，一批朝鲜士人在编纂类书时对实用性和实证性的重视与朝鲜后期博物学的兴起有关。

这种形式的类书发轫于 17 世纪初李晬光（1563～1628）的《芝峰类说》，在 18 世纪形成一种典范性的文体。李瀷（1681～1764）的《星湖僿说》（1720～1762）、李德懋（1741～1793）的《青庄馆全书》（1796 年铅字印行，1809～1810 年出现稿本）是 18 世纪具有代表性的著作。进入 19 世纪后，博物学学风大兴，清代考证学的影响体现得愈来愈明显，诸如《五洲衍文长笺散稿》（19 世纪初）、《松南杂识》（1855）、《林园经济志》（1806～1842）等各具特色的类书在朝鲜相继出版。⑤

当然，考虑到清代考据之学对朝鲜后期所留下的影响，也不能忽略清

---

① 〔韩〕李廷雨、沈庆昊、李尚郁：《分类的多样性和原理：以知识的诞生为中心》，《科学哲学》2014 年第 17 卷第 3 期，第 99～101 页。
② 〔韩〕朴英顺：《中国书籍的引用和知识的接受——以〈五洲衍文长笺散稿〉为中心》，《中国人文科学》2016 年第 64 卷，第 317～348 页。
③ 〔韩〕崔桓：《对韩国类书的综合研究（Ⅰ）》，《中语中文学》2003 年第 41 卷，第 367～404 页。
④ 〔韩〕陈在教：《朝鲜王朝后期类书和人物志的学术视野——以知识、信息的收集和分类为中心》，《大东文化研究》2018 年第 101 卷，第 96～97 页。
⑤ 《松南杂识》是 1855 年由赵在三（1808～1866）编撰的具有百科全书性质的类书。参见〔韩〕梁泳玉《朝鲜后期的类书传统和〈松南杂识〉》，《大东文化研究》2015 年第 92 卷，第 251～287 页；〔韩〕梁泳玉《赵在三的〈松南杂识〉研究》，博士学位论文，成均馆大学，2017。

代经世致用的学风、其注重实用的态度,以及清代名物考证学术,对朝鲜类书书写的影响。① 然而,朝鲜类书作者呈现一种以朝鲜问题而非中国问题意识为中心的趋势。② 中国著作逐渐被视为相对的,而不是绝对的知识来源,被用作解决实际问题的一种标准或参照对象,或作为编纂适用朝鲜现状的参考材料,换句话说,中国古籍自此仅被视作一项补充知识的工具。李睟光在《芝峰类说》中写道:"余说世所称四海,只据中国而言,非天地间之四海也。若考三才图会则可知。"③ 作者在书中不但能够意识到中国与"我国"之间的差距,还能够辨识由此而来的中国文献与朝鲜实际情况之间的差距,例如:"中朝所谓蔷薇,皆红色蔓生,故唐诗曰:一架长条万朵春,嫩红深绿小窗匀。又曰:小庭半折红蔷薇。又:一架蔷薇满院香。此则我国亦有之而甚罕。今黄蔷薇在有之,而不载于传记,疑中国所罕耳。"④

从依靠中国文献的态度中脱离出来,根据生活中作者亲自观察或接触到的内容进行考订,这种现象无疑与直接关注现实生活、不断钻研触手可及的日常事物的做法有关。实学家通过编纂类书,表现出对自己国家和时代的实证探索倾向,即将朝鲜文化和现象作为主要研究对象。⑤ 18 世纪之前的朝鲜类书书籍作者主要着重于考究明朝书籍,⑥ 而反观 18 世纪后的类

---

① 关于清代考据学对 18~19 世纪朝鲜实学家的影响,见〔韩〕权政媛《李德懋的清代考证学接受》,《韩国汉文学研究》2015 年第 58 卷,第 281~316 页;〔韩〕李相玉《清代考证学的传入和茶山丁若镛》,《中国学报》1970 年第 11 卷,第 37~50 页;〔韩〕高在旭《金正喜的实学思想和清代考证学》,《泰东古典研究》1993 年第 10 卷,第 737~748 页。
② 关于中国清代学术语境下的"名物"的意义,参见 Benjamin A. Elman, *From Philosophy to Philology: Intellectual and Social Aspects of Change in Late Imperial China*, Cambridge, MA: Council on East Asian Studies, Harvard University, 1984, pp. 80 - 81。关于名物的定义及其对清代学术的意义,见蒋秋华《乾嘉学士的治经方法》第 2 卷,台北"中研院",2000,第 1035~1036 页。
③ (朝鲜)李睟光:《芝峰类说》卷二《地理部·海》,首尔:景仁文化社,1970 年影印本,第 104~105 页。
④ (朝鲜)李睟光:《芝峰类说》卷二十《卉木部·花》,首尔:景仁文化社,1970 年影印本,第 625 页。
⑤ 〔韩〕安大会:《李睟光的〈芝峰类说〉和朝鲜后期名物考证学的传统》,《震檀学报》2004 年第 98 号,第 273~274、281~282、287~288 页。
⑥ 朝鲜类书广泛使用的书籍包括明代代表性著作《本草纲目》《农政全书》《居家必用》《五杂俎》等。

书，可以看出"严格引论中国古籍"这一学术意识逐渐减弱。① 同时，引论朝鲜文献也变得更具有灵活性。② 另外，虽然没有达到完全推翻从文献中找出依据的传统方法，但也体现出脱离文献进行实际观察、看重契合当地生活并具有实用性的事实的趋势。③

就书写方式和内容而言，朝鲜后期的类书与传统的中国类书不同，体现出其独特的性质。它们融合了笔记体裁，掺入了大量编者的个人见解。类书基本上仍以采录及整理为目的，单纯罗列了从各种书籍中提取的信息。中国类书遵从这一编纂方式，并没有完全脱离基本框架：除了注疏的方式之外，几乎没有针对资料或个例的编者个人见解及议论的内容。仅在以《格致镜原》为首的《仙堂玮考》《玉海》《事物纪原》等类书上，添加了少许考证内容。④ 然而，朝鲜后期类书不仅对资料进行了整理，而且添加了个人见解或考证的观点。例如，李圭景（1788～1863）的《五洲衍文长笺散稿》反映了大幅度接纳清代学术的趋向，这也是 19 世纪的学术特征。⑤ 正如其中"博学多识，谓即君子所宜铭念不谖者也"所反映的，编者明确地表达了朝鲜实学思想中的学术理想，即追求严谨的观察和经验实证知识。李圭景给各个主题配上了一段"辩证说"，论述了各种自然物、事物及现象，在引述图书典籍的同时提出了自己的看法。

---

① 见〔韩〕安大会《李睟光的〈芝峰类说〉和朝鲜后期名物考证学的传统》，《震檀学报》2004 年第 98 号，第 288 页；〔韩〕洪润构《对〈物名考〉的考察》，《震檀学报》2013 年第 118 号，第 199 页。
② 〔韩〕郑丞惠：《对物名类资料的综合考察》，《国语史研究》2014 年第 18 卷，第 79～116 页。
③ 见〔韩〕金一权《〈星湖僿说·万物文〉所见实学的万物观和自然学》，《东亚古代学》2011 年第 26 卷，第 3～59 页。
④ 〔韩〕梁泳玉：《朝鲜后期的类书传统和〈松南杂识〉》，《大东文化研究》2015 年第 92 卷，第 265 页；〔韩〕崔桓：《对韩国类书的综合研究（Ⅰ）》，《中语中文学》2003 年第 41 卷，第 367～404 页。
⑤ 该书虽然没有类书的形式，但具备了所有类书的性质和特点，因此韩国研究者一般将其视为类书。参见〔韩〕申炳周《19 世纪中叶李圭景的学风和思想》，《韩国学报》1994 年第 75 辑，第 144～173 页；〔韩〕申炳周《朝鲜后期的百科全书著作和〈五洲衍文长笺散稿〉》，《震檀学报》2014 年第 121 号，第 113～139 页。

二 物名类类书及名物学的兴起和《本草纲目》的接受

朝鲜后期编撰的类书，除了以其独特的体裁引人注目以外，其明显的实用趋向也自成一家。随着高度关注日常事物和物名的类书开始面世，不少实学家写过所谓"物名类类书"（简称"物名书"）。① 以主题来看，这些类书题材与前一时期的类书有着明显差异。② 18世纪中期或在此之前面世的百科全书式类书，记述范围相对固定，网罗了包括政治、制度等的天、地、人、物之内容。相反地，自18世纪中期以后，在物名书中，无论是在项目数，还是分量方面，均侧重于"物"类，即主要以与人类生活联系紧密的、与现实生活相关的事物作为主题，从而形成了强调实用性的独特体裁。甚至诸如李嘉焕、李载威的《物谱》，柳僖的《物名考》，丁茶山的《物名括》等许多抄本一样，内容仅以"物"的项目（即自然动植物或产物等具体物品）构成的书籍也不在少数。③ 而在中国和朝鲜此前已有的类书当中，则难以发现像这样在"天、地、人、物"中"物"占比较大的现象。纵观现存的历代百科全书式类书，很难找到与朝鲜后期物名书相仿的体裁及分类体系。

一位研究者据此主张朝鲜后期典范性的物名书应该是本草书，而非类书。也就是说，这些类书形式、格式和排序上的主要参考标准来自中国的

---

① 对"物名类"文献，或"物名书"的研究相当多，最近的主要研究成果如下。〔韩〕洪润构：《对〈物名考〉的考察》，《震檀学报》2013年第118号，第167~211页；〔韩〕郑丞惠：《对物名类资料的综合考察》，《国语史研究》2014年第18卷，第79~116页；〔韩〕张裕升：《朝鲜后期物名书的编纂动机和分类体系》，《韩国古典研究》2014年第13辑，第171~206页。目前由韩国研究者所确认的物名类类书共有40种。代表性的有李嘉焕、李载威的《物谱》，李晚永的《才物谱》，《广才物谱》（编者未详）等"物谱类"以及柳僖的《物名考》、丁茶山的《物名括》关联的诸多异本。见〔韩〕郑丞惠《物名类的特征和资料价值》，《国语史研究》2016年第22卷，第81~135页。
② 〔韩〕郑丞惠：《对物名类资料的综合考察》，《国语史研究》2014年第18卷，第104~106页；〔韩〕洪润构：《对〈物名考〉的考察》，《震檀学报》2013年第118号，第198页。
③ 对此，张维胜将物名书归类为两大类：与传统意义上的类书一样、以抽象概念以及具体事物为主题的"万物物名书"和以具体事物为主而组成的"事物物名书"。〔韩〕张裕升：《朝鲜后期物名书的编纂动机和分类体系》，《韩国古典研究》2014年第13辑，第187~190页。

本草著作。① 另外，郑丞惠通过考察《物名括》，推测"抄写人最初抄录《物名括》的根本目的，应该是为了掌握药材的正确名称"。他也同时暗示，草木类之所以在各类目中占据压倒性的比重，是因为抄写人的初衷是服务于"大夫或处理药材的人"。而且，金炯台列举了可与朝鲜物名书做对比的书籍，分别是中国的《本草纲目》与日本的《倭汉三才图会》。② 这些研究都揭示了朝鲜后期物名书与药材知识之间，乃至物名书体裁与中国本草书之间可能存在的密切联系。③

本草学书籍和类书，从主题和学术范式来看有着明显的共同之处，同是记载并分类自然物及各种事物的著作。虽然两者具有明显的关联性，类书和本草书在体裁上相互融合并发展为生产知识的新体裁，却仿佛是朝鲜的独有现象。④ 实际上，最积极地接纳及引用《本草纲目》的，也是这些类书，特别是物名书。而且，《本草纲目》一书首次被介绍到朝鲜，也要追溯到17世纪初的《芝峰类说》——其中有关花木和禽虫的叙述就引用了《本草纲目》的相关内容。⑤

朝鲜实学士人在他们的类书著作中大量引述了《本草纲目》。例如，

---

① 〔韩〕张裕升：《朝鲜后期物名书的编纂动机和分类体系》，《韩国古典研究》2014年第13辑，第193页。
② 〔韩〕金亨泰：《关于朝、中、日类书类著作的比较研究》，《韩民族语文学》2016年第73卷，第271~297页；〔韩〕安大会：《李晬光的〈芝峰类说〉和朝鲜后期名物考证学的传统》，《震檀学报》2004年第98号，第267~290页。
③ 〔韩〕郑丞惠：《对物名类资料的综合考察》，《国语史研究》2014年第18卷，第228~229页。
④ 关于名物训诂学，以及其和本草学的关联性，见王育林《论清代小学家的本草名物考证》，《北京中医药大学学报》2008年第9期，第594~597、599页；黄巧玲《浅议〈本草纲目〉释名的名物训诂》，《湖南中医杂志》2010年第4期，第109、126页。
⑤ 关于《本草纲目》流入朝鲜的时间，一直存在意见分歧。三木荣曾将《本草纲目》流入朝鲜的最早记录视为《老稼斋燕行日记》中出现的《所买书册》，主张其时间为1712年。〔日〕三木荣：《朝鲜医学史及疾病史》，自家出版，1963，第401页。此后，许多研究者都继承了这一观点，参见马伯英、高晞、洪中立《中外医学文化交流史——中外医学跨文化传播》，上海：文汇出版社，1993，第74页。对此，吴在根将1690年徐文重《燕行日录》中记载的购书目录视为《本草纲目》流入朝鲜的最早记录。但李贞以《芝峰类说》的具体内容为依据，认为购入时间在此之前，参见〔韩〕李贞《殖民地朝鲜的植物研究（1910~1945）：朝日研究者的互动和另类近代植物学的形成》，博士学位论文，首尔大学，2012，第50页；〔韩〕吴在根《〈本草纲目〉对朝鲜后期本草学发展的影响：关于三木荣对〈林园经济志〉本草学成果叙述的批判》，《医史学》2012年第21卷第2期，第193~226页。

李圭景在《五洲衍文长笺散稿》一书中，以诸如"尽信书，不如无书，然至于东璧之书，足可尽信故也"，①"而如李东璧之传，亦以为未详何用，则孰能详其所用邪"② 等句子，来表达他对《本草纲目》的信任。而且在该著作中，共有 1416 篇"辩证说"，其中 109 篇都引用《本草纲目》为依据或参考，《本草纲目》无疑是被引用最多的书籍之一。③

然而，朝鲜士人对《本草纲目》的参考和引用衍生出一些值得注意的问题。《本草纲目》等医书或类书记载虽然丰富而准确，但名称与实物难以对应。显然，只有确立、统一植物与其名称，才能正确普及其栽培法、保存法、医疗法等信息，并将知识运用到实际中。若无法准确地将《本草纲目》中的动植物名称与现实中的样态对应起来，就很可能引发危险。李用休《好问说》记载了这样一桩逸事：

> 莫知于生知，然其所知者，理也。若名物度数，则必待问而后知，故舜好问，宣尼问礼问官，矧下此者乎？余尝读本草后，野行见有草，茎叶嫩肥欲采之，问于田妇，妇曰是名草乌，有大毒。余惊弃去，夫读本草而几为草毒，以问仅免。④

李用休阅读《本草纲目》后，在野外发现某种草药，询问农女，却被告知该草有毒，只好将之丢弃。19 世纪继承实学精神的开化思想家朴珪寿 (1807～1877) 亦曾忠告百姓，《本草纲目》的插图不够精细，分辨实物时容易出错、引发危害，需要小心。⑤ 据记载，李德懋 (1741～1793) 为了

---

① （朝鲜）李圭景：《人事篇·技艺类·医药·鲊答马墨辨证说》，《（分类校勘）五洲衍文长笺散稿》，韩国 KRPIA 数据库：https://www.krpia.co.kr/viewer? plctId = PLCT00008025&tabNodeId = NODE07381077。以下不再一一说明。
② （朝鲜）李圭景：《万物篇·鸟兽类·兽·鹿璃斑龙辨证说》，《（分类校勘）五洲衍文长笺散稿》。
③ 参见（朝鲜）李圭景《校勘记典据现况（661 种）》，《（分类校勘）五洲衍文长笺散稿》。
④ （朝鲜）李用休：《好问说》，韩国文集丛刊第 223 集，韩国古典翻译院数据库。
⑤ （朝鲜）朴珪寿：《录顾亭林先生〈日知录〉论画跋》，《瓛斋集》卷 4，韩国文集丛刊第 312 集，韩国古典翻译院数据库。"每根李东璧本草纲目，为本草家集成之书，而诸家形色同异之辨，纷然未已。李氏虽一一考据订正，而其绘画未精，到今有误采谬用者甚多。盖未遇良画师之故，流害民生，有如是矣。"

解决此问题，曾一边解读《本草纲目》，一边拜访田父野老，向他们请教草木鸟兽（虫鱼）的方言叫法。①

这些认识实践导致了朝鲜后期名物学的产生与盛行。一个本草事物的汉字名会随着时代、地域的不同而改变，并因此衍生出许多异名。尤其是在朝鲜语通用的环境下，动植物汉字名既脱离了具体实物，又与作为口语的朝鲜语名之间存在差异，因此仅用汉字名进行辨识着实不易。对依赖汉语文献的朝鲜士人来说，准确理解它们的汉字名显得尤为迫切。名物学（又称名物考证学）在本草知识传播中的意义在于，把朝鲜人身边的事物与来自中国的文献所提供的信息一一对应起来，其目标则在于将物质有效应用于生活。

三 《林园经济志》作为实学类书的特点

朝鲜后期实学学风下对博物学的高度重视、类书与《本草纲目》产生的独特关系，都反映在《林园经济志》中。1806年起，徐有榘不懈搜查、编纂及增删，历时36年完成了这部典范性的"实用百科全书"。《林园经济志》共54册113卷，250余万字，卷帙浩繁，集田园生活所需一切知识为一体。它不仅是近代朝鲜规模最大的百科全书、博物学著作，还作为朝鲜特有的本草著作，在韩国科学史上占据了一席之地。② 2005年起，韩国历史学界一直致力于《林园经济志》的翻译和研究，从多方面重评其学术价值。③

---

① （朝鲜）李德懋：《青庄馆全书》，《刊本雅亭遗稿》卷8"先考府君遗事"，韩国文集丛刊第257~259集，韩国古典翻译院数据库。
② 〔韩〕金斗钟：《韩国医学史》，首尔：探求堂，1993，第354~355页；〔日〕三木荣：《朝鲜医书志》，自家出版，1956，第338页；〔日〕三木荣：《朝鲜医学史及疾病史》，自家出版，1963，第248页。
③ （朝鲜）徐有榘：《在山水间盖房子——林园经济志所见古人的建房方法》，安大会编译，首尔：Dolbegae，2005；（朝鲜）徐有榘：《林园十六志·佃渔志》，金命年译注，首尔：韩国渔村渔港协会，2007；（朝鲜）徐有榘：《林园十六志·鼎俎志》，车京姬等译注，首尔：教文社，2007；（朝鲜）徐有榘：《林园经济志·本利志》，郑明炫等译注，首尔：笑卧堂，2008；（朝鲜）徐有榘：《林园经济志·灌畦志》，鲁平奎等译注，首尔：笑卧堂，2010；（朝鲜）徐有榘：《林园经济志·晚学志》，朴顺喆等译注，首尔：笑卧堂，2010。2012年出版了《林园经济志》的概论书，介绍并整理该书翻译过程中取得的（转下页注）

朝鲜后期学术界出现的一些变化充分地反映在《林园经济志》各个方面。徐有矩创作《林园经济志》时，是将其作为一本涉及乡村生活所需全部知识的百科全书来编辑的。① 也就是说，其中收录的内容囊括了一般老百姓日常生活中可能需要的各种诀窍及智慧，以及当时士人可以接触的所有实学知识。②《林园经济志》采取了类书的形式，按照主题分卷分部，制定标题，并按照更细的条目排列各种词条。值得注意的是，该书虽然采用了类书的形式，但与传统的类书以"天、地、人"等世界上的所有事物为主题不同，它只将与乡村生活有关的日常事物作为主题。

从此书"例言"中的著述意图来看，徐有矩认为自己搜集了对朝鲜有用的知识：

> 吾人之生也，壤地各殊，习俗不同。故一应施为需用，有古今之隔，有内外之分，则岂可以中国所需，措于我国而无碍哉？此书专为我国而发。故所采但取目下适用之方，其不合宜者，在所不取。……其所叙但取今日适用之道，非我邦产者，若杨梅枇杷橄榄楠樟之类，在所不收耳，览者详焉。③

徐有矩指出在大量引用中国文献和学术成果时会产生的问题，并强调在参考和引用的同时，朝鲜人应作为参与主体，积极鉴别对朝鲜有用的内容。

另外，传统类书的编纂目的在于从现有文献中收集、整理信息，并不附加评论，但《林园经济志》以考订和实证的方式探索适用于现实的知识，是朝鲜后期新型类书的典范，体现了明确的实证倾向。这本信息与实证兼备的类书也属于朝鲜文化、文物的一部分，虽然引用了很多中国的著

(接上页注③)所有新的研究成果，参见（朝鲜）徐有矩《林园经济志——朝鲜时代最大的实用百科全书》，郑明炫等编译，首尔：播种人，2012。

① "凡耕织种植之术，饮食畜猎之法，皆乡居之需也。"参见（朝鲜）徐有矩《林园经济志——朝鲜时代最大的实用百科全书》，郑明炫等编译，首尔：播种人，2012，第404~405页。

② 〔韩〕全钟项、曹昌禄：《〈林园经济志·仁济志〉的编纂体例和朝鲜后期医学知识的受容》，《医史学》2012年第21卷第3期，第404页。

③ （朝鲜）徐有矩：《林园经济志——朝鲜时代最大的实用百科全书》，郑明炫等编译，首尔：播种人，2012，第406~407页。

述，但实际上朝鲜的著作占了相当的比例（共占27.1%）。这与朝鲜学术思想上明显呈现的追求实用的趋势息息相关。

《林园经济志》对于从852本中、日、韩文献中选取的篇章，基本上采取了按主题分类收录的类书形式，其来源绝大多数仍是中国书籍。[①] 在由中、日、韩书籍组成的引用篇目中，中国文献占72%以上。[②] 与同时代朝鲜的其他著作相比，《林园经济志》引用朝鲜文献的数量之多虽令人称奇，但仍有超过70%的内容源自中国文献，几乎是以中国文献的引文来贯穿全书。然则，促使这本书成为具有浓厚地方性的关键因素有哪些呢？该书看起来似乎是中国文献的引用集合，徐有榘是如何实现"符合朝鲜现实"的学问呢？

笔者认为，《林园经济志》并不是单纯地引用文献集合，还创造了一些新知识，从而体现了朝鲜后期的实学风貌。徐有榘虽然大量引用《本草纲目》，但是能明确意识到《本草纲目》作为中国书籍，与朝鲜的实地情况未必完全符合。接下来，笔者将通过《林园经济志》对《本草纲目》的引用考察徐有榘为了实现知识本土化和重构知识体系所采用的方法。具体来说，主要根据以下两个方面探究《林园经济志》与《本草纲目》之间的联系：第一，徐有榘在引述《本草纲目》的同时，是如何根据自身体会及朝鲜真实面貌，把内容精练成朝鲜的"鲜活知识"的；第二，《本草纲目》所载内容在《林园经济志》十六志中是如何分类及排布的。

四　对物名的关注和《灌畦志》对《本草纲目》的引用

徐有榘是一位继承了实学，尤其是名物学传统的实学家，他从小接触

[①] 见〔韩〕郑明炫《林园经济志解题》，（朝鲜）徐有榘《林园经济志——朝鲜时代最大的实用百科全书》，郑明炫等编译，首尔：播种人，2012，第316~323页。每篇文章都附有引文出处，另外附有的目录罗列了853种引文。

[②] 〔韩〕全钟项：《仁济志解题》，（朝鲜）徐有榘：《林园经济志——朝鲜时代最大的实用百科全书》，郑明炫等编译，首尔：播种人，2012，第1089页。例如，在《仁济志》中，徐有榘本人著述以外的朝鲜文献占2.9%，本人著述占8.1%，因此全书朝鲜文献所占的比例为11.7%。其中日本书籍只有《倭汉三才图会》。

《本草纲目》《倭汉三才图会》等中国和日本的先进书籍，继承了徐氏一家——祖父徐命膺、父亲徐浩修、叔父徐滢修等人的博物学学术传统。①徐有矩强调名物学是解决诸多日常问题的基础性学问，因此通过比较中国文献记载的鱼种和在朝鲜亲见的鱼种，辨识出各鱼种的诸多异名。他通过查看类书、子书和本草书，试图考证出每一种鱼的正确朝鲜语名称，比如他写道："今考小学本草诸家，参互校勘于土产方言。"②这是说，准确考究"物名"是有效应用特定事物或自然物的前提，而朝鲜民众最根本的问题，就是他们并未准确地认知树木名称。徐有矩明确意识到考究名称的重要性，认为这是求知的基础，因此在《林园经济志》中引用、考订了《本草纲目》所载的物名信息。③

由朝鲜后期的实学家与从中国传播的本草知识体现的独特方式来看，《林园经济志》中最值得研究的部分是大量引用《本草纲目》的《灌畦志》。《灌畦志》下的每一"细条"分别介绍了某种可食用或入药的植物。这些词条都从第一条"各论"——"名品"开始。在"名品"中，该植物的异名异种被一一列出。"名品"不仅在编排上处于章节之首，其字数也明显多于其他部分。这充分反映了徐有矩在研究蔬菜、树木、海藻、药材等时，视物名为最优选项，对考究名称与品种极为重视。其中，显而易见的是，"名品"下所记载的内容大多引自《本草纲目》的"释名"和"集解"。

以下将举例说明徐有矩引用《本草纲目》的方式。人参自古被视为最重要的药材，在国内、国际贸易上一直占据重要地位。清代中国、同时期的朝鲜和日本都出现了许多人参专书，这反映出人参消费的繁荣。④ 人参

---

① 参见〔韩〕韩芑燮《徐明应一家的博学传统和丛书、类书编纂》，博士学位论文，高丽大学，2010，第 34~78 页。
② （朝鲜）徐有矩：《枫石全集》，《金华知非集》卷 4《乐浪七鱼辩》，韩国文集丛刊第 288 集，韩国古典翻译院数据库。
③ 参见〔韩〕郑明炫《林园经济志解题》，（朝鲜）徐有矩《林园经济志——朝鲜时代最大的实用百科全书》，郑明炫等编译，首尔：播种人，2012，第 333 页；〔韩〕郑明炫《晚学志解题》，（朝鲜）徐有矩《林园经济志——朝鲜时代最大的实用百科全书》，郑明炫等编译，首尔：播种人，2012，第 597 页。
④ 蒋竹山：《人参帝国——清代人参的生产、消费与医疗》，杭州：浙江大学出版社，2015，第 213 页。

是《灌畦志·药类》中的第一条，记述篇幅极长，包含了最多的"各论"，其中主要引用了朝鲜书籍《种参谱》。另外，在《药类》记述的 20 种药材中，人参的按语议论也是最长、最丰富的：

人参

名品

一名神草，一名地精。

《本草纲目》参本作蔘，为其年深浸渐长成者。根如人形有神，故谓之人蔘，神草。得地之精灵，故又名地精。

按，《本草》："蔘以上党者为第一，新罗、百济、高丽者次之，则吾东之产，固天下之选也。"东俗以产于岭湖南者为罗参，产于关西江界等地，及江原道诸郡者，为江蔘，产于关北者为北参。上以贡御，下给闾阎，南输于倭，北市于燕。用殷价翔，为国重货。近自数十年来，山产渐罄，而家种之法，作始于岭南，遍于国内，谓之家参，所以别于山产已。李时珍云人参，十月收子，待春下种，如种菜法，则中国家种之法，已先于吾东矣。①

值得留意的是，《本草纲目》中记述了人参的 9 种异称，而《灌畦志》只摘录了其中两种，②省略了除这两种名称和起源以外的长篇内容，而代之以按语记载的朝鲜各地人参种类和别称，如罗参、北参、江参等。按语还介绍了人参的生产和贸易情况，指出当时自家栽培人参的情况越来越多，这种人参被称为"家参"。临近文末，作者还根据《本草纲目》记载的人参栽培法，指出"家参"的栽培在中国由来已久。

---

① （朝鲜）徐有榘：《药类·人参·名品》，《林园经济志·灌畦志》，鲁平奎等译注，首尔：笑卧堂，2010，第 105～106 页。
② "人蔘（音参，或省作参），黄参（《吴普》），血参（《别录》），人衔（《本经》），鬼盖（《本经》），神草（《别录》），土精（《别录》），地精（《广雅》），海腴、皱面还丹（《广雅》）。"（明）李时珍：《本草纲目：金陵版排印本》中册，王育杰整理，北京：人民卫生出版社，2004，第 563 页。

关于"黄精"① 别名的记载相对较多,《灌畦志》只介绍了其中9种,而《本草纲目》中记述了12种之多。②《灌畦志》同样是只引用了《本草纲目》"释名"里面的内容,并在其后的按语中补记了朝鲜生长的黄精品种,只是内容不及人参详尽:"吾东之产,以关西宁边者为最。今湖西木川等地亦有之。"③ 这种记述形式,形如"某地出产了某品种""某地品种的质量较好,抑或较差",与李时珍的"集解"的叙述方式非常相似。但是,《本草纲目》记载的内容主要围绕在中国产出并交易的本草,而《林园经济志》则是站在朝鲜的角度,大幅删减了不适用于当地的知识,替换成更具实用性的信息。徐有榘还记述了一些适应朝鲜饮食文化的信息,如"沙参与桔梗都可烹饪、食用"等。④ 这充分反映了徐有榘传承《本草纲目》的观点和体系,但又以朝鲜本地情况为编纂重心。

同样,对于"地黄",徐有榘没有直接引用《本草纲目》,但还是在按语里谈及《本草纲目》的记叙,并附加了自己的考证和意见:

> 按,陈嘉谟《蒙筌》云:"地黄。江浙壤地种者,受南方阳气。质虽光润而力微。怀庆山产者禀北方阴气。因皮有疙瘩而力大。"我国,则南北俱罕种之,惟海西黄州之产为初中第一。土人种之园圃,利倍奴田。盖由莳培之得其方,初不似南北鳅。⑤

在记述地黄时,徐有榘先是引用了明朝陈嘉谟所著《本草蒙筌》中的内容,指出在南方和北方生长的地黄,由于土壤不同,外观和药性也

---

① 黄精(学名 Polygonatum sibiricum)是百合科黄精属的植物。本草书中的"黄精"一般指由这种植物的根茎蒸制而成的东西。
② 见(朝鲜)徐有榘《药类·黄精·名品》,《林园经济志·灌畦志》,鲁平奎等译注,首尔:笑卧堂,2010,第125页;(明)李时珍《本草纲目:金陵版排印本》中册,王育杰整理,北京:人民卫生出版社,2004,第580页。
③ (朝鲜)徐有榘:《药类·黄精·名品》,《林园经济志·灌畦志》,鲁平奎等译注,首尔:笑卧堂,2010,第125页。
④ "近峡州郡,多有之。其根可作蔬茹,与桔梗同。"(朝鲜)徐有榘:《药类·沙参·名品》,《林园经济志·灌畦志》,鲁平奎等译注,首尔:笑卧堂,2010,第205页。
⑤ (朝鲜)徐有榘:《药类·地黄·名品》,《林园经济志·灌畦志》,鲁平奎等译注,首尔:笑卧堂,2010,第139页。

略有不同。徐有矩介绍了朝鲜的地黄生产情况，认为应该和中国一样，将南方、北方分别记述，但结论是朝鲜的南北差异不如中国明显。他强调，地黄在黄海道的部分地区被当作特产，不仅品质好，规模化生产带来的经济效益也很大。徐有矩对人参的记述与此同理，都体现出作者对药材的生产及消费、流通及贸易的关注。这种态度将自然产物视为具有经济和商业价值的对象，反映了18世纪后实学强调的"利用厚生"理念。[1]

五 《林园经济志》十六志的编目和《本草纲目》信息的分配

类书以及百科全书，以特定标准和方式分类知识，反映出当时士人认识、理解世界和事物的方式。[2] 此外，分类这一知识活动还能从全新脉络上利用和解释现有的信息，从而以新方式创造知识。[3]《林园经济志》既继承了类书格式，又采用了全新的目录构成方式，从而体现出一种朝鲜本土的百科全书形式。因此，它在学术史脉络中所具有的意义及特殊性，可以从贯穿著述整体的知识分类方式中寻找。

---

[1] 朝鲜后期，主要在18世纪后期形成的"利用厚生学派"以朴趾源为中心，具有追求商品流通及生产技术革新的特点，参见〔韩〕李佑成《18世纪首尔的城市面貌——燕岩学派、利用厚生学派的成立背景》，《乡土首尔》1963年第17卷，第5~46页。关于徐有矩受到利用厚生学派影响的情况，参见〔韩〕安大会《通过〈林园经济志〉看徐有矩的利用厚生学》，《韩国实学研究》2006年第11卷，第47~72页。

[2] 关于百科全书在人类智力历史中的中心地位，见 Paula Findlen, *Possessing Nature: Museums, Collecting, and Scientific Culture in Early Modern Italy*, Berkeley: University of California Press, 1994, pp. 48 - 96; Peter Burke, *Social History of Knowledge: From Gutenberg to Diderot*, New York: John Wiley & Sons, 2013, pp. 81 - 115; Michel Foucault, *The Order of Things*, 2nd edition, London: Routledge, 2005, pp. 17 - 45。

[3] 见 Emile Durkheim and Marcel Mauss, *Primitive Classification (Routledge Revivals)*, London: Routledge, 2009。近年来，许多文化史学家，尤其是研究近代早期的学者，关注到了分类系统研究的角色。参见 Sachiko Kusukawa, "Bacon's Classification of Knowledge," *The Cambridge Companion to Bacon*, Cambridge: Cambridge University Press; Lorraine J. Daston, "Classifications of Knowledge in the Age of Louis XIV," in David L. Rubin et al., eds., *Sun King: The Ascendancy of French Culture during the Reign of Louis XIV*, Washington DC: Folger books, 1992。

从这一角度来看,《林园经济志》的知识分类方式和对事物的信息编目方式非常独特,与中国的一般类书不同,而且与任何一部类似的东亚著作都有区别,值得关注。简言之,与类书中的"物"关联的部分以及本草学方面的著作一般都要将事物本身的性质作为依据编目,它按照生活中的各个方面来分类词条,因而把整套著作分为十六篇,即十六志——《本利志》《灌畦志》《艺苑志》《晚学志》《展功志》《魏鲜志》《佃渔志》《鼎俎志》《赡用志》《葆养志》《仁济志》《乡礼志》《游艺志》《怡云志》《相宅志》《倪圭志》。根据物质在实际生活中的应用情况为之分类,这体现出作者对实用知识投以密切的关注。其中每一志均分为"大目",再往下分出各"细条",每"细条"内容又由数条"各论"构成。① 这样的分类形式与当今学术分科或具体专业领域分类法如出一辙,不仅十分系统,而且比较合理(见表1)。②

表1 《林园经济志》的《仁济志》和《灌畦志》的目录编目(部分)

志	卷:大目	细条	各论
仁济志	1~3:内因	……	……
	4~6:外因	中风	形证;治法;汤液;砭焫;调将
		风痹	(同上)
		伤寒	(同上)
		中寒	(同上)
		中暑	(同上)
		……	……
		温疫	(同上)
		师祟	(同上)

---

① 徐有榘在"例言"中说明《林园经济志》的分类和结构:"分别部居为志者十六,此纲也。于各志之内,有大目领之,大目之下,有细条以从之,于细条之下,乃搜群书而实之。此乃例也。"
② [韩]陈在教:《朝鲜王朝后期类书和人物志的学术视野——以知识、信息的收集和分类为中心》,《大东文化研究》2018年第101卷,第79页。

续表

志	卷：大目	细条	各论
仁济志	7~11：内外兼因	……	……
	12：妇科	……	……
	13~15：幼科	……	……
	16~21：外科	……	……
	22~23：备急	……	……
	24~28：附余	24：炮制序例	论药品	……
			论药性	……
			论修制	……
			论分剂	……
			论合药	……
			论煮药	……
			论服药	……
			禁忌诸法	……
			制造杂方	……
			研粘硬诸药法	……
		25：收采时令	总论	……
			草部（231）	甘草；黄芪；人参；沙参；荠；桔梗；长松；黄精；萎蕤；知母；天麻；术……地黄……
			谷部（42）	……
			菜部（55）	……
			果部（40）	……
			木部（53）	……
			服器部（25）	……
			虫部（52）	……
			鳞部（45）	……
			介部（20）	……
			禽部（31）	……

续表

志	卷：大目	细条		各论
仁济志	24~28：附余	25：收采时令	兽部（46）	……
			人部（25）	……
			水部（27）	……
			火部（6）	……
			土部（38）	……
		26：针灸腧穴；刀圭器具；附正骨器具	……	……
		27：汤液韵汇	……	……
		28：救荒	……	……
灌畦志	1：总叙		……	……
	2：蔬类		……	……
	3：蓏类		……	……
	4：药类		人参	名品；土宜；时候；种艺；论参不宜生；论身不易长；护养；医法；宜忌；收采；收藏；收种；藏种；锁言
			黄精	名品；择种；种艺；制造；功用
			萎蕤	名品；种艺；功用
			地黄	名品；土宜；时候；种艺；收采
			当归	名品；土宜；种艺
			桔梗	名品；土宜；种艺；择种；浇壅
			……	……

资料来源：〔韩〕郑明炫：《仁济志》，（朝鲜）徐有榘《林园经济志——朝鲜时代最大的实用百科全书》，郑明炫等编译，首尔：播种人，2012，第1134~1220页。

在这样的分类体系下，与本草相关的信息以花卉、水果、蔬菜、医药、养生等主题分布于各篇中，具体记述于阐述医药知识的《仁济志》，考究蔬菜、树木、海藻、药材等名称及栽培方法的《灌畦志》，收录养生与预防医学领域知识的《葆养志》，考究花卉名称及其栽培方法的《艺苑

208

志》，考究果实、草果、树木名称及其栽培方法的《晚学志》，考究饲养家畜、狩猎、各式渔具、钓鱼法与鱼名的《佃渔志》，记述饮食相关内容的《鼎俎志》，记述生活用品、文房用品、艺术品鉴赏方法等内容的《怡云志》，记述全国产品与市场交易品目的《倪圭志》。

因此，《本草纲目》之引述内容与各类信息，根据其内容与用途，散布在十六志中。例如，本草植物黄精既可用于养生，亦可用于医疗、食用等，便被分别记述在《林园经济志》的《葆养志》《仁济志》《灌畦志》中。

其中出现于《葆养志·服食·服草木方》中黄精的叙述，引述了《本草纲目》黄精条下"发明"的部分内容。另外，《仁济志·外科·癞风》在以病症分类的"细条"下择要记录了《本草纲目》的内容。具体来说，其中的一条各论"汤液"中择录了《本草纲目》"附方"的处方内容。同时，《仁济志·附余》中，有两处出现了《本草纲目》的"气味、主治、修治"部分的内容。首先，在《炮制叙例》下的《禁忌诸法》中，引述了《本草纲目》"气味"的部分内容。其次，在《收采时令》的《草部》中，记述了黄精单方，在阐述其医药属性时，引述了《本草纲目》的"气味、主治、修治"部分内容。

在《灌畦志·药类》记载各类草木的细条下，亦出现了对黄精的叙述，在"名品"与"制造"两个各论中引述了《本草纲目》的内容。"名品"中既包含了《本草纲目》中"释名"的内容（论述了物种名称及释义），也包含了《本草纲目》的"集解"中描述植物外观、生长的相关内容。"制造"中也摘录了《本草纲目》的"集解"里关于栽培、收割、制药与应用的内容。也就是说，《本草纲目》以植物为单位记述了各种植物的多方面信息，而《林园经济志》则把这些内容按主题和应用情况进行了重新编排。

《林园经济志》按主题分类记载了本草相关内容，是一个根据多元化主题，以实学的角度去重编各种文献的独特体系。它超越了传统意义上的本草学将动植物作为"药"来研究的思路，将之视作具有普遍属性的可用事物。徐有矩以实际应用情况为分类标准整理知识，以自己构建的日用百科全书框架重编本草学以及与实际生活相关的各种著作中的信息，最终以一种特殊的朝鲜实学角度去寻求传统的重构。这样的重构和重编手法恰恰是朝鲜实学倾向于知识实用性的核心体现，因此，我们既不应以"本草学"或"博物学"等标签来定义《林园经济志》，又不能以中国、日本的特定学术领域或著述来评价它的学术意义。

六 《仁济志》的组织方式及其与本草著作的关系

总体来说，《本草纲目》是《林园经济志》引用次数最多的参考书籍之一，其中与本草知识最为相关的是《仁济志》和《灌畦志》。[①] 《仁济志》引用文句23996条，引《本草纲目》993次，引用次数位居第三。[②]《灌畦志》引用文句740条，引《本草纲目》111次，高于其余75种参考书籍。

若从《林园经济志》受《本草纲目》影响的角度来分析"分类"问题，则需要着重研究《仁济志》。《仁济志·附余·收采时令》综述了关于药材功效的核心知识，与本草知识高度相关。而且，它受《本草纲目》影响颇为明显，它完全按照《本草纲目》的分类记载了共计799种食材、药材，收录顺序也非常相似。《仁济志·附余·收采时令》的收录顺序为：草部、谷部、菜部、果部、木部、服器部、蛊部、鳞部、介部、禽部、兽部、人部、水部、火部、土部、金石部。《本草纲目》的顺序为：水部、火部、土部、金石部、草部、谷部、菜部、果部、木部、服器部、虫部、鳞部、介部、禽部、兽部、人部。

从《仁济志》中除《收采时令》以外的部分，可以看出《仁济志》的分类体系其实更具有典型性。徐有矩在《仁济志》的序中阐述道："况

---

① 〔韩〕卢基春：《林园十六志引用文献分析考（2）——以〈仁济志〉为中心》，《书志学研究》2006年第35辑，第242~242页。

② 〔韩〕全钟玒：《仁济志解题》，（朝鲜）徐有矩：《林园经济志——朝鲜时代最大的实用百科全书》，郑明炫等编译，首尔：播种人，2012，第1087页。《仁济志》的参考书籍共878种，比在《林园经济志》末尾收录的参考书籍（852种）还要多。

林园之居，不暇于大方家之肄习，惟当取简便之道，如李濒湖针线可也……且念穷蔀①苦乏书籍，仓卒构疾，难于考阅。此所以略缀医家言，仿三因方之目而兼以妇、幼、外科等目，总为二十八卷耳。"② 此处的"针线"意为索引，从卷一到卷二十二按照疾病种类编撰，明显突出了与《本草纲目》的区别。

《仁济志》的 23 卷分为"内因""外因""内外兼因""妇科""幼科""外科""备急"等"大目"，大目之下根据疾病、症状罗列"细条"。每一个疾病又按照五个"各论"进行叙述——"形证""治法""汤液""砭焫""调将"。"汤液"，按照先复方后单方的顺序开列了医疗处方，其中引自《本草纲目》的大多是"附方"中的内容。③ 不同于以药材信息为中心的《本草纲目》，《林园经济志》的编目思路是"先罗列种种疾病，再载录对应的处方"，④ 是以本草著作的内容为基础改编而成的医书。在这样的结构编排下，不仅能够方便地依照病症检索内容，即便在药材供应不足的情况下，也能为临床做好准备。

步入 19 世纪后，改编《本草纲目》附方内容的处方书籍大量出版，它们按病症种类把所有内容重新整理编排。吴准浩通过 19 世纪的三种朝鲜医书，整理出了朝鲜后期《本草纲目》的在地化过程，即对《本草纲目》中的附方进行重新整理，使其可根据症状被灵活运用。吴准浩认为，朝鲜的医师将《本草纲目》变成了"处方汇编"，而非"本草著作"，这种整理形式很好地体现了朝鲜医学的实用学风。具体而言，《本草类函》（1833）、《本草附方便览》（1855）、《本草方》（1860？）这些书籍虽然名

---

① 此处"穷蔀"的意思等于"穷僻"。
② （朝鲜）徐有榘：《仁济志·引》，《林园经济志——朝鲜时代最大的实用百科全书》，郑明炫等编译，首尔：播种人，2012，第 1130～1131 页。
③ 〔韩〕全钟项：《仁济志解题》，（朝鲜）徐有榘：《林园经济志——朝鲜时代最大的实用百科全书》，郑明炫等编译，首尔：播种人，2012，第 1095～1096 页。
④ 关于《本草纲目》的篇目，参见郑金生《走进中医药的金谷园》，刘衡如等编著《本草纲目研究》，北京：华夏出版社，2009，第 2009～2025 页；龙致贤、边长宗《从本草纲目析李时珍的科学观》，钱超尘、温长路主编《李时珍研究集成》，北京：中医古籍出版社，2003，第 864 页；刘德权《李时珍反方士思想浅谈》，钱超尘、温长路主编《李时珍研究集成》，北京：中医古籍出版社，2003，第 875 页。

为"本草",却并不属于中国传统意义上的本草著作,而是以简便、实用为目的,改编自《本草纲目》的临床书籍。① 朴相映的观点与其相似,认为朝鲜医书摆脱了以"本草学"框架看待《本草纲目》的做法,将其应用为处方书,对《本草纲目》进行了借鉴和发展,使其与朝鲜临床医疗相结合。② 而《本草纲目》的"附方"内容大致为"单方"或选用两三种药材的简易处方。这些书籍能够被灵活快捷地应用于日常处方,充分利用了《本草纲目》的处方优点,《仁济志》便是其中的代表作之一。

日本学者三木荣在评价朝鲜学术史时,提到《林园经济志》是"朝鲜博物学领域篇幅最大的著作,可以说是一部尽心竭力的著作",但"在医学和本草学上的学术价值并不高",③ 即朝鲜后期与本草有关的著作只用于临床,因此本草学只是医学的辅助手段。三木荣还认为,由于这种"医方本草"的学术传统,《东医宝鉴》的《汤液篇》以及其他朝鲜后期与本草有关的著作都没能取得较大的学术进步。总的来说,朝鲜后期的本草学没有发展成一门"纯正的本草学",而是处于没有进步的"萎靡"状态。④

笔者以为,应当将日本、朝鲜对药材的关注意识重置于18世纪日、朝学术差异巨大的学术背景中,从而重新思考三木荣的观点。⑤ 值得注意的是,在20世纪之前的朝鲜,没有很明确的称为"本草学"的领域,它在朝鲜也从来不是一门自主的学科。换句话说,在18世纪以前的朝鲜,虽然

---

① 〔韩〕吴准浩:《19~20世纪朝鲜医家的〈本草纲目〉重构》,《韩国医史学会志》2013年第26卷第2期,第1~7页。
② 〔韩〕朴相映:《朝鲜后期实学家的医学文献研究》,博士学位论文,高丽大学,2016。
③ 〔日〕三木荣:《朝鲜医书志》,自家出版,1956,第338页。
④ 〔日〕三木荣:《朝鲜医学史及疾病史》,自家出版,1963,第248、561页。
⑤ 在日本,到了18世纪,本草学确立了一个独特的学科,并且出现了一批士人参与"本草学"或"博物学"的研究。参见矢部一郎『江户の本草:药物学と博物学』サイエンス社、1984;杉本つとむ『江户の博物学者たち』讲谈社、2006。一些日本本草学者对动植物开展了博物学研究,倾向于使本草学发展为注重对个别事物进行详细描述和观察的独立学科。其典型如贝原益轩(1630~1714)的《大和本草》(1709),该书对《本草纲目》的分类体系进行了批判,根据日本的情况建立了新的本草学分类体系,并加入了大量日本独有的本草药种。山田庆儿『本草と梦と錬金术と:物质の想象力の现象学』朝日新闻社、1997、55~56页。该书之外,还有其他类似的著作,包括平贺源内(1728~1779)的《物类品隲》六卷(1763)、小野兰山(1729~1810)的《本草纲目启蒙》四十八卷(1803)、岩崎灌园(1786~1842)的《本草图谱》九十六卷(1828)。

有《证类本草》等中国本草著作传入,却几乎从不把本草本身纳入研究对象,甚至可以说没有传统意义上的本草学。[1] 关注和阅读中国本草学书籍的士人,要么是包括如前所述的实学家在内的儒学士人,要么是医生。[2] 前者通常认为,透彻地理解自然事物是追求"博学"和"格物致知"的一种手段。而后者最具代表性的例子可能是许浚,他的杰作《东医宝鉴》大量引用了中国的本草学文献。

《东医宝鉴》对乡药进行了独立的研究,被认为是异于中国本草学传统的朝鲜药材研究。[3] 《林园经济志》中的《仁济志》被称为"十九世纪扩展版的《东医宝鉴》",是对于这种研究传统和问题意识的忠实继承和发展。[4] 《东医宝鉴》和《仁济志》等朝鲜著作最重要的学术贡献在于系统地整理中国、朝鲜丰硕的医学成果,使之便于信息查找和使用。因此,《仁济志》可以被视为以实用性为主的、聚合本草研究中的药材知识的典范。这样的本草学反而在医学的框架内使人提高对朝鲜药用植物的理解,积累临床经验,在更广阔的民间范围内应用医药知识,提高了民众的生活质量。

结　语

本文将《林园经济志》对《本草纲目》的引证倾向,解释为18世纪后期朝鲜士人关注实际生活和日常事物、重视实用性知识的体现。对《林

---

[1] 参见〔韩〕朴相映《朝鲜后期实学家的医学文献研究》,博士学位论文,高丽大学,2016,第123~124页;〔韩〕全钟项、曹昌禄《〈林园经济志·仁济志〉的编纂体例和朝鲜后期医学知识的受容》,《医史学》2012年第21卷第3期,第441~442页。

[2] 像文艺复兴时期的博物学家一样,大多数博物学家都接受过医生的培训,并将对药材的研究作为他们药学训练的一部分。参见 Harold J. Cook, *Matters of Exchange: Commerce, Medicine, and Science in the Dutch Golden Age*, New Haven: Yale University Press, 2007, p. 31; Paula Findlen, *Possessing Nature: Museums, Gollecting, and Scientific Culture in Early Modern Italy*, Berkeley: University of California Press, pp. 246-247。

[3] 〔韩〕吴在根、金容辰:《朝鲜后期〈本草纲目〉的传入及其活用:以〈本草精华·本草附方便览〉为中心》,《医史学》2011年第20卷第1期,第55~66页。

[4] 〔韩〕朴相映:《朝鲜后期实学家的医学文献研究》,博士学位论文,高丽大学,2016,第93~102页。

园经济志》的分类体系，特别是在其中的《仁济志》中，徐有矩重新排布了《本草纲目》中的相关内容，《灌畦志》则集中体现出徐有矩的引述和考证手法。具体而言，徐有矩从实用与否出发，创造了一种独特的知识分类体系，重新组织和排列信息，形成了一套实用百科全书。在这一点上，《林园经济志》与传统定义上的类书或本草书都有很大的不同。徐有矩还通过增加按语陈述作者个人对引文的见解和考证，从而将中国的本草知识与朝鲜现实相结合。笔者由此在朝鲜后期的学术思想背景下，考察了中国文献《本草纲目》在朝鲜的本土化、接受与发展。

若要从知识史的角度，探讨地理位置与文化不同的多个主体间的知识变化、形成和发展的历程与路径，就有必要脱离从近代科学中诞生的学科划分和定义框架。同样，如若试图公允地评价各地固有的动植物知识的形成、差异和历史，就不应囿于"本草学"这一学科。因此，应当将朝鲜后期受到《本草纲目》等中国书籍影响的一系列著作——上述的《芝峰类说》、《五洲衍文长笺散稿》以及《林园经济志》等——与原文对照，考察它们如何做了和中国观点、体系不同的改编，进而在药材、动植物、自然知识上有所发展。

评价朝鲜对中国本草信息的引入和本土化，应摆脱本草学或者博物学等既定框架，从更丰富的层面加以分析。也就是说，与其把中国或日本的本草学传统作为比较标准，不如结合朝鲜的乡药研究传统和实学的风行等特殊历史脉络，研究朝鲜本地的药材研究传统是如何确立和发展的。对于东亚汉字文化圈内本草学知识、书籍的流通过程，以及其地域性的产生和发展，这一视角可以提供丰富的研究思路。

求药东夷与入华成珍：以朝鲜使臣所携高丽清心丸为核心的观察

王婧璇[*]

【摘要】 高丽清心丸是清代朝鲜来华使臣最常携带的朝贡方物之一。与其他单纯充当贡物的方物不同，高丽清心丸在燕行使的旅途中扮演着重要且复杂的角色。在大量的燕行文献中，朝鲜使臣时常出赠清心丸，以得到人事交往的便利，而这似乎形成了某种通例。更使人惊奇的是，当时的各阶层中国民众都对高丽清心丸有着异常的了解与狂热，他们使尽浑身解数与使臣攀谈结交，目的往往只是求得一丸真材实料的清心丸。深究朝鲜使臣频繁赠药与中国民众求取热潮的背景，则涉及两国文化观念之间的影响与碰撞、清代养生观念的兴变以及其他历史文化原因。

【关键词】 清心丸　燕行　朝贡　方物

清心丸药方源出中国，后经朝鲜医家承袭发展，至清代中期，朝鲜使臣携高丽清心丸入华时，中国民众已多将之视作完全来源于朝鲜的域外方物了。作为朝鲜使臣随身常备的药物，高丽清心丸不仅仅承担着贡物的角色，还随着使臣频繁入华，并借由高丽清心丸与各色人等达成的多样往来，甚至是有意对高丽清心丸的宣传与贩卖，促进了中国人求药风潮的出现。由域外方物引发的欢迎热潮本就少见，而清心丸本出于中国，又以方物身份再传入华，本身所体现的历史与文化内涵更加丰富与重要。中国学界已注意到高丽清心丸相关文献，尤其是燕行文献的重要性。陈明《"吸毒石"与"清心丸"——燕行使与传教士的药物交流》《"医药反求之于

---

[*] 王婧璇，于暨南大学文学院博士后流动站从事博士后研究。

东夷"——朝天使与燕行使旅程中的医事交往》两篇论文,均以燕行文献为主要材料,并较早地对其中有关高丽清心丸的交流事宜进行一定讨论。①张晓兰《一粒"真真的丸子"——由〈热河日记〉中的"清心丸"看乾隆朝的世风》一文,梳理著名燕行文献《热河日记》中有关清心丸的材料,并由其中朝鲜使臣以药交际相关内容所广泛涉及的社会民俗事项进行了分析讨论,该文对"真真的丸子"名称背后所隐藏的药物作伪情况与原因分析多有创见。② 韩国学界近来亦对高丽清心丸在清朝的流行颇有深入研究,韩国学者崔植《通过清心丸来解读的燕行文化史》一文同样认识到清心丸是探索燕行文化史的核心与关键,并对高丽清心丸的历史来源、流行情况及引发的短缺制假情况进行了较为深入的解读,体现了现阶段韩国学界对清代高丽清心丸在华流行问题的认识程度与理解深度。③ 然而针对朝鲜使臣携带及使用清心丸的详细情况、清代出现求药热潮的具体原因,以及这背后的文化内涵等重要问题,目前国内外学界尚无全面且深入的专题研究,值得进一步梳理与讨论。

一 高丽清心丸方的历史来源

清心丸是一种起源于中国的丸剂药物,后经朝鲜医者传承发扬而出现了更具朝鲜特质的高丽清心丸方。日本学者三木荣《朝鲜医学史及疾病史》认为高丽清心丸源出宋《太平惠民和剂局方》(简称《局方》)中的牛黄清心丸和苏合丸,④ 而李春梅《〈燕行录全集〉中的医学史料研究》则认为名为"清心丸"的药方最早出现于宋《圣济总

---

① 陈明:《"吸毒石"与"清心丸"——燕行使与传教士的药物交流》,《中华文史论丛》2009 年第 1 期,第 311~346 页;陈明:《"医药反求之于东夷"——朝天使与燕行使旅程中的医事交往》,常建华主编《中国社会历史评论》第 14 卷,天津:天津古籍出版社,2013,第 77~102 页。
② 张晓兰:《一粒"真真的丸子"——由〈热河日记〉中的"清心丸"看乾隆朝的世风》,《地域文化研究》2019 年第 1 期,第 142~146 页。
③ 〔韩〕崔植:《通过清心丸来解读的燕行文化史》,《民族文化》2020 年第 55 辑,第 315~364 页。
④ 〔日〕三木荣:《朝鲜医学史及疾病史》,京都:思文阁,1991,第 238 页。

录》。① 由宋代官方主持编修的《太平惠民和剂局方》是中国第一部官方成药标准书，全书十卷又附指南总论三卷。宋晁公武《郡斋读书志》曰："《太医局方》十卷，元丰中诏天下高手医，各以得效秘方进下太医局验试，依方制药鬻之，仍摹本传于世是大观之本，实因神宗时旧本重修，故公武有校正增损之语也，然此本止十四门，而方乃七百八十九，考《玉海》又载绍兴十八年闰八月二十三日改熟药所为太平惠民局，二十一年十二月十七日以监本药方颁诸路，此本以'太平惠民'为名，是绍兴所颁之监本非大观之旧矣。"② 依《郡斋读书志》所述，《局方》初刊于北宋神宗元丰年间（1078～1085），宋徽宗大观（1107～1110）中又由陈承、裴宗元校正，此后又经历多次重修增补，故清心丸方究竟何时录入仍需再做辨别。就现行诸多《局方》版本来看，若一方出自增补，则其目录均有标识。清心丸一条处伤风第五方，于目录中并未标识增补，故该方入《局方》应偏向于北宋神宗初刊之时。宋徽宗敕编《圣济总录》亦名《政和圣济总录》，二百卷，此书当成书于北宋政和年间（1111～1118）。丹波元简《医賸》载："《政和圣济总录》二百卷，《宋史·艺文志》，《艺文略》，《玉海》，晁、陈二氏并不载其目，南方诸方书未见引据者，盖此书之成，在于徽宗之季年，《圣济经》《和剂局方》之后。"③ 由此可见，《局方》成书在前，而《圣济总录》在后。又因徽宗之际战乱之故，《圣济总录》多有散逸，所以李春梅《〈燕行录全集〉中的医学史料研究》所谓"清心丸"之名源出《圣济总录》这样的观点明显仍需商榷。

清心丸的出现或许还与《金匮要略》的再发现相关。《金匮要略》亦名《金匮玉函要略》，汉张仲景撰。《金匮要略》是我国现存最早的杂病论专著，陈振孙《直斋书录解题》载："此书乃王洙于馆阁蠹简中得之，曰《金匮玉函要略》。……乃录而传之，今书以逐方次于证候之下，以便检

---

① 李春梅：《〈燕行录全集〉中的医学史料研究》，硕士学位论文，中国中医科学院，2011，第47页。
② （宋）晁公武撰，孙猛校证《郡斋读书志校证》，上海：上海古籍出版社，2011，第729～730页。
③ 〔日〕丹波元简编《医賸》，上海：上海中医书局，1935，第18页。

用。……则此书叔和所编，本为三卷，洙抄存其后二卷，后又以方一卷散附于二十五篇内，盖已非叔和之旧。然自宋以来，医家奉为典型，与《素问》《难经》并重。"① 由此可知，《金匮要略》一度散逸，后由北宋仁宗时王洙（997～1057）从馆阁蠹简中发现，故《金匮要略》至北宋始为医家奉为经典。而在时序上，《金匮要略》重现在前，《局方》编撰在后，故《局方》很可能受到了《金匮要略》的影响。而对比《局方》清心丸和《金匮要略》薯蓣丸两方，我们不难发现，两方的主体都包括当归、人参、阿胶、柴胡、白术等多味药材，且薯蓣丸的功效亦是治疗风气百疾。

自宋以后，后世医书多载清心丸，例如明代出现的医书《疮疡经验全书》就将君药牛黄提升到清心丸的名称中来，并记述了牛黄清心丸配合人参汤服用的治疗案例。② 而其他明代医书，如《普济本事方》《丹溪心法附余》《摄生众妙方》《古今医统大全》《古今医鉴》等也多含清心丸方。朝鲜所制高丽清心丸的出现，大体上就基于此时朝鲜医学多受中国医药影响的缘故。陈明《"吸毒石"与"清心丸"——燕行使与传教士的药物交流》认为，使臣所携清心丸所依照的正是朝鲜医书《医林撮要》。③《医林撮要》今本十三卷，朝鲜内医郑敬先撰，该书最早大致成书于朝鲜宣祖（1568～1608）前期，即明代万历年间。《医林撮要》多受中国医书尤其是明代医书的影响，梁永宣《朝鲜〈医林撮要〉所载中朝医学交流史料研究》就认为《医林撮要》多受明以前中国医药著作的影响。④ 韩国学者崔植《通过清心丸来解读的燕行文化史》也指出，朝鲜著名医书《医林撮要》《东医宝鉴》就引用《丹溪心法附余》《普济本事方》《古今医鉴》三部明代医书以说明清心丸

---

① （宋）陈振孙：《直斋书录解题》上册，徐小蛮、顾美华点校，上海：上海古籍出版社，2015，第383~384页。
② （明）何良俊：《四友斋丛说》，中华书局，1959，第289页。
③ 陈明：《"吸毒石"与"清心丸"——燕行使与传教士的药物交流》，《中华文史论丛》2009年第1期，第311~346页。
④ 梁永宣：《朝鲜〈医林撮要〉所载中朝医学交流史料研究》，《中华医史杂志》2001年第1期，第17~20页。

方,①由此亦可见,后世朝鲜使臣所携丸药虽名为"高丽清心丸",实际上却是一种来源于中国的古老丸药。

二 高丽清心丸在燕行过程中所承担的角色

高丽清心丸是清代朝鲜使臣最常随身携带的来华朝贡方物之一。在朝鲜使臣行进过程中,清心丸发挥的作用非常多样,并且扮演的角色也很多变。清心丸可作为馈赠帝王贵胄的贡品、方便使臣人事往来的馈赠品、少数使团成员换取旅途经费的商品,以及使团自用的日常药品等。清中期以后,尤其是乾隆朝时期,朝鲜燕行使者朝贡所途经的北方地区的民众,逐渐对高丽清心丸表现出强烈兴趣,他们甚至对使臣携带的清心丸产生了令人惊讶的了解与需求。在这种狂热驱使下,稍有权力的乡绅、略有交往的平民,甚至是萍水相逢的僧侣,都尝试向朝鲜使臣索取清心丸,而使臣与朝贡沿途民众的交往也在求药的过程中逐渐丰富起来。

在朝贡方面,由于清心丸归属于进贡药材大类,细查清宫史料与故宫现存医药相关实物,仍可见高丽清心丸作为朝贡之物的诸多例证。例如《清实录》载乾隆五十一年(1786)正月,乾隆皇帝就曾赏赐臣子黄仕简"高丽清心丸二十丸"。②由此例可知,乾隆时期的清廷确实储存了一定数量的高丽清心丸。

除作为朝贡方物外,高丽清心丸在燕行途中还是非常重要的交流馈赠之物。在各种燕行文献中,朝鲜使臣时常主动向路上给予帮助的底层中国民众赠送清心丸。有时出于交际的目的,使臣也会将清心丸作为见面礼赠予文人、官员、贵族。相较于朝鲜使臣时常赠予的纸张、笔墨等其他方物,清心丸受到了各层次中国人更为普遍的欢迎。洪大容《湛轩燕记》记载了使臣以清心丸换取更多自由游览中国的机

---

① 〔韩〕崔植:《通过清心丸来解读的燕行文化史》,《民族文化》2020年第55辑,第316页。
② 《清实录》第24册《大清高宗纯皇帝实录》,中华书局,1986,第761~762页。

会。① 金景善《燕辕直指》也记述了使臣以清心丸贿赂顺天府学看门人，得以进入锁闭空间考察。② 除作贿赂外，使臣也经常将清心丸作为打赏之物，例如《燕辕日录》就记录过使臣以清心丸作为打赏之物来犒劳幻戏表演艺人。③

与主动赠送事件相呼应的，是中国民众向朝鲜使臣频繁的求药行为。《辀轩续录》记载了一位中国文人曾采取作诗笔谈的方式向使臣表达求药的愿望。姜时永《辀轩续录》载："挥毫落纸本无他，只为肠中有小魔。愿觅清心丸一点，游人千里沐恩波。"④ 诗中的"小魔"可看作恼人的病症，也代表着求药心切的愿望。除如上谦虚文雅的求药方式外，各类燕行文献更多地记述了时人直接且方式各异的索药行为，例如李肇源《清心丸歌》就对路遇世人热情求药的情态做出了很好的群像展示。

李肇源《黄粱吟》载《清心丸歌》曰：

> 王家少女貌如花，请换绣包前来迓。八岁小儿要一枚，磕头无数阶前谢。求而得则喜面光，少或靳之焦心狂。云南举人夸得珍，巴西文士蕲获良。山高水长大宴日，少憩毡幕晨光苍。龙袍贵人突至前，直觅真丸先嗅香。借问觅者是为谁，皇帝亲兄八大王。班次围立诸贝勒，莫不探袖且肱囊。……西山深处守者严，十七孔桥莫越去。始怒终笑暂许窥，一丸面带春风吹。紫闼可入金门开，罔畀钱神独专奇。此丸若载数车来，万事应无不可为。⑤

由引文可知，无论男女老少、贫富贵贱，朝鲜使臣所遇各色人等多对清心丸抱有好奇与热情，这种争抢求药的热潮在其他燕行文献中也能得到充分

---

① 〔韩〕林基中编《燕行录全集》第49册《湛轩燕记》，首尔：东国大学校出版部，2001，第46页。
② 〔韩〕林基中编《燕行录全集》第71册《燕辕直指》，首尔：东国大学校出版部，2001，第460页。
③ 〔韩〕林基中编《燕行录全集》第95册《燕辕日录》，首尔：东国大学校出版部，2001，第406页。
④ 〔韩〕林基中编《燕行录全集》第73册《辀轩续录》，首尔：东国大学校出版部，2001，第45页。
⑤ 〔韩〕林基中编《燕行录全集》第61册《黄粱吟》，首尔：东国大学校出版部，2001，第312~313页。

验证。① 而在这样频繁的求药之下，朝鲜使臣也表露出了烦恼情绪。《湛轩燕记》作者洪大容就曾陷入一场满座向他求药的尴尬场景。《湛轩书外集》卷九载："有老僧迎入内炕，求清心丸。余摇头，若未解也，诸人随入而求之者又十数，老僧即书曰：'要清心丸'，余书曰：'无见在，虽有之，满堂皆要，何以应之。'"② 看似清心寡欲的老僧，在清心丸面前也显得争前恐后，物欲深深，由此更可见清心丸风潮的火热程度。朝鲜使臣朴趾源在《热河日记》中也记述了在朝贡路途中曾遇中国少年向其索要清心丸的趣事。由于少年礼数不周，朴趾源谎称没有携带清心丸，而实际上，"余果有十余丸系在腰带，而恶其无礼，不给之"。③ 另一位朝鲜使臣徐有闻也曾因朝贡途中多遇求药而抱怨道："到处中国人多有求者，此亦苦也。"④ 如此频仍的索取，甚至使朝鲜使臣不得不习惯性地随身携带清心丸以备讨要，例如《梦游燕行录》即载："李翙夏以清心丸八十个来贶，盖彼国人以此为珍，所到处每见求索，故不得不准备云。"⑤

值得我们注意的是，对于朝鲜使臣来讲，清心丸还是支持使团一路前行的重要经济来源。由于清政府在使团入境携带财物方面施行严格的八包定额制度，使臣所携银两是否符合要求，在入境后都会受到仔细检查，加之清代长期禁止人参自由买卖，使臣只能将一路的资费储备寄托在所携带的其他方物之上。由于清政府允许进行除人参和一些军备用品之外的跨国物品买卖，朝鲜使臣大量携带轻便的纸张、折扇以及药品，以期更为便捷地赚取旅途经费。一些朝鲜商人借此机会，先行为这些使团成员垫付路费，再以用清心丸这样的药物来占用使团成员八包之窠份额的方式，进行

---

① 参见陈明《"医药反求之于东夷"——朝天使与燕行使旅程中的医事交往》，常建华主编《中国社会历史评论》第 14 卷，天津：天津古籍出版社，2013，第 77~102 页；张晓兰《一粒"真真的丸子"——由〈热河日记〉中的"清心丸"看乾隆朝的世风》，《地域文化研究》2019 年第 1 期，第 142~146 页。
② 〔韩〕林基中编《燕行录全集》第 49 册《湛轩书外集》，首尔：东国大学校出版部，2001，第 190 页。
③ （朝鲜）朴趾源：《热河日记》，朱瑞平校点，上海：上海书店出版社，1997，第 143 页。
④ 〔韩〕林基中编《燕行录全集》第 62 册《戊午燕录》，首尔：东国大学校出版部，2001，第 167 页。
⑤ 〔韩〕林基中编《燕行录全集》第 75 册《梦游燕行录》，首尔：东国大学校出版部，2001，第 401 页。

来华贸易并从中获利。①

与其他只可进行买卖交易的方物不同，朝鲜使臣随身携带的清心丸甚至可以直接在中国以物易物。朴趾源《热河日记》载："于是以一清心丸易烧酒痛饮。"②《热河日记》所述以清心丸换取烧酒事件发生在朴趾源将抵热河前后。以物易物的基础在于价值相当，也在于交换双方对交易物都有一定认识与需求。《热河日记》一例至少可以说明，乾隆时期的热河附近民众对于高丽清心丸应该已经有了相当程度的了解。

中国民众对高丽清心丸的热切需求，甚至激发了朝鲜商人赴华贩药的跨国贸易。《同文汇考》就记载了光绪四年（1878）有朝鲜人崔成柱等三人前往奉天售卖药丸，贩药一行人因冲突被奉天当地村民殴打，事后当地官员查点崔成柱一行所携行李，其中"只有包袱一个、白木大匣一个、高丽纸糊小口袋丸散药包四个、高丽纸发单三块、高丽纸面子药包六个、白麻布小包袱一个、白木小匣两个、内装清心药丸有百丸"。③ 从崔成柱一行所携带的物品以及清心丸数量可见，朝鲜商人崔成柱将清心丸作为来华贩药的主要商品，而此条史料又可说明，高丽清心丸在清朝末年的中国仍具有十分广阔的市场。

在使团行进的过程中，高丽清心丸还是使团自用的保障性药品。朝鲜使臣一路行进，水土难适，此种情况下，清凉温补的清心丸自然成为使团常备的平安药。《燕槎录》就曾记录朝鲜使臣因不耐暑热生病后，随团医生许以洗就"连服清心丸六合汤等药"④ 来对使臣进行诊治，由此可见，朝鲜使臣在朝贡途中也多有服用清心丸的实情。那么，清代中国民众为何对朝鲜使臣所携带的清心丸如此热衷呢？笔者以为，这主要与中国对朝鲜医药的固有认识、清代养生观念的转变、清心丸核心原料人参等物的价值变化，以及朝鲜使臣的有意宣传等因素直接相关。

---

① 参见刘为《清代朝鲜使团贸易制度述略——中朝朝贡贸易研究之一》，《中国边疆史研究》2002 年第 4 期，第 36~47 页。
② （朝鲜）朴趾源：《热河日记》，朱瑞平校点，上海：上海书店出版社，1997，第 124 页。
③ 赵兴元等选编《"同文汇考"中朝史料》（三），长春：吉林文史出版社，2005，第 496 页。
④ 〔韩〕林基中编《燕行录全集》第 75 册《燕槎录》，首尔：东国大学校出版部，2001，第 171 页。

三 高丽清心丸入华成珍热潮的原因

高丽清心丸在中国的流行，体现了中国对朝鲜药物的持续性认可。具体到中国对朝鲜丹丸类药物的认可，我们认为当追溯至南朝梁陶弘景《名医别录》所载："生金不炼，服之杀人，高句丽炼成器可服。"① 就现有材料而论，高丽清心丸确实多以金箔为衣。明李时珍《本草纲目》亦载："食金，镇精神、坚骨髓、通利五脏邪气，服之神仙。尤以金箔入丸散服，破冷气，除风。"② 结合《名医别录》有关高句丽炼生金材料来看，由于中国自古对高丽炼制丹丸有一定认可，丸剂较汤散更具养生求仙的外观气质，以金箔为衣，在增强高丽清心丸作为异域药品的神秘与贵重之外，也体现了中国对朝鲜药物古远认识的留存。

毋庸置疑，高丽清心丸在中国北方地区受欢迎时间之持久、阶层之广泛，是任何同期外来方物难以企及的。然有清一代，高丽清心丸在中国的受欢迎程度并非一成不变。康熙、雍正两朝，中国民众对于高丽清心丸还没有十分明显的了解与狂热。而到了乾隆时期，燕行录中开始频繁出现平民向使臣索取清心丸的内容，至光绪时期则又大量出现了如"真真高丽丸子"这类有关药物真伪的新称谓。

高丽清心丸以其外来贡物的显赫地位、异域药品的神秘色彩得到了中国民众的青睐，但高丽清心丸最为核心的价值还在药用，而清心丸原料最稀最贵、且与朝鲜物产联系最密切的则又是人参等一类核心珍贵药材。在国人的固有认识中，人参是绝佳的滋补药物，如东汉《神农本草经》这样的著名医书很早就将之列为上品。③ 然而人参在清代并非始终受到欢迎，康熙皇帝曾言："南方最好服参，北人于参不合，朕从前不轻用药，恐与病不投，无益有损。"④ 由此可见康熙皇帝不提倡日常食参的养生方式。他

---

① （梁）陶弘景：《名医别录》，尚志钧辑校，北京：人民卫生出版社，1986，第99页。
② 崔述生、张浩主编《本草纲目》，北京：中医古籍出版社，2004，第492页。
③ 尚志钧校注《神农本草经校注》，北京：学苑出版社，2008，第44页。
④ 中国第一历史档案馆整理《康熙起居注》第3册，北京：中华书局，1984，第2485页。

还劝解患病的臣僚忌用人参,"南方庸医每每用补剂,而伤人者,不计其数,须要小心,曹寅原肯吃人参,今得此病,亦是人参中来的"。① 然而到了雍正朝,雍正皇帝自继位就打破成规,开放民间采参。

雍正帝逝世后,食参之风愈炽,民间求取清心丸之风也愈加热烈。乾隆朝出现了一批与人参相关的著作,有关人参的专书就出现了如俞烜编《人参谱》、唐秉钧撰《人参考》两种,袁枚《子不语》中也出现了多篇以人参为核心物象的小说作品。笔者以为,乾隆朝世人对人参的关注或与参价的骤然上涨相关。清赵翼《瓯北集》有《人参诗》曰:"贫家患富病,用药需参剂……当年评直贱,购买不繁费。十金易一斤,临市旧有例。十金易一两,诗家亦有记,追我服食时,犹只倍三四。弹指三十年,征贵乃吾艺。一两三百金,其品犹居次。中人十家产,不满一杯味。"② 由赵翼诗可见,乾隆朝参价曾大幅飙升。蒋竹山《人参帝国——清朝人参的生产、消费与医疗》指出,乾隆时期是清代人参价格上涨最快的一个时期,而参价的暴涨与明清温补文化有着密切关系。③ 蒋竹山的观点正与我们前文所论养生观念之转变相合。由于野生人参生长周期长,又有前代冬刨以及过量采集对参源的负面影响,乾隆朝对于私刨进行了比前代更严苛的查缉政策,并继续实行雍正帝制定的"歇山轮采"的限制性政策。《大清会典则例》载:"乾隆九年,议准乌苏里、绥分等处放票,收参改归官办。或开二年停止一年,或连刨三年歇山一年。"④ "歇山轮采"是在民间禁采政策之上的另一项重收紧政策,而采参政策的步步收紧,很可能就是乾隆时期参价大幅上涨的主要原因。盛京事务科给事中兼左领臣阿布纳在奏折中即称:"从前禁止尚不甚严,而参价尚不甚贵,私利者尚少,殆后禁止愈严而参价愈贵。"⑤

---

① 故宫博物院清档案部编《李煦奏折》,北京:中华书局,1976,第28页。
② (清)赵翼:《瓯北集》,李学颖、曹光甫校点,上海:上海古籍出版社,1997,第919页。
③ 蒋竹山:《人参帝国——清朝人参的生产、消费与医疗》,杭州:浙江大学出版社,2015,第148~158页。
④ (清)纪昀等《文渊阁四库全书》史部第382册《大清会典则例》,台北:商务印书馆,2008,第100页b。
⑤ 辽宁省档案馆编译《盛京参务档案史料》,沈阳:辽海出版社,2003,第126页。

清心丸中的主要贵重药材就是人参。明谢肇淛《五杂组》曰："人参出辽东上党最佳，头面手皆具，清河次之，高丽、新罗又次之。"①虽然在古人固有认识中，高丽参次于以辽参为首的中国本土野生参，但因清乾隆朝前后中国人参供求关系的严重失衡，这一时期的高丽参以及相关制品的地位有所升高。那么为什么没有发现朝鲜使臣携带人参受到热捧的记录呢？那是由于朝鲜使臣在过境前后要经过十分严格的携带物品搜查，像人参一类贵重物品属于重点违禁越境物。例如朴趾源《热河日记》卷一载："立三旗为门，搜其禁物，大者如黄金、真珠、人参、貂皮及包外滥银。……禁物之现捉，于初旗者重棍而公属其物，入中旗者刑配，入第三旗者枭首示众，其立法则严矣。"② 在如此严苛的禁令之下，以高丽参为主要原料的清心丸却可以较为随意地携带来华，这自然使清心丸成为朝鲜使臣可携物品中与人参最相关的贵重之物。而中国民众对高丽清心丸的渴求，很可能是人参热潮之下颇具特色的余波。

人参供求的不平衡在乾隆朝之后依旧在继续。在光绪朝前后，高丽清心丸逐渐出现了"真真高丽丸子"这样具有真伪辨别意义的新称谓。既然有"真真"，自然有与之相对的造假存在。就笔者掌握的文献来看，假清心丸多是在人参、牛黄、金箔等核心名贵药材方面以次充好。然而中国民众并不了解的是，朝鲜使臣贩卖给平民的清心丸也有可能是以次充好的劣质品。

上文讨论使臣及随行人员时常携带清心丸以供贸易，而大量清心丸的供给，来源于朝鲜民间商人与低等使团成员。《燕槎录》就明确记述了使臣所携清心丸也有真假之分。一些使团随行人员会有意准备劣质清心丸，再借助使团的名义在中国进行清心丸贩卖活动。如《燕槎录》附录即载："始于越江之时，卖取清心丸于义州等处，每丸直文不过一文半，涂染银箔，强曰清心丸，而其实不知为何物陈根腐草也，紧装若个丸药。始自渡

---

① （明）谢肇淛：《五杂组》，上海：上海书店出版社，2001，第229~230页。
② （朝鲜）朴趾源：《热河日记》，朱瑞平校点，上海：上海书店出版社，1997，第4页。

江之初，投入市铺及间里中放卖，每一丸讨直二三吊小钱。比其还也，皆能牵致一匹驮马而来。"① 更有甚者，一些长期生活于两国边境且通晓两国语言民俗的使团随行人员，他们会自导自演一些清心丸救人于危难的桥段，借此取得中国普通民众对清心丸的好感。

《燕槎录》附录又载：

> 古有此汉辈以其丸药周行村间不能如意放卖，则引其同类相与密语曰："吾欲放卖清心丸而无由可卖，汝宜少须臾死去了云云。"就其中一个汉伴作霍乱，……彼人辈无数来集，亦皆失色焉，一汉取出自己囊中所存清心丸一丸，磨以冷水灌之死人口中。少顷微有气息，又少顷顿觉回阳之意。渐次苏醒无复病气。彼人辈立见始末，不觉叫奇。肚里默想此药真是圣药，莫不有愿买之意。②

由引文可知，在极度热情的求药背后，实则隐藏着使团底层成员的贩假售假行为。虽然《燕槎录》将贩卖劣质药品指向随行汉人，并将求药热潮归咎于这些汉人对清心丸极具煽动性的虚假宣传，但在其他燕行文献中，我们还是能够发现，朝鲜使团的成员不但知晓贩假实情，而且很可能直接参与以次充好的贩卖活动，如李肇源《清心丸歌》即曰："僮隶贪缘媒重价，满囊不厌用欺诈。陈腐杂草衣以金，谁知匪真伊乃假。"③ 由此可见，发生于中国的清心丸风潮背后，实则还存在朝鲜使团有意的推波助澜。

余 论

高丽清心丸的流行不啻是相邻两国频繁交流的一个缩影。清心丸方源出中国，在汉文化圈所辐射的朝鲜半岛、日本等地均有炮制与流行。北宋

---

① 〔韩〕林基中编《燕行录全集》第 75 册《燕槎录》，首尔：东国大学校出版部，2001，第 332~333 页。
② 〔韩〕林基中编《燕行录全集》第 75 册《燕槎录》，首尔：东国大学校出版部，2001，第 334~335 页。
③ 〔韩〕林基中编《燕行录全集》第 61 册《黄粱吟》，首尔：东国大学校出版部，2001，第 312 页。

时受汉代医书影响而产生的清心丸,至明代传入朝鲜,并在朝鲜有了较为独立的发展与改良。到了清代,高丽清心丸又作为一种外来方物,借由朝贡之路在中国逐渐流行起来。清心丸这样一枚小小的药丸,在它身上所反映的正是中朝两国之间细密且丰富的互动。

清心丸在服用以及传播的过程中,还逐渐增添了更抽象、更倾向心性的文化内涵。中国人对于心性清明之境有着久远且执着的追求。"清心"二字所承载的是一种中国特有的"身心净化"意识,而这种由医药名称与药效引申出的意识也逐渐有了更加抽象甚至文学化的发展。英国传教士李提摩太在华回忆录《亲历晚清四十五年——李提摩太在华回忆录》"一个伟大的处方"一条,记录了浙江天台山地区旅馆墙壁上的一幅"大补清心丸"处方。① 此方将慎言、正直、爱心、正义、清心等20种积极心性与正面修为看作清心丸的配药,并标明清心丸的疗效在于治疗无信仰、不孝顺、无爱心、缺乏正义感等问题。据相声表演家张寿臣(1899~1970)口述、陈笑暇整理的《硕二爷》故事中含有"牛黄清心丸"一节,该节故事将清心丸的药效神异化,故事主人公硕二爷用清心丸使已有家室的男女从痴恋中醒来,继而回归了合乎礼法的正途。在这部口传文献中还提及了清心丸的食用感受,"一阵肠鸣,苦、辣、凉、香余味无穷,吸一口气再往下一沉,心里豁亮得跟一条胡同似的"。② 实际上,清心丸并不能起到断情的作用,所谓断情是借清心丸醒脑以及清除邪气的药效,来暗示误入歧路的男女,他们所需要的正是心智清醒。如上清末材料中清心丸变成了心性清明的具象代名,这种新情况很难不使人联想到高丽清心丸流行所带来的影响。在中国文化中,类似这样医药名称意义延伸的例子还有很多,例如定心丸、解忧散、迷魂药这类名称,均已生发出更丰富更抽象的意义,而这种意义上的转变,是传统中医药物文化浸染日常生活的深刻表现。

清心丸这样一颗小小药丸,所承载的是中朝两国对于传统医药的相互认同。这种认同也是对带有哲学与宗教意味的心性净化观念的认同。更为

---

① 〔英〕李提摩太:《亲历晚清四十五年——李提摩太在华回忆录》,李宪堂、侯林莉译,天津:天津人民出版社,2005,第265~266页。
② 张铁山主编《张寿臣笑话大全》,北京:大众文艺出版社,2004,第323页。

可贵的是，高丽清心丸的起源、传播、回传等过程，所体现的是中朝两国较为民间的、质朴的共识与互动。借由燕行录等诸多历史与文学文献，我们得以窥见中朝两国人民曾以清心丸这样一种药物为媒介，发生丰富多样的交际往事。而在清心丸这种带有外来方物身份药物流行的背后，所蕴含的是中朝两国更为悠远持续的，关涉历史、文学、民俗以及物质资源的多重牵绊。中国与朝鲜半岛在地理位置上尤其密迩，在历史文化等方面也有着丰富多元的影响与互动。王小甫等著《中朝关系史》就指出："中韩两国隔海相望，近在咫尺，相互交往的历史源远流长。究其原因，在于中韩两国同为东北亚的文化古国，立国既久且地理临近，为数千年的交往提供了必要的时空环境。"[1] 而在文化环境上，尤其是在东亚汉字文化圈的辐射之下，朝鲜半岛所发展出的医药文化生态，很好地展现了和平发展、亲仁善邻所带来的更多相互了解的机会，这种由医药所带来的启示，仍如清心丸至今风靡一样，具有长久的借鉴参考价值。

---

[1] 王小甫等：《中韩关系史·古代卷》，北京：社会科学文献出版社，2014，第1页。

"草根木皮"与近代：日据时期朝鲜的汉药业与汉药消费[*]

黄永远[**]

【摘要】 日据时期，受日本殖民当局限制汉医学发展的政策影响，汉医学的医疗行为者——"医生"的势力不断衰退。但是，由于汉药种商这一庞大且颇具能动性的群体的存在，汉药的生产、销售、流通依然十分活跃。整个日据时期，东西医学的交替并没有那么剧烈，西方医学也没有根本性地改变朝鲜社会的医疗消费状况，汉医药依然是大部分朝鲜人赖以使用的主要医疗方式。这启示我们有必要反思以今揆古的韩国近代医学史书写方式，需重估汉医学在日据时期医学现代化叙事中的分量，并对传统医学的传承与变化，以及东西医学的互动投以更多的关注。

【关键词】 朝鲜　日据时期　汉医学　汉药　消费

前　言

1932 年 1 月 8 日，《每日申报》上题为《新旧对照》的一文对"医院

---

[*] 原文刊载信息：Huang Yongyuan, "'Medicine of Grassroots': Korean Herbal Medicine Industry and Consumption during the Japanese Colonial Period," *Korean Journal of Medical History* 29, 2020, pp. 215 - 274.
本文以"汉医学""汉医药""汉药"等指称日据时期（1910~1945）朝鲜半岛的传统医药，以"韩医学""韩医"等指称 1948 年以后韩国的传统医药。此外，以"韩国"指称大韩帝国（1897~1910）时期的朝鲜半岛和 1948 年以后的大韩民国，以"朝鲜"指称日据时期的朝鲜半岛。

[**] 黄永远，中山大学国际翻译学院朝鲜语系副教授、东亚研究中心研究员。

和汉药房"做如是描述:"洋医与汉医,两相对照,无论是从建筑物,还是从人物来看,都表现出了明显的今昔之比与东西之别……汉医的势力日益衰退,洋医逐渐主导天下,这亦是时代变迁的产物之一。"①(见图1)

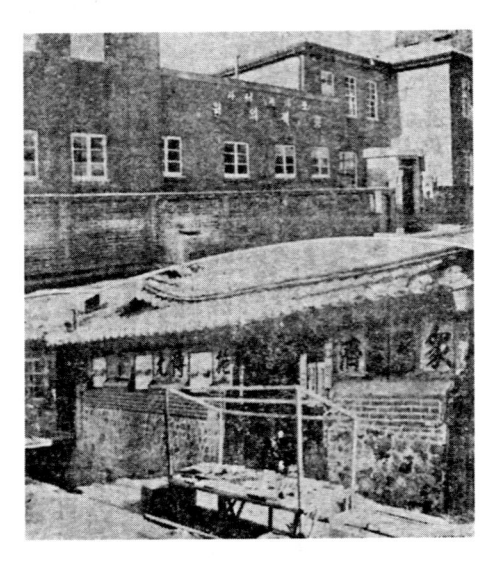

图 1 新旧对照

资料来源:《每日申报》1932 年 1 月 8 日。

自近代西式医院建立医学权威后,新式的疾病分类方式渐趋流行。较之于这些新式医院,传统的汉药房则是又脏又乱的韩屋,同时兼作主人的住宅。从当时这一图示化的对比性刻画中,我们似乎很容易得出"先进"的西方医学与"落后"的传统汉医学盛衰交替的结论。不仅如此,由于殖民当局强加于后者的规制,"医生"(以汉医学为业的医者)的人数逐年减少,也确实严重冲击了汉医学的地位。然而,这一被近代媒体夸大渲染的单线进步的医学现代化叙事,掩盖了一个重要的事实:在整个日据时期,传统的汉医学虽然受到打压,但依然是大多数朝鲜人治疗特定疾病的主要和首选方式。这一事实对于单纯基于西方医学普及与发展历史的医学现代化叙事,无疑是一种讽刺与挑战。

① 《新旧对照》,《每日申报》1932 年 1 月 8 日。

本文旨在通过对日据时期朝鲜汉药业的考察，全面厘清上述事实。迄今为止，前人关于日据时期汉医学的研究，主要集中在医生这一医疗行为者。① 笔者认为，医生人数的减少和势力的弱化并不必然代表整个汉医药产业的衰落。事实上，日据时期存在一个庞大且活跃的汉药种商群体，而汉药的生产、流通与消费也异常活跃。目前关于日据时期汉药业的研究②主要着眼于对大邱药令市的探讨，③ 或片面关注汉药业界的成药制造和销售这一近代的新变化。这些研究尚未全面揭示当时汉药业的面貌，尤其是对汉药的流通与消费缺乏深入的讨论。④

---

① 关于医生的研究主要围绕殖民当局的医生政策和典型的医生、医书及医生团体展开。代表性研究有〔韩〕慎重完《日本帝国主义侵略下汉方医疗废绝研究》，硕士学位论文，庆熙大学，1990；〔韩〕申东源《1910年代日本帝国主义的保健医疗政策——以汉医学政策为中心》，《韩国文化》2002年第30期，第333~370页；〔韩〕申东源《朝鲜总督府汉医学政策——以1930年代以后的变化为中心》，《医史学》2003年第12卷第2期，第110~128页；〔韩〕朴润栽《日本帝国主义的汉医学政策与朝鲜统治》，《医史学》2008年第17卷第1期，第75~86页；〔韩〕金南一《从医书的刊行看日据时期汉医学的学术倾向》，《医史学》2006年第15卷第1期，第77~106页；〔韩〕金南一《近现代汉医学人物实录》，首尔：Dulnyouk Publishing House，2011；〔韩〕朴芝贤《儒教知识人海岳金光镇的医生活动及其意义——关于殖民地时期医生的自我认同及医疗文化》，《历史学报》2016年第229期，第157~185页；黄永远《被掩盖的医生团体：日据时期东西医学研究会再探》，《史林》2017年第59期，第169~198页；黄永远《日据时期的医生与汉医学的近代性》，博士学位论文，高丽大学，2018；〔韩〕吴在根《日据时期"医生"金光镇的黄疸抗争记：金光镇的〈治案〉〈治疸日记〉分析》，《医史学》2019年第28卷第2期，第427~468页；〔韩〕吴在根《大邱医生金光镇的东西医学折中与汉医学革新》，《大韩韩医学原典学会志》2016年第29卷第2期，第91~119页。
② 洪铉五的《韩国药业史》（首尔：韩独药品工业株式会社，1972）系统呈现了韩国药业史的全景，为后续研究奠定了坚实基础。但该书难以视为严格意义上的研究成果，书中并未标注参考文献。朴灿永的研究（〔韩〕朴灿永：《日据时期药业政策与朝鲜人药商的应对》，硕士学位论文，庆北大学，2019）讨论了1906年至1938年殖民当局的药业政策，以及朝鲜人药商的反应。但是，该文并没有明确区分西药商和汉药商，因此未能深刻揭示汉药业的发展过程。
③ 〔韩〕崔英淑：《大邱药令市研究：甲午更张以后的变迁》，硕士学位论文，淑明女子大学，1975；〔韩〕权丙卓：《药令市研究》，首尔：韩国研究院，1986。
④ 从这一点上来说，Lee Kon-mae的研究（〔韩〕Lee Kon-mae：《一般人的汉医学认识与医药利用》，延世大学医学史研究所编《汉医学患上了"殖民地"：殖民地时期汉医学的近代化研究》，首尔：Acanet，2008）颇有独创性。该文利用部分调查报告、广告、报刊、文学作品等，粗线条地呈现了当时大众由于经济性、地理性、习惯性的原因，相比西方医药更依赖汉医药的现实。

有鉴于此，本文将在前人研究的基础上，从朝鲜总督府的政策、汉药业自身的变化与朝鲜社会的汉药消费三个角度综合考察日据时期汉药业的状况，以此解构单方面强调西方医学普及与发展的医学现代化叙事，从中揭示殖民统治下朝鲜社会的传统所具有的惯性与因应能力，进而从物质文化的角度呈现日据时期东西医学共存、竞争、互动的医疗生态。同时期待本研究能有助于反思现代医学史书写范式的盲区，并增进对殖民现代性的理解。

一　朝鲜总督府的医药政策与汉药种商

作为后发性帝国主义国家的日本，在明治维新以后，以德国的近代医学、卫生学为范本，建立了服务于天皇制国家这一国体的医疗卫生体系。与此相反，从制度上废除了与中华秩序相关的传统医学——汉方。较之于汉方医学，近代西方医学在社会医学、军事医学方面的功能更为突出，这对于迫切追求富国强兵的明治政府来说，无疑具有更大的吸引力。另外，和西方列强一样，近代日本在对外扩张中也尤为重视医学的作用。曾历任日本卫生局局长、台湾民政长官以及南满铁道株式会社首任总裁的后藤新平提出对殖民地要进行"科学性经营"，其中就特别重视公共卫生的作用。继承了其思想，并有殖民地政策学创始人之称的新渡户稻造则明确指出医学和卫生是殖民地经营的根本。[1] 类似的主张都如实贯彻到了日本对朝鲜的殖民统治过程中。

1876年《江华岛条约》签订之后，日本为了保护本国侨民，同时也为了笼络朝鲜的民心，军队、领事馆、民团等在通商口岸和汉城开始设立西式医院，其后，又通过同仁会在各主要城市设立慈惠医院。韩日合并后，朝鲜总督府接手同仁会医院，建立了从中央的朝鲜总督府医院到各地慈惠医院（1925年以后改称道立医院）的官立、公立医疗体系，并大肆宣扬殖民地医疗的惠民性。[2] 与此同时，殖民当局还建立了包括传染病预防、卫

---

[1] 〔韩〕李宗灿：《东亚医学的传统与近代》，首尔：文学与知性社，2004，第237~238页。
[2] 〔韩〕朴润栽：《近代医学的起源》，首尔：慧眼，2005，第14页。

生警察制度、人口统计等在内的卫生行政体系，由此也将殖民权力伸向了被殖民者的身体。不仅如此，为了使其帝国医疗机制能够持续运作，殖民当局还设立官立、公立的医学校与看护妇养成所等教育机构，培养西式医疗人才。

然而，相对于殖民当局所致力于移植与扶持的西方医学，朝鲜有着数千年历史的自身的传统医疗方式。姑且不论夹杂着萨满巫术等宗教信仰、在底层社会具有广泛影响力的民间疗法，单就汉医学来看，就有着十分深厚的根基。朝鲜汉医学虽源于中国，但是经过长期的历史发展，形成了《东医宝鉴》（1613）、《东医寿世保元》（1894，"四象医学"）等具有一定自身特色的经典与理论体系，并作为传统的主流医学扎根于朝鲜社会。对此，日本殖民当局将汉医学视为普及西方医学的障碍，将其贬低为"草根木皮"之说，并认定汉医学最终必将淘汰。

1.《医生规则》的实施与医生势力的衰退

早在大韩帝国晚期，日本在朝鲜半岛扩张西方医学的同时，就已经有计划仿照本国的先例，将汉医学淘汰出局。1906 年 4 月 9 日，在统监府召开的第三次韩国施政改善协议会上，时任学部大臣的亲日派李完用讨好性地建议：为了推动西方医学的发展，要对现有的汉医进行管制。对此，统监伊藤博文表示：韩国的西医人数还极其稀少，对汉医实行管制时机尚早，今后要随着西医的增加慢慢推进。① 由此可知，伊藤博文已经计划将来渐进地淘汰汉医。

韩日合并后，1913 年 11 月，朝鲜总督府颁布了分别适用于东西医学的《医师规则》和《医生规则》。② 由此，汉医和洋医在制度、身份上区分开来，传统的汉医成为低于医师一等的"医生"。③ 根据《医生规则》的规定，"朝鲜人中年满 20 岁以上，在本法令实施之前在朝鲜有 2 年以上

---

① 〔日〕金正明『日韓外交資料集成・第 6 巻（上）』巖南堂書店、1964、181 頁。
② 《医师规则》，《朝鲜总督府官报》1913 年 11 月 15 日；《医生规则》，《朝鲜总督府官报》1913 年 11 月 15 日。
③ "医生"一词在朝鲜时期被用作"医学生徒"的缩略语，因此，对于当时的朝鲜汉医来说，这一称呼无疑是一种蔑称。而在制度上，医生要接受医师以及由医师担任的公医的指导。

从医经历者",如在本法令实施后 3 个月内向当局申告,则可获得永久性医生执照。同时,《医生规则》附则第 2 条规定:今后具有 3 年以上有关汉医药见习经历的朝鲜人,经当局认定,可获得具有 5 年有效期的限时医生执照。① 有效期结束后,如欲继续从业,则需提交申请,并获得执照更新批准方可。

殖民当局宣称在《医师规则》之外另外制定《医生规则》,是为了保障传统的汉医不致失业的"仁政",但同时也明确表示这样的局面只是暂时性的。例如,时任朝鲜总督府卫生嘱托的山根正次就曾公开表示:将来朝鲜和日本本土一样,不会容许"草根木皮"的存在,因此,有志从医的人要转学西方医学。② 换言之,允许医生的存在只是暂时之举,当局最终还是要淘汰医生。

殖民当局的这一意图体现在其对限地医生执照发放的严格限制上。首先,殖民当局于 1916 年开始实行针对限地医生执照申请者的医生考试制度。③ 由于医生考试不是考察医生的本业——汉医学的知识,而是考察西方医学的内容,报名者很难通过考试。④ 而这实际上是和日本本土一样,变相地要求新生代的医生改学西医。不仅如此,殖民当局还从 1916 年 7 月开始,要求医生执照申请者必须在山区等偏远地区开业。1921 年 12 月,当局又通过修改《医生规则》,将医生的营业地域范围从"道"(相当于省)缩小至"面"(相当于乡),并且不得转移。由此,医生执照不仅带有有效期限,而且附加了地域限制,成为时空双重受限的执照(简称"限地限时执照")。

可以说,保护现有汉医从业的举措是日本国内、中国台湾、朝鲜的共同做法,但是唯有朝鲜另外设立了限地限时执照制度。当然,这并不意味

---

① 《医生规则》,《朝鲜总督府官报》1913 年 11 月 15 日。
② 《医界大为警醒,山根卫生嘱托谈》,《每日申报》1913 年 11 月 19 日。
③ 「醫生免許申請ニ關スル件(大正五年四月一日衞發第一四四號)」警務總監部衛生課『朝鮮衞生法規類集』、1917、100 頁。
④ 例如,1917 年 5 月 19 日京畿道举行的医生考试题目如下。名词解释类:(1)猩红热;(2)亚洲虎列剌(霍乱)。问答题类:(3)副睾丸炎的症状与疗法;(4)梅疮、梅毒的疗法。《东西医学报》1917 年第 8 期,第 65 页。

着朝鲜的医生受到了更多的优待。① 日据时期，虽然医师的人数也在不断增加，但是他们往往在经济利益的驱使下选择避开农村，到城市地区开业。殖民当局为了解决农村地区的医疗需求，而试图将医生安排在这些地区，以代替空缺的医师。不过，即便是农村地区，每个面允许开业的医生人数上限也受到严格控制，因此，限地限时执照的发放数量亦是有限的。②

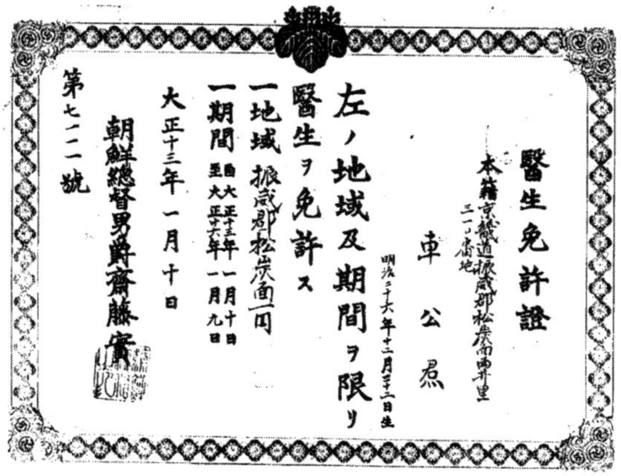

图 2　日据时期朝鲜的限地限时执照

注：以朝鲜总督斋藤实名义发放的第 7111 号医生执照。持证人为车公勋（1883 年生），其营业地域范围为京畿道振威郡松炭面，执照有限期为 1924 年 1 月 10 日至 1927 年 1 月 9 日（3 年）。

资料来源：《醫生継續免許ニ關スル綴（其ノ一）》，韩国国家记录院资料（卫生甲种记录第 23 号），1925~1926。本资料承蒙庆熙大学韩医学院医学史教研室金南一教授提供。

由于殖民当局采取的诸种限制，限时限地执照医生人数的增加赶不上自然死亡、停业等原因而造成的整个医生群体人数减少的速度。因此，医生人数从《医生规则》开始实施的 1914 年度的 5800 余名持续减少到了

---

① 不过，对于根据 1901 年 7 月颁布的《台湾医生执照规则》，在向现有的医生一次性发放执照后就不再发放任何相关执照的台湾的汉医界来说，朝鲜的限地限时执照制度一度成为他们向日据台湾当局请愿要求重新发放医生执照时的有力论据之一（《醫生の免許試驗新に制定して慾しいが，本島人有力者が總督に陳者》，《台湾日日新报》1930 年 8 月 26 日）。

② 《汉方医生渐次减少，缩减了六百余名，很难获得许可所致》，《东亚日报》1929 年 1 月 18 日；《咸镜道医生，五百余名减少》，《东亚日报》1929 年 12 月 22 日。

1944 年的 3300 余名（见图 3）。而与此同时，不断减少的医生和持续增加的医师两者之间的人数对比也终于在殖民统治末期的 1942 年发生了逆转。

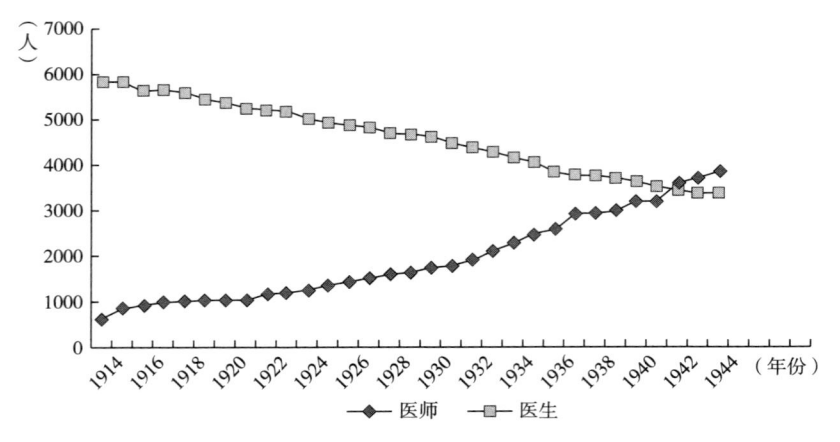

图 3　日据时期朝鲜的医生和医师人数变化（1914～1944）

资料来源："醫療機關表（其ノ四）"、朝鮮總督府「昭和 19 年 12 月第 86 回帝國議會說明資料」船橘治『朝鮮總督府帝國議會說明資料』第 10 卷、不二出版社、1994、136 頁；历年的《朝鲜总督府统计年报》。

2. 不完全的医药分业与相对弛缓的汉药种商管理制度

医药分业（SDP：Separation of Dispensing from Prescription）是指将药品的处方权与调配权相分离，由医师和药剂师分别负责。日本政府虽然于 1874 年颁布《医制》时确立了医药分业的方针，但是由于药剂师人力的缺少和医师集团的强烈反对，最终允许医师限于对自己诊断的病人调配药物，即以不完全的医药分业制而告终。① 在朝鲜，虽然朝鲜时期传统的汉医学也形成了诊察后开具处方的医员与销售汉药的卖药者之间的一定分化，但是两者并没有形成鲜明的区分。② 日据时期，伴随着仿照日本的以

---

① 厚生省医務局『医制百年史』厚生省医務局、1976、35 頁。
② 〔韩〕申东源：《1910 年代日本帝国主义的保健医疗政策——以汉医学政策为中心》，《韩国文化》2002 年第 30 期，第 354 页。比如开港后驻扎朝鲜的日本陆军军医补土居宗明就曾介绍过当时他所目睹的朝鲜的医药分业现象（「朝鮮國醫事景況」『醫事新聞』1883 年第 74 号、25 頁）。但是，在釜山生生医院供职的陆军军医小池正直指出，医药分业仅限于汉城（Seoul），其他各道的医师都是医药兼业（小池正直『雞林醫事』、1887、52～53 頁）。

西方医学为中心的医疗体制的建立，日本的医药分业制也被移植到朝鲜，这也同样影响到了汉医学。

朝鲜总督府于1912年3月仿照日本的法律（1887）制定了《药品及药品营业管理令》。① 根据这一法令，药品相关从业人员被区分为药剂师（按照医师的处方进行药品调配者）、药种商（销售药品者）、制药者（制造、销售药品者）、卖药业者（制造、输入或销售成药者）四类。② 同时，殖民当局还于1913年7月颁布《药品巡视规则》，强化了对药品市场的管理。③ 但是上述法令均基于西方医学的标准制定，因此，无论是在从业人员的类型划分还是药品管理的对象上，都无法对汉医药产生实际约束力。

因此，朝鲜总督府在上述法令之外，于1912年6月至1916年7月，又通过一系列行政命令对销售汉药的朝鲜人汉药种商另外做出了规定。④ 根据相关规定，汉药种商是指作为朝鲜人，在取得以道知事（相当于省长）名义发放的许可证的前提下，在特定的道内仅销售汉药的人员。⑤ 由此，汉医药的从业人员在制度上被明确区分为医生和汉药种商。此外，殖民当局还仿照医师和药剂师之间关于药品调配权的职能划分，规定医生仅针对自身诊断的病人具有汉药调配权，而汉药种商则需根据医生开具的处方才能调配汉药。⑥ 而关于汉药销售的种类，因为不同于洋药，没有药局方可循，所以除少数剧毒药品外，基本上处于自由放任的状态。⑦

---

① 《药品取缔规则》，《每日申报》1911年9月23日；《社论：药品取缔规则》，《每日申报》1911年9月26日；《总督府公文：制令第二十二号，药品及药品营业取缔令》，《每日申报》1912年4月25日。
② 〔日〕白石保成：《朝鲜卫生要义》，自家出版，1918，第102~110页。
③ 《药品巡视规则》，《朝鲜总督府官报》第288号，1913年7月16日。
④ 「藥品取締ニ關スル件」『警務彙報』1912年6月第27号、58~59頁；「漢藥ノ取締ニ關スル件」『警務彙報』1912年7月第28号、21~22頁；「藥種商取締ニ關スル件」平安南道警務部編纂『衛生警察講義一斑』平安南道警務部、1913、302頁；「漢藥取締ニ關スル件」『警務彙報』1916年6月第121号、20~21頁；「朝鮮人藥種商調劑ニ關スル件」『警務彙報』1916年7月第124号、131頁。
⑤ 〔韩〕杏林书院编《（短期完成）新规汉药种商试验征服》，京城：杏林书院，1938，第2页。
⑥ 〔韩〕杏林书院编《（短期完成）新规汉药种商试验征服》，京城：杏林书院，1938，第3页。
⑦ 「朝鮮人藥種商調劑ニ關スル件」『警務彙報』1916年7月第124号、131頁。

不同于医生,由于汉药种商不被视为医疗人员,相比医生执照,汉药种商许可证的取得相对更为容易,最初采用申请制,1923 年以后改为考试制度。① 然而,直到 20 世纪 30 年代,考试制度也不严格。例如,1938 年由汉医学书籍专业出版社杏林书院编写出版的汉药种商资格考试应试教材,对汉药种商考试变化的趋势做过如下判断:

> 过去当局对于汉药种商的处理十分特殊,偏重于考察申请人平素之品行、经验、开业地域,实际上考试的得分倒是其次的。但是,近来由于经济不景气,报名的人数激增,让人觉得达到了饱和的状态。因此,当局或许也在考虑淘汰这一职业,其态度从宽松转向了严格选拔。
>
> 大正年间就不用说了,直到昭和时期都经常出的旧式的(汉药)分类问题,突然变成了博物学的基本问题,而功效主治问题也转为了化学分析问题,关于药物的状态、性能全部考察现代科学的内容。因此,最近的汉药种商试验问题可以说正在向最前沿迈进。②

由此可见,到 20 世纪 30 年代为止,考试成绩并非决定汉药种商许可证发放与否的关键因素,而考试问题也是基于传统的本草学知识。这种局面直到 30 年代以后才发生转变。因此,较之于医生或洋药种商,汉药种商的资格考试可以说相对更为容易。不仅如此,不同于医生执照,其许可证终身有效。此外,从民族构成来说,当时洋药种商日本人、朝鲜人皆有,而汉药种商则几乎全为朝鲜人。所以较之于其他行业,朝鲜人也更能占据主导权。总之,对于一般朝鲜人来说,汉药种商是一个准入相对较容易且颇具吸引力的职业。

由图 4 可知,不同于日益减少的医生,汉药种商人数从 1914 年的 7000 余名,到 20 世纪 20 年代初期增加至 10000 名,此后虽然呈现缓慢

---

① 〔日〕白石保成:《朝鲜卫生要义》,自家出版,1918,第 106 页;《药局也是考试制,考试落榜则无法经营药局》,《东亚日报》1923 年 4 月 15 日。
② 〔韩〕杏林书院编《(短期完成)新规汉药种商试验征服》,京城:杏林书院,1938,第 15 页。

"草根木皮"与近代：日据时期朝鲜的汉药业与汉药消费

减少的趋势，但是直到日据末期为止，一直都维持在 7000 名以上。从横向来看，汉药种商也是当时整个医药从业人员行列中队伍最为庞大的群体。日据时期包括药剂师、洋药种商等在内的所有洋药行业从业者虽然也在逐步增加，但是到 1942 年也不过 2000 名，这连汉药种商的三分之一都不到。而医师、医生在人数最多时也都不及汉药种商。同时，不同于医师、药剂师、洋药种商等高度集中在京城等城市地区，汉药种商广泛分布于地方各郡（相当于县）。① 再加上汉药种商除了极个别中国人之外，都是清一色的朝鲜人，所以对民众来说自然具有更强的亲和力。尤其是在农村地区，遑论医师，连医生都难求的情况下，汉药种商的作用就显得格外重要。例如，1939 年对忠清南道唐津郡松岳面梧谷里的 65 户农家的一项调查就足以说明在农村地区汉药种商所具有的意义（见表 1、表 2）。

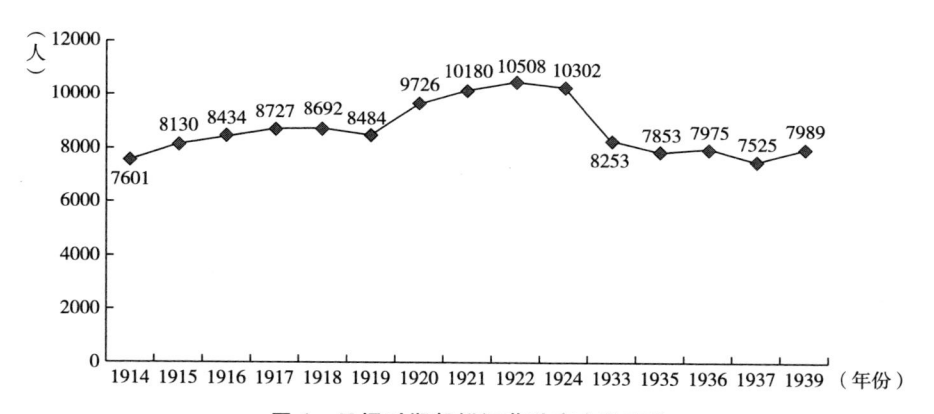

图 4　日据时期朝鲜汉药种商人数变化

资料来源：由于汉药种商的人数没有连续性的统计数据，20 世纪 10～20 年代的数值依据《朝鲜总督府统计年报》推算所得。20 世纪 30 年代的数据则依据以下资料："医疗机关统计表（昭和八年末）"、川口利一「药草栽培奖励に关する问题」『警务汇报』1934 年 7 月、44 页；「各道别人口と药品营业者比较表（1935 年末现在）」京畿道卫生课编『卫生概要』、1937、207 页；警务局卫生课《药品营业者表（1936 年 12 月末）》第 73 回帝国议会说明资料，韩国国家记录院，1937，CJA0002471；"药品营业者表（昭和 12 年 12 月末调）"，总督府警务局卫生课编《朝鲜药事行政统计》，《朝鲜药学会杂志》1938 年 6 月第 18 卷第 3 号，第 21 页；《东洋医药协会创立趣旨书》，《东洋医药》1939 年 7 月第 1 号，第 10 页。

---

① 京畿道衛生課編『衞生概要』、1937、203 頁。

表1　松岳面医疗机构现状（1939）

民族身份＼医疗身份	医师	医生	汉药种商	卖药	卖药行商
日本人	0	0	0	0	0
朝鲜人	1	1	3	6	3

资料来源：方山烈「生活樣式及び保健上より見た一農村の實況」『朝鮮總督府調查月報』1942年1月、44頁。

表2　松岳面梧谷里农家医疗利用实态（1938）

利用频率＼医疗方式	医师	汉方医	卖药	草木	放任	迷信	总计
次数	66	200	153	187	150	30	786
百分比	8.4	25.4	19.4	23.9	19.0	3.9	100.0
	33.8		66.2				

资料来源：方山烈「生活樣式及び保健上より見た一農村の實況」『朝鮮總督府調查月報』1942年1月、45頁。

如表1所示，在松岳面，医师和医生各有1名。但是医师的居住地离梧谷里这一村落很远，而且治疗费用也甚为昂贵，因此事实上村民基本无法获得医师的诊疗。在表2所示的接受医师治疗的66次中，只有3次不是慈善义诊。与此相对，"汉方医"一栏的数字同时包括了接受医生和汉药种商治疗的次数，总计200次，而其中接受汉药种商的治疗又占了大部分。① 换言之，在农村，除了诉诸民间疗法、服用成药、迷信手段之外，如果选择利用医疗机构，那么前往汉药种商的汉药房则是最为普遍的路径。

事实上，上述调查资料称医生为"执照汉方医"，而将部分虽为汉药种商但具有高超医术者称为"老汉方医"或"药种商汉方医"。这从一个侧面反映了不同于制度上的硬性划分，在实际的医疗现场，医生和汉药种商的界限并不一定泾渭分明。首先，因为医生执照取得十分困难，故有不

---

① 方山烈「生活樣式及び保健上より見た一農村の實況」『朝鮮總督府調查月報』1942年1月、44頁。

少原本试图行医的人最后选择了汉药种商的身份,或经汉药种商再过渡至医生。① 其次,当时有不少的汉药种商不仅销售汉药,还和医生一样切脉、开方。② 反之,也有不少人虽然取得了医生执照,但挂着汉药房的牌匾医药并行。③ 这也说明了,在日据时期,汉药种商经营的汉药房实际上是汉医学命脉得以延续的一个重要载体,也是民间汉医药消费的核心途径之一。

总之,日据时期,不同于医生,汉药种商受到的制度性限制较少,且在人数上维持了颇为庞大的规模。当然,这很难归为殖民当局有意为之的结果。和医生一样,朝鲜总督府在制度上允许汉药种商的存在,亦不过是出于对朝鲜人的医疗习惯和西方医学人力不足的现状的考量。试图待西方医学渐次普及后最终废除汉医学的殖民当局,认为随着药剂师人数的增加,汉药种商也将自然地被取而代之。④ 而且由于医生和汉药种商在制度上被置于医药分业的框架之下,"皮之不存,毛将焉附"?从理论上来说,随着医生的减少,与之具有表里关系的汉药种商也必将衰落。⑤ 换言之,殖民当局重点限制医生的生存空间,而对汉药种商的态度相对较为宽松,这并不意味着是对后者有意的偏袒,而只是一种暂时性放任的做法。这种政策的"漏洞"为汉药种商留下了较为宽广的生存空间,使他们能够在依托朝鲜社会对于汉药之巨大需求的基础上谋求生存乃至发展。

---

① 编辑部:《先进有教养后进的必要》,《忠南医药》1936 年 5 月,第 34 页。
② 《妇人病专攻,荣州济世堂干材药局申太湜氏》,《东亚日报》1934 年 10 月 30 日;《新兴金浦绍介版:汉药界的权威,一心堂药房尹柄椒氏》,《东亚日报》1937 年 12 月 8 日;〔韩〕姜赫:《发刊之际的东洋医药复兴策管见》,《东洋医药》第 1 号,1939 年 7 月,第 28 页。
③ 《汉药免费诊疗:在市内桥南洞普惠药房》,《东亚日报》1933 年 1 月 19 日;《刀圭界的巨星,永兴堂药局姜而声氏》,《东亚日报》1934 年 10 月 30 日。
④ 「藥種商取締ニ關スル件」(1914 年 5 月衛發第 340 号)警務總監部衛生課『朝鮮衛生法規類集』、1917、302 頁。
⑤ 〔韩〕姜赫:《发刊之际的东洋医药复兴策管见》,《东洋医药》第 1 号,1939 年 7 月,第 28 页;〔韩〕玄镐燮:《汉医学的再检讨》,《东洋医药》第 6 号,1939 年 12 月,第 16 页。

二　汉药业的分化与商业化

日据时期，在西方医药的日益普及和殖民当局限制汉医学发展的背景下，朝鲜的汉药业并没有萎缩，反而在一定程度上实现了继续发展。这和当时朝鲜人汉药种商的灵活应对是分不开的。汉药种商在汉药的流通过程中扮演了重要角色，同时也对汉药的商品化起到了决定性作用。日据时期朝鲜汉药的流通结构大致可以整理如下。

如图5所示，当时朝鲜市场上流通的药材分为境外输入药材和国内自产药材。国内自产药材中，天然野生的药材占大部分。无论是境外输入药材还是国内自产药材，都会通过汉药种商直接流向市场，或经过大邱、全州、大田等地的药材集散市场——"药令市"的交易流向各地汉药房、医院或消费者手中。无论是何种形式，汉药种商都是汉药最主要的流通和交易主体，也是连接市场与消费者的核心环节。因此，他们的活动在很大程

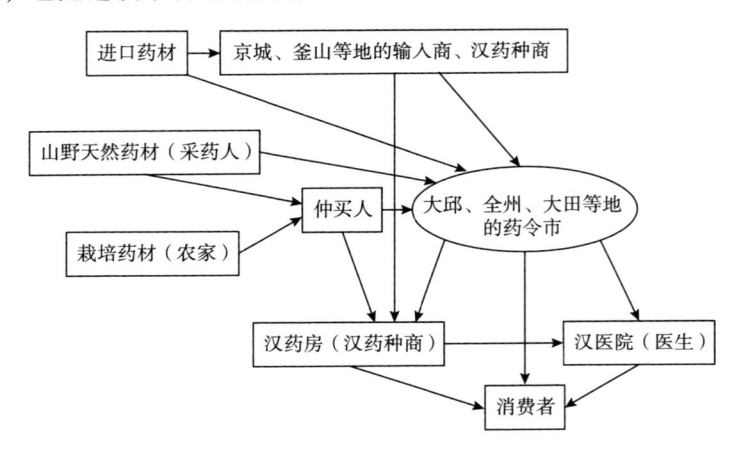

图5　日据时期朝鲜汉药流通结构（抗日战争前）

注：抗日战争爆发后，随着总动员体制的建立和经济统制的实行，朝鲜的医药品市场也逐渐确立了包括生产（包含进口）、流通、消费在内的全盘统制模式，因此，抗日战争时期朝鲜的汉药流通又是另一番景象。

资料来源：石户谷勉「朝鮮の山野より生産する藥料の植物と其利用」『朝鮮及び滿洲』1926年4月第221号、37~38頁；石户谷勉「朝鮮に於ける藥草」『朝鮮』1940年7月第302号、58頁；《网罗汉药输入业者，对输入进行强力统制》，《东亚日报》1939年8月12日；〔韩〕朴灿永：《传统药令市的殖民地贸易结构重塑与变化——以大邱药令市为中心》，《近现代东亚儒学传统的变容与地域共同体的变迁》，全州大学韩国古典学研究所2017年国际学术大会论文集，第148页。

度上也决定了日据时期汉药市场的走向。

日据时期，部分汉药种商立足于朝鲜社会的医疗传统和社会需求，在继续销售传统的汤剂、药材的同时，申请获得殖民当局的成药贩卖许可后制造、销售成药，并采取近代资本主义的经营方式，以积极适应时代变化。由此，传统的汉药业出现分化，并走向了商业化、市场化。当时的汉药业按照其主营业务、市场目标、业主自身的定位和对外形象打造等方面的重心不同，大致可以分为传统型、混合型、人参专卖型三大类。以下试就各类型的特征及主要代表药房进行梳理。

所谓的传统型是指全部或主要销售汉药的药房。当然，此处所说的汉药包括干燥后的药材、汤剂、传统的丸药以及人参、鹿茸等。当时虽然已经有不少的西药流入，但是朝鲜社会对于汉药的需求却并没有因此而大幅减少。1927 年，位于京畿道安城市场的一家名为共安堂大药房的主人金学春就曾表示："由于朝鲜自古以来大量服用汉药，因此，如今虽然洋药大量涌入，但汉药反而卖得更多。"① 故此，有不少汉药房一直坚守传统的营业范围，其中还有一些发展为大规模的药房。

例如，在京城有聚集于汉药街之称的铜岘（1914 年后改称"黄金町"，现乙支路 1 ~ 7 街）一带的黄金堂（刘致玉）、永昌堂（崔圣弼）、共和堂（崔兴模）等。在地方则有大邱的金弘祖药房（金弘祖，1941 年注册资本为 19 万圆）、平壤的法桥局（金寿哲等）、江景的南一堂（朴在新等，1932 年注册资本为 9750 圆）、公州的广昌堂（金洛铉）、大田的南昌堂（金奉斗，1930 年注册资本为 5000 圆）和金春培药房、釜山的东春堂（申学均，1935 年资本金 10 万余圆）等。②

---

① 《事业成功者列传（三十一）从药房的使唤到汉药界的巨星》，《东亚日报》1927 年 2 月 12 日。
② 《黄金堂药报》1936 年 12 月第 108 号；《特别广告：崔圣弼干材药局》，《大韩每日申报》1910 年 7 月 5 日；《永昌堂大药房》，《每日申报》1914 年 6 月 19 日；《永昌堂干材药局》，《东亚日报》1920 年 5 月 14 日；《干材药局崔兴模》，《大韩每日申报》1910 年 8 月 26 日；《法桥局（平壤）》，《东亚日报》1938 年 3 月 12 日；《事业成功者列传（七）商业成功家大邱金弘祖氏》，《东亚日报》1927 年 1 月 7 日；《百济古都公州的全貌，汉药界名星广昌堂金洛铉氏》，《东亚日报》1938 年 5 月 22 日；《大田案内版其一》，《东亚日报》1931 年 7 月 7 日；《业务大扩充，东春堂大药房，申学均氏》，《东亚日报》1935 年 12 月 11 日。

其中，京城的黄金堂当时甚至在中国东北的龙井设有分店，而永昌堂、共和堂仅从店铺规模来看（见图6），也不难推测其当时繁盛的情景。① 这些药房虽然坚守传统的营业范围，但是韩日合并后在经营方式上积极采用广告、货到付款（"代金引换"）等新型方式，大大提升了市场辐射范围。其中，永昌堂的崔圣弼最早将各种药材的价格定期制成"市势表"，发送给各地顾客。这一做法收到了良好的促销效果，也在很大程度上刺激了汉药业的价格竞争。②

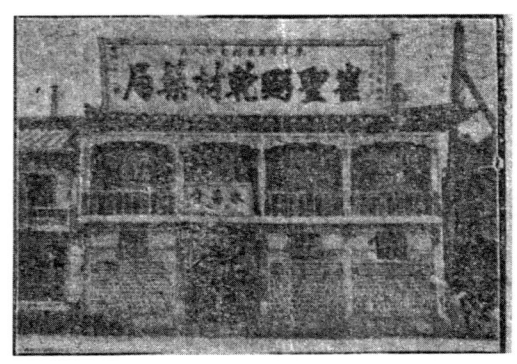

位于铜岘的永昌堂　　　　　　　位于铜岘的共和堂
（崔圣弼干材药局）二层店铺　　　（崔兴模干材药局）三层店铺

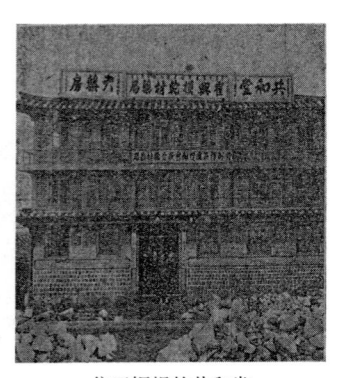

图6　两大干材药局——永昌堂和共和堂

资料来源：《永昌堂大药房》，《每日申报》1914年6月19日；《共和堂大药房》，《每日申报》1917年3月14日。

不仅是京城，地方汉药房的规模也不容小觑。例如，位于大邱药令市内的金弘祖药房便是当时汉药界的一大巨头。金弘祖出生于开城，1890年来到大邱。他先是利用开城商人的优势从事人参买卖，1915年开始转型为汉药种商。他除了讲求诚信之外，还十分注意确保药材的供应。为此，他买入药材栽培地区的土地，将土地租给佃农耕种，以副业的形式让佃农采

---

① 《广告》，《东亚日报》1920年4月1日；《永昌堂大药房》，《每日申报》1914年6月19日；《京城街隅垈京城商会，京城纸物商会，济生堂本铺，共和堂本铺，大盛商店，金泰龙商店》，《每日申报》1917年3月14日。

② 《药业总代的悖行》，《每日申报》1913年9月26日；《永昌堂大药房》，《每日申报》1914年6月19日。

集药材，提供给自己的药房。不仅如此，金弘祖还擅长囤积居奇。当他认为市场行情良好时，就会在全朝鲜范围内大量收购药材；而当他认为某种药材数量过多时，就会毫不犹豫地将多余的烧毁，以维持药材价格。虽然当时坊间也有人诟病其"霸道""投机倒把"，但是金弘祖凭借其手腕，从三四千圆的资金起家，到20世纪30年代一跃成长为资本多达十几万圆的巨商。[1]

再如20世纪20年代位于忠清南道江景邑下市场的南一堂，以号称是"京城南大门以外最大的"汉药房而闻名一时。[2] 当时和南一堂相距20千米、位于论山郡鲁城面的名门望族坡平尹氏明斋（尹拯）宗家也是南一堂的大客户之一，经常从南一堂购入大量药材（见图7）。

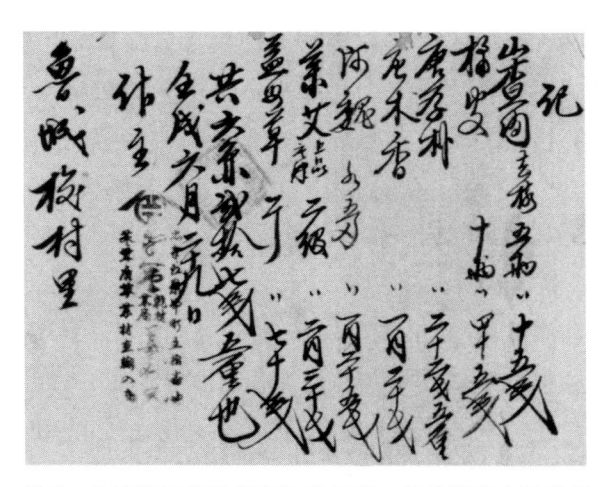

图7 鲁城坡平尹氏明斋宗家与南一堂的汉药交易凭据
资料来源：韩国古文书资料馆，http://archive.aks.ac.kr。

较之于坚守传统汉药营业范围的传统型药房，混合型药房除了销售一般的汉药外，还积极进入成药的制造与销售领域。开港以后，随着西方药

---

[1] 〔韩〕朴敬庸：《传统医疗口述资料集成（Ⅰ）——大邱药令市元老韩医药业者6人的医药业与人生》，坡州：景仁文化社，2011，第84~85页。
[2] 〔韩〕韩国技术教育大学建筑工学部城市建筑研究所：《江景中央里旧南一堂汉药房数据化调查报告书》，首尔：文化财厅，2013，第26页。南一堂最初的主人为姜德根，其后由其子姜在元接任，1932年转为合资会社时的法人代表为朴在新。1934年前后更名为寿星堂（主人扈淳圣）。

品和日本药商的到来，传统的药业市场发生了变化。一部分汉药种商积极应对时势的变化，通过进入成药业寻找新的出路。① 他们利用汉药，在传统汉药的丸剂、膏药、散剂的制药传统基础上，借鉴西药的制药方法制造成药。② 相比传统的汤剂，成药在服用方法上更为便利，从而也有助于汉药的商品化和药房的盈利。

例如当时位于京畿道安城的苍生堂（店主李熙善）就仿照"西洋液体制剂"，将著名的汉药汤剂六味汤、八味汤、十全大补汤，制成所谓的"精气水"，并宣传比起服用不便的传统汉药，精气水"携带轻便、消化容易、效力迅速"等。③ 这些成药虽然在形态上已经不同于传统的汉药，但基本上还是依据汉药配方，因此广义上依然可以视为汉药。④ 日据时期朝鲜的西药制药业直到20世纪30年代都还十分薄弱，而在20世纪20年代之前，西药的进口、销售也几乎都由日本人的药房所控制。⑤ 因此，以汉药材为主要原料制造、销售成药，成为当时朝鲜人药业的一个重要特征。⑥

从朝鲜末期到日据初期，有不少的传统汉药房进军成药业。日据时期进军成药制造、销售的大型汉药房有天一药房（1913年，赵寅燮）、和平堂（1894年，李应善）、同和药房（1897年，闵并浩）、朝鲜卖药株式会社（1913年，李硕谟）等。这些药房都分别推出了自己的主打成药，例如天一药房的赵膏药（肿疮药）、天一灵神丸（消化剂），和平堂的八宝丹（消化剂）、胎养调经丸（妇科药）、滋阳丸（强壮剂），同和药房的活命水（肠胃药）等都是当时风靡朝鲜的成药（见图8）。

---

① 〔韩〕梁晶弼：《近代开城商人的商业传统与资本积累》，博士学位论文，延世大学，2012，第237页。
② 〔韩〕梁晶弼：《近代开城商人的商业传统与资本积累》，博士学位论文，延世大学，2012，第238页。
③ 《六味精气水》，《东亚日报》1923年4月2日。
④ 《同和药房广告》，《大韩每日申报》1909年7月22日；《同和药房广告》，《大韩每日申报》1910年1月6日。
⑤ 〔韩〕洪铉五：《韩国药业史》，首尔：韩独药品工业株式会社，1972，第65页。
⑥ 洪铉五认为当时朝鲜半岛南部的成药市场由日本人主导，而西北部则由朝鲜人掌控（〔韩〕洪铉五：《韩国药业史》，首尔：韩独药品工业株式会社，1972，第4页）。

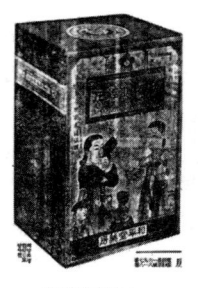

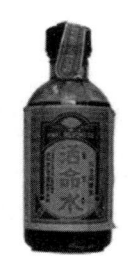

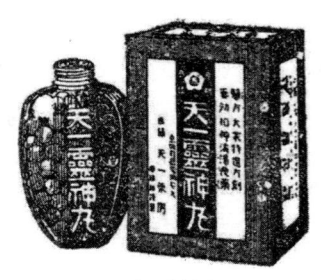

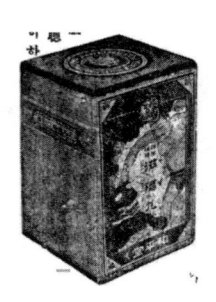

| 胎养调经丸 | 活命水 | 天一灵神丸 | 滋阳丸 |

图 8　日据时期流行的成药

资料来源：《和平堂药房胎养调经丸》,《东亚日报》1920 年 4 月 3 日；《滋阳丸,和平堂》,《东亚日报》1920 年 4 月 8 日。

以汉药为原料的成药制造和销售,可以说成为汉药商品化和传统汉药房向近代药房乃至制药公司转变的重要契机。面对成药市场的激烈竞争,各大汉药房积极采取商标注册、广告、促销、汇款结算、分店及代理店设置等近代营销、经营手段,极大地促进了传统汉药业的转型。

我们不妨以当时规模最大的天一药房为例加以说明。19 世纪 80 年代,天一药房创始人赵寅燮的父亲赵根昶[①]——朝鲜末期的一名汉医——在京城府礼智洞一带经营一家小汉药房,他利用 150 年前从祖上流传下来的肿气药,治疗了大批外科患者。赵寅燮 1910 年毕业于私立名校徽文义塾,其后前往日本游学。赵寅燮回朝鲜后继承家里的汉药房,并在此基础上于 1913 年正式创立了天一药房。天一药房在经营传统汉药业的同时,将赵根昶使用的祖传药打造成了享誉朝鲜半岛的专利商品"赵膏药",并依托这一品牌效应,大举进军成药市场。[②] 凭借赵膏药的功效和赵寅燮杰出的经营才能,天一药房发展到 20 世纪 30 年代,已经具有了十分庞大的规模。截至 1938 年,天一药房资本金为 30 余万圆,年销售额约 130 万圆。同时赵寅燮还设有资本金为 50 万圆的天一制药株式会社。天一药房除了位于京

[①] 韩日合并后于 1914 年取得了医生执照（《医生免许》,《朝鲜总督府官报》第 651 号,1914 年 10 月 2 日）。

[②] 《勤勤孜孜百五十年,药业界王座"赵膏药"》,《朝鲜日报》1936 年 1 月 4 日；《半岛医药界大观》,《三千里》第 10 卷第 1 号,1938 年 1 月；〔韩〕金南一：《近现代韩医学人物实录》,首尔：Dulnyouk Publishing House, 2011,第 416 页。

城礼智町的本店之外，还在京城黄金町、大邱、平壤、光州、天安设有分店，此外还有代理店数十处，特约店 1000 余所。员工本店 210 名，分店 50 名，合计 260 名。一年纯利益约 21 万圆，扣去经营费、银行利息等，年所得约 6 万圆。而赵家的动产、不动产合计多达 50 余万圆。①

成药的制造并不局限于大型药房，在一般的医生和汉药种商之间也十分普遍。比如赵寅燮的表兄弟、韩国解放后曾任大韩汉药协会第三任会长的崔健熙，他的父亲当时是医生，在京城授恩洞 119 号经营普彰医院。崔健熙的父亲就是根据自己的验方，申请获得了 30 余种的成药制造许可，在医院之外开设普彰制药所制造成药。② 据崔健熙回忆："当时的药品制造方法十分原始，很难期待药品的大批量生产。但是每个制药所的药品都有自己的特色。所谓的特色是指大多是各制药者将从祖上流传下来的'秘方'进行商品化。"③

不过值得注意的是，虽然当时很多汉药房都纷纷进入成药的制造和销售，甚至有部分还销售西药，但是总的来看，传统汉药汤剂、药材的销售在整个药房的运营中依然占据主导地位。例如，20 世纪 30 年代，朝鲜人成药界销售量最大的是天一药房，但对于天一药房来说，成药也只不过占了 20%～30%，汉药材交易依然占据主体。④ 不仅如此，虽然天一药房的经营范围逐渐从传统的汉药材拓展至成药乃至西药，但其依然以汉药界的霸王自居。⑤

第三种类型为人参专卖型。不同于其他一般汉药，朝鲜人参的功效很早就得到了世界公认，不仅是在东亚，在美国等西方国家也有一定的知名度。更重要的是因为人参在东亚被广泛地用作补药，所以其市场需求十分庞大。因此，不仅一般的汉药房都会销售人参，而且出现了一批专门销售

---

① 《勤勤孜孜百五十年，药业界王座"赵膏药"》，《朝鲜日报》1936 年 1 月 4 日；《外國為替管理法違反事件檢擧ニ關スル件》，《延禧專門學校同志會興業俱樂部關係報告》京外秘第 2438 号，1938 年 10 月 8 日，韩国史 Database。
② 〔韩〕崔健熙：《韩药八十年：德岩崔健熙自传》，首尔：天一药房，1991，第 53、56 页。
③ 〔韩〕崔健熙：《韩药八十年：德岩崔健熙自传》，首尔：天一药房，1991，第 56 页。
④ 〔韩〕洪铉五：《韩国药业史》，首尔：韩独药品工业株式会社，1972，第 110 页。
⑤ 《天一药报》第 110 号，1931 年 4 月 25 日。

人参的商会。当然，这里所说的人参特指人参中的白参。1908年，统监府开始颁布实行《红参专卖法》，由此确立了严格的红参专卖制度。殖民当局向特定的参农发放许可，指定其从事人参的栽培。收获的人参（即水参）由专卖局统一收购，其中品质优良的被留用下来蒸制、加工成红参，品质不合格的则返还参农。殖民当局将作为专卖商品的红参全部委托给三井物产，由其出口到中国等地，不允许在朝鲜境内销售。民间将返还的水参晒干制成白参，将其商品化后投放到朝鲜的市场或输出到海外。①

人参专卖型商会主要由人参的主产地②——开城的商人（也称"松商"）主导。这些商会主要销售白参及人参粉末、提取液等人参制成品。产品不仅限于朝鲜，还远销至日本、中国、东南亚等地。③ 当时代表性的松商人参商会有高丽参业社、开城人参商会、高丽白参商会等，其中规模最大的当数高丽参业社。该社于1914年设立，社员均为人参耕作者，最初由开城著名富豪朴宇铉担任社长。1918年高丽参业社转为合资会社，股东网罗了当时开城参业界、商业界的大腕，同时公司的主导人物也转为兼任开城参业组合长的人参大王孙凤祥。高丽参业社20世纪20年代初曾以资本金20万圆位居朝鲜药业界之首，20年代后期年销售额高达40余万圆。④ 当然，这些人参商会还逐渐将业务扩大至汉药、制药领域。例如，高丽参业社就于1934年在京城黄金町设立分店，同时开展人参销售、成药制造、汉药贸易等业务。而高丽白参商会也在京城南大门通设立了分店，并同时悬挂"干材药局"的招牌（见图9）。

---

① 〔韩〕梁晶弼：《近代开城商人的商业传统与资本积累》，博士学位论文，延世大学，2012，第214~216页。
② 当时朝鲜的人参产地除了开城之外，还有庆尚北道荣州郡和忠清南道的锦山郡。其中，只有开城是当局指定的人参栽培区域，用于制造的红参大部分也来自开城。同时，后两地人参商品化的程度要远逊于开城。
③ 〔韩〕朴凤镇：《开城的名产，高丽人参》，《半岛时论》第1卷第7号，1917年10月10日，第36页；〔日〕石禾义弘：《开城的中心人物朴宇铉氏》，《半岛时论》第1卷第7号，1917年10月10日，第46页。
④ 〔日〕石禾义弘：《开城的中心人物朴宇铉氏》，《半岛时论》第1卷第7号，1917年10月10日，第45页；《鲜内制药会社》，《每日申报》1922年6月11日；〔韩〕梁晶弼：《1910~20年代开城商人的白参商品化与扩大销售活动》，《医史学》2011年第20卷第1期，第100~101页。

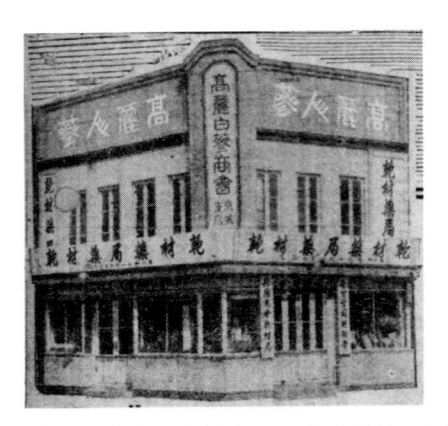

图 9　高丽白参商会京城支店（南大门通，1928）
资料来源：《高丽鹿茸唐草干材》，《东亚日报》1928 年 4 月 12 日。

朝鲜传统汉药业商业化的另一特点是市场的国际化。换言之，日据时期朝鲜汉药业是在当时的跨国贸易体系中展开的。首先，中国的药材，即"唐材"（相对于朝鲜自产的药材——"草材"）的输入十分活跃。不同于解放后韩国汉药界利用"身体不二"等民族主义的论述，强调国产药材优于中国药材，在日据时期，中国的药材对于朝鲜的汉医药界来说几乎是不可或缺的。

据 20 世纪 20 年代一位在京城活跃的唐材药种商王顺福回忆，在一帖药中，唐材所占的比重高达三分之一。① 而在当时朝鲜最大的汉药集散市场——大邱药令市 20 世纪 30 年代年均汉药交易额的 400 万圆中，唐材销售额占了 150 万圆。② 因此，朝鲜每年都要从中国进口大量药材。③ 这就自然催生了一批进口唐材的汉药商或普通商人。其中，这一业务曾一度为朝鲜华商所主导。

例如近代著名的广东籍华商谭杰生（同顺泰主人），在壬午兵变（1882）后来到朝鲜的初期，就曾一度通过进口唐材积累了大量的资本。

---

① 《新关税与日常生活（四）：唐材药种，唐材商王顺福氏谈》，《东亚日报》1920 年 9 月 7 日。
② 《朝鲜名物大邱药令市，因药材杜绝而陷入自灭状态》，《东亚日报》1938 年 11 月 3 日。
③ 据 20 世纪 30 年代末期的一项数据显示，每年从中国输入药材的金额高达 200 万～300 万圆（《药材业赵钟国氏谈，唐材输入减少四分之一，急需栽培供给》，《每日新报》1939 年 1 月 6 日）。

除了同顺泰，还有广荣泰和德生恒（京城水标洞）、福源东（观水洞）、永丰裕（乐园洞）、益生堂药房（贞洞）等。朝鲜人汉药种商中前往中国直接输入唐材的有顺昌洋行的朴基承（韩国解放后任大韩汉药协会首任会长）、广南药局的崔元植等。① 而像天一药房也曾于1931年后雇用曾是华商福源东店员的山东籍华侨王芹生担任采购部主任，专门负责唐材进口。②

其次，日据时期是朝鲜人海外移民的一个高峰期。由于受长期形成的生活习惯的影响，再加上异国他乡求医问药不便，移居海外的朝鲜人依然在很大程度上依赖汉医药，这使朝鲜的汉药业也随之扩大到了海外。③ 在日本、中国东北都有不少朝鲜人经营的汉药房，其中还有一些药房颇具规模。

以日本为例，当时位于大阪的大圣商会就十分出名。大圣商会的业主为朴圣吾，他1893年出生于京城黄金町，17岁开始继承家中的汉药业，1932年来到大阪创立大圣商会。经过几年的发展，大圣商会在东成区猪饲野町朝鲜市场前设立本店，在天六设立分店，并在枚冈设立汉药粉化工厂，形成了大规模的事业格局。④ 1940年朴圣吾回到朝鲜，在大田设立大圣药业株式会社，从事汉药的栽培、销售、加工，并在大阪设立分店，在京城和中国天津设立办事处，成为名副其实的跨国汉药商。⑤ 除了朴圣吾的大圣商会，当时位于大阪的金昌铉经营的普生堂汉药房也颇具规模。出生于全罗南道康津郡的金昌铉从朝鲜末期开始经营汉药业，而且精通汉医学。他于1927年前后来到大阪，开设普生堂。到1937年为止，普生堂在东成区中道本通一号开设本铺，在绿屋町设有制粉工厂，在放出町设有制药工厂，其销售网络覆盖了日本、朝鲜、伪满等地（见图10）。⑥

---

① 〔韩〕申佶求：《汉药局的今昔（3）》，《药业新闻》1967年7月27日。
② 《外國為替管理法違反事件檢舉ニ關スル件》，《延禧專門學校同志會興業俱樂部關係報告》京外秘第2438号，1938年10月8日，韩国史Database。
③ 参见外村大『在日朝鮮人社会の歴史学的研究：形成・構造・変容』綠蔭書房，2004、137頁；〔韩〕鄭昞旭「植民地農村青年と在日朝鮮人社会——慶尚南道咸安郡、周氏の日記（1933）の檢討」『日記が語る近代：韓国・日本・ドイツの共同研究』同志社コリア研究センター，2014、279頁。
④ 《干材药业的惠星，大圣商会主朴圣吾氏》，《朝鲜日报》1937年8月28日。
⑤ 《跃进大田特辑其三，汉药界的中核人物，大圣药业株式会社》，《每日新报》1943年6月27日。
⑥ 《汉洋药界的霸王，普生堂药房主金昌铉氏》，《朝鲜日报》1937年8月28日。

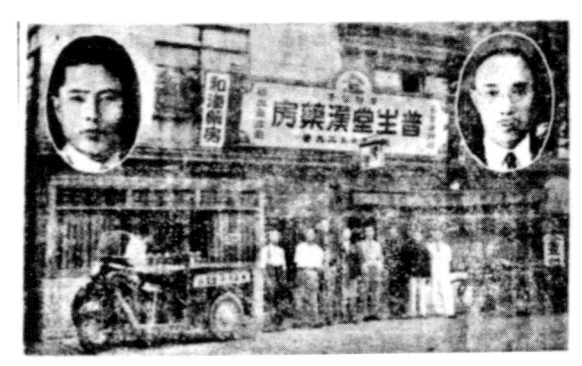

图 10　位于大阪的普生堂汉药房及业主金昌铉、金丙龙父子

资料来源：《普生堂汉药房，金昌铉》，《朝鲜日报》1937 年 8 月 28 日。

与在日朝鲜人经营的汉药房相呼应，在朝鲜境内，有不少汉药房为其提供药材。例如当时位于大邱南城町药令市中央地带的泰昌堂就是典型的例子。日后据泰昌堂主人申泰文的儿子申圣均①回忆，申泰文就经常向在日朝鲜人汉药房以邮寄的方式出售汉药材。② 可以说，以民族和民族健康产业为纽带，在日朝鲜人的汉药房和朝鲜半岛本土的汉药业形成了某种产业链的关系。

综上可知，日据时期虽然西方医药逐渐普及，但是朝鲜的汉药业却并未因此而衰落。汉药业作为和大部分朝鲜民众日常生活息息相关的产业，同时也是少数可由朝鲜人占据主导权的"民族产业"，在殖民当局大力扶植西方医学的政策环境下，依然焕发出了传统的强大生命力和积极应对时代变化的调适能力。

三　新旧观念交错下的民间汉药消费

在现代韩国，虽然韩医和西医两大医疗体系俨然并存，但是对于一般

---

① 申圣均，1921 年 3 月出生于大邱，20 世纪 40 年代就读于日本立命馆大学，曾被作为"学徒兵"征用。韩国解放后成为税务公务员。1964 年韩医资格考试合格后在大邱药令市开设申圣均韩医院。其两个儿子一个是韩药业师，一个是韩医。参见〔韩〕朴敬庸《传统医疗口述资料集成（Ⅰ）——大邱药令市元老韩医药业者 6 人的医药业与人生》，坡州：景仁文化社，2011，第 173～174 页。
② 〔韩〕朴敬庸：《传统医疗口述资料集成（Ⅰ）——大邱药令市元老韩医药业者 6 人的医药业与人生》，坡州：景仁文化社，2011，第 179 页。

人,尤其是年轻人来说,韩医似乎被看作日薄西山的医疗方式。本文并不试图对此现象形成的原因展开分析,只是意在指出,这种现实甚至往往让很多研究近现代史的年轻学人对日据时期的医疗状况难以进行客观的判断和感知。事实上,已有研究从宏观的层面指出,日据时期的朝鲜社会,尤其是农村,并没有被纳入西式医疗体系,而是被放逐在近代西方医学施惠的场域之外。在朝鲜,汉医学虽然由于殖民当局的打压而趋于衰落,但依然是大部分朝鲜人维系生命健康的最重要的手段之一。[1] 作为汉医学的药物治疗的核心——汉药,也自然是朝鲜人日常生活中不可或缺的存在。不过,对于民众来说,选择医疗方式的唯一目的是治疗和预防疾病。在具体的医疗实践中,与其说民众对于某种医疗方式具有一贯的忠诚,毋宁说他们是在具体的时空条件下在各种医疗方式中做出了动态选择。这一医疗方式选择的过程承载了民众应对疾病的能动表现,也是殖民地时期医疗领域新旧观念交错、嬗变的具体呈现。可以说,汉药的消费正是在这一过程中凝聚和折射了殖民地时期朝鲜社会传统与近代之间的张力。

不得不承认的是,20世纪10年代前后,朝鲜人对于西洋医药的态度逐渐从恐惧和敌视转向接纳和认可。例如,毕业于千叶医学专门学校、后于1912年在京城安国町开设外观豪华的"德济病院"的元德常日后回忆说:开院之时,人们愿意来医院观赏像演戏一样使用听诊器、体温计的场景,但不会为了治病而来,并认为服用洋药就是送死,西医就是阎罗王的代理人。[2] 这种对于西方医学的陌生和恐惧之感没过多少年就发生了很大变化。例如,1916年5月12日《每日申报》的一则报道称:"近来西医和汉方并行,各人随其所好接受治疗。推崇西医的人,无论是内科、外科,都接受西医的治疗;推崇汉方的人,也是同样,专门接受汉方的治疗。所谓新旧参酌者,内科则汉方,外科则西医,有各种各样的看法,并不一

---

[1] 慎蒼健「覇道に抗する王道としての医学——1930年代朝鮮における東西医学論争から」『思想』1999年第905号、66~67頁;〔韩〕Lee Kon - mae:《一般人的汉医学认识与医药利用》,延世大学医学史研究所编《汉医学患上了"殖民地":殖民地时期汉医学的近代化研究》,首尔:Acanet,2008,第143页。

[2] 《从神农遗业到半岛生保界的功劳者》,《每日新报》1940年7月2日。

定。"可见，人们开始摆脱对西医的恐惧，并在医疗方式的偏好上出现了分化。

不仅如此，不少人因为无法判定东西医的优劣而陷入了困惑。例如，1918年9月，时任《中外医药申报》主笔的崔瑗植就曾表示："最近医药界颇为复杂，有西医、汉医、洋药、汉药等，因此，何者更好，令患者踌躇彷徨不已。"1924年5月4日，《朝鲜日报》的一则报道也称："近来，西洋医学输入后，到底接受哪一方的治疗更好，在全国尚未得出一个确定的结论。"① 一个很明显的例子就是当时在《东亚日报》的读者来信栏目中，经常会有关于到底应该如何在汉药和洋药之间进行选择的提问。比如，有妇女因为头胎难产而导致身体虚弱、月经紊乱，从而来信咨询为了再次怀孕应该服用洋药还是汉药；也有读者声称自己身体虚弱，希望告知服用洋药补药和汉药补药何者更好。② 诸如此类，不一而足。这种在东西医药两者之间难以抉择的现象本身，反映了当时西洋医药已经开始逐步进入朝鲜人的日常生活。

不过，这并非意味着东西医药两者势必呈现你进我退或非此即彼的状态。首先，上文业已指出，当时医师、药剂师集中分布于城市地区，这在很大程度上限制了西洋医药利用的可能。其次，高价的西洋医药让大部分朝鲜人望而却步。很多情况下，患者先尝试服用成药、汉药或其他民间疗法，这些方法都失败之后不得已才会寻求医师的帮助。③ 但是，即便他们前往医院，也很有可能会因贫穷而被拒之门外。例如，作家张赫宙在其1933~1934年发表的长篇小说《彩虹》中就描述了如下的场面：

> （京城）医师徐永焕听到楼下的药剂师说有患者来了，就十分高兴地跑下去，谁知却是一位由三个农夫用松树枝条制作的简易担架从地方山沟抬来的50岁左右的老人。徐永焕敷衍地问了一下老人的症

---

① 《卫生会议与汉方医》，《朝鲜日报》1924年5月4日。
② 《家庭顾问》，《东亚日报》1926年9月24日；《卫生顾问》，《东亚日报》1929年11月1日；《纸上病院》，《东亚日报》1930年9月16日。
③ 《请找专家，生病的时候找医生》，《东亚日报》1927年8月20日。

状,就问:"带钱来了吗?"老人一边示意他的儿子掏出口袋里的钱,一边说:"乡下人哪有那么多钱。这里大概五圆多,就按照这么多钱看着给治吧。"徐永焕忍不住笑了,回答道:"我说,您的病那么严重,不是五圆十圆就能治好的。而且要住院治疗,一两个月都不知道是否能好。所以,还是回家服用汉药治疗吧。""没钱就不能给我治吗?唉,我从大邱上来,在来你家之前,已经去过5家医院,回答都是一样的。谁知道人心会如此险恶呢?"老人甩下此番话后便让人抬他离去了。①

这一时期,张赫宙的小说具有批判现实主义的特点。他在小说中描写的场景和当时医疗界的现实可谓基本吻合。自 20 世纪 20 年代起,对于西医的高昂药价和治疗费及其拜金主义现象的批判就一直是舆论的焦点话题。②这在上述场景中得到了集中体现。在医师徐永焕看来,没钱的患者就只配服用汉药治疗。东西医药的选择和利用似乎被自然地和财富、阶层、身份等挂上了钩。

不过,朝鲜人选择服用汉药绝非仅仅出自经济原因。我们不能对日据时期西洋医药的发展水平做过高的估计。实际上,当时西洋医药在治疗很多疾病上都显得捉襟见肘。例如,1918 年秋西班牙大流感侵入朝鲜,造成 1700 万朝鲜人中 750 余万人感染,而死亡率达到 0.82%。③ 较之于西医的束手无策,医生所使用的败毒散、冲和汤、解肌汤、麻黄汤等传统汉药处方却收到了良好的效果,甚至连在朝鲜的日本人和医师也都服用上述汉药。④ 再比如,对于当时流行的慢性传染疾病肺结核,西医也没有行之有效的疗法,所以在肺结核防治上,汉药和洋药呈现了相互争竞的关

---

① 《彩虹》,《东亚日报》1934 年 2 月 9 日。
② 《唯独药价腾贵》,《每日申报》1921 年 5 月 28 日;《医药业者的暴利》,《东亚日报》1924 年 3 月 28 日;《纸上特别公开,暴利大取缔(第一回),药价与治疗费》,《别乾坤》第 32 号,1930 年 9 月。
③ 〔韩〕金择中:《1918 年流感与朝鲜总督府的防疫政策》,《人文论丛》2017 年第 74 卷第 1 号,第 163 页。
④ 《世界的流行感冒》,1918 年 10 月 23 日,《续阴晴史卷十七》,韩国史 Database;《流行感冒的经过与汉医生的成绩》,《半岛时论》第 3 卷第 1 号,1919 年 1 月,第 58 页。

系。[1] 例如 1935 年 2 月，《东洋医药》上刊登了一位名叫李顺泳（职业可能为普通的作家或记者）的求医记录：

> 我于 1934 年 2 月 19 日在某道立医院内科诊疗室被查出患有肺结核。此后在道立医院接受了 40 天的治疗，却也没有什么效果。爷爷一开始就劝我服用汉药，但我自从高等普通学校（相当于中学）毕业后，就开始轻蔑汉药，所以总是不听。但是现在没有办法，所以于 4 月 3 日前去拜访了祖父介绍的医生。我一见到医生就把自己在道立医院的诊察结果、治疗经过和效果告诉了医生。谁知医生看了许久后回答道："不对，肺结核是他们（医师）所发明的名字。你是阳气不足，服用补阳气的药物后就会好。"我服用了这位医生开具的 40 帖药之后，身体竟奇迹般地痊愈了。[2]

主人公李顺泳并不是因为贫困而接受不起西医治疗，也并非因为对汉医抱有何种好感，而纯粹是因为西医无法治好他的肺结核，所以才抱着尝试的态度转投汉医和服用汉药。在经济条件许可的情况下，大部分的患者并不见得对西医或汉医抱有特定的忠诚，只是趋于选择对自身有效的方式而已。例如，在京畿道高阳郡开设清华医院的医师金殷善（京城医学专门学校毕业生）曾于 1930 年表示："朝鲜人目前正在汉药和新药之间徘徊。比如，他们接受了新医（即医师）的诊查，被告知 20 天之内可以治愈，但在听汉医说光凭几帖药就能完全治愈后，会马上改服汉药。服用汉药无效后，则又会跑到新医这边来。一会儿用这个药，一会儿用那个药，很多情况下，就是这样最后陷入不治之症的。"[3] 这种在东西医之间来回往复、徘徊的现象在文学作品中也不难见到。例如 1938 年李根荣创作的小说《第三奴隶》中的主人公许日就是一个典型例子。他在京城帝国大学附属医院

---

[1] 〔韩〕崔银曏:《日据时期朝鲜社会结核流行与应对研究》，博士学位论文，首尔大学，2011，第 187~188 页。
[2] 〔韩〕李顺泳:《肺结核与汉方药——作为素人的告白》，《东洋医药》第 2 号，1935 年 2 月，第 65~69 页。
[3] 《杂志移动座谈会，谐谑中的实情》，《别乾坤》第 28 号，1930 年 5 月，第 89 页。

(即朝鲜总督府医院）被诊断为肺病后，认为在内科疾病方面汉药胜过洋药，所以回家服用价格高昂的汉药补药。之后随着病情不断恶化，又选择了住院接受西医治疗。①

在一些情况下，患者也会选择东西医两种医疗方式并行。例如，天道教第三代教主孙秉熙在其人生最后阶段的治病经历就是一个代表性的例子。孙秉熙因在1919年作为33位民族代表之一主导了"三一运动"，而被殖民当局逮捕入狱。1920年10月，他因为重病而保外就医，在位于东大门外的别墅赏春园养病。当时他身患动脉硬化、糖尿病、肋膜炎等多种疾病，担任其主治医师的是天道教附属医院的院长朴宗桓医师。② 但是，与此同时，他又请了医生朴灿洙采用汉药为其治疗。不仅如此，他还一度服用咸兴的著名医生金弘济调配的汉药。正因为如此，1922年5月孙秉熙因治疗无效病逝时，主治医师朴宗桓才得以将所有的责任都推给了医生朴灿洙。③

其实，在一般家庭，不仅是东西医，还往往存在民间疗法、巫术等多种医疗方式混用或竞争的情形。例如，1927年3月23日，《东亚日报》上一篇题为《让我们新女性摆脱迷信吧》的报道就颇为生动地描绘了当时朝鲜民间家庭治病的常态："现在让我们来看一下旧式家庭的情况吧。家中如果有人生病，药物的话是洋药和汉药并用。与此同时，前门请进盲人，④后门迎来女巫。这绝对是其他国家难以见到的奇特的现象。"⑤

此外，整个日据时期，虽然西洋医药的整体势力和影响范围不断扩大，但是汉医药在医疗市场上所占的份额并没有直线下降，反而在一些时期呈现了兴盛的局面。第一个时期是一战前后。当时由于战争造成进口的西药成品和制药原料缺乏且价格高昂，日本内务省提出药品的国产化，并

---

① 《第三奴隶（82）》，《东亚日报》1938年6月10日。
② 《天道教医院设立》，《每日申报》1913年3月28日。
③ 《在警官的严重监视下，近日孙秉熙的病势》，《东亚日报》1921年2月28日；《孙秉熙氏危笃》，《东亚日报》1922年5月17日；《孙秉熙先生的长逝》，《独立新闻》1922年5月27日。
④ 当时朝鲜有请盲人"读经"驱病祈福的民间习俗。
⑤ 《让我们新女性摆脱迷信吧》，《东亚日报》1927年3月23日。

开始关注国内的药用植物，致力于药材的栽培、实验和研究。① 受其影响，朝鲜的汉药市场也一度迎来了春天。

第二个时期是20世纪20年代中期以后。这一时期日本国内的汉方医界再度掀起了汉方医学复兴运动，而以东京帝国大学药学部教授朝比奈泰彦为代表的西医药界部分人士也有感于化学性药物和单味药的局限，而力倡汉药及其处方的价值。② 而在同一时期，日本在朝鲜设立的京城帝国大学也将汉药的研究作为学校重点发展的方向。③ 虽然这一时期京城帝国大学的汉药研究最终是为了以化学的方法从汉药材中提取有效成分，从而推动新药开发，但是无疑在很大程度上提升了社会对于汉药的关注及其声价。不仅如此，1933年，朝鲜总督府为了缓解世界经济危机对农村造成的冲击，还在朝鲜上下掀起了"药草栽培奖励运动"。④ 当时舆论不乏"汉药时代""药草黄金时代"等说法，不免让人在西医东渐多年之后有时代重新流转之感。⑤ 而1937年随着中国抗日战争全面爆发，不仅是从西方进口的西药，从中国输入的唐材也大幅减少，朝鲜社会对于自产汉药的依赖自然进一步加深。总之，纵观整个殖民地时期，可以肯定地说，汉药都没有因为西药的引入而被边缘化或遭受巨大的冲击。

以上主要是从宏观的层面对日据时期朝鲜医疗市场中汉药消费的状况做了概括性分析。最后，笔者试图通过分析两个人物的日记，以更加微观的角度管窥当时朝鲜社会汉药消费与医疗生活的图景。

先让我们来看一下云养金允植（1835~1922）的故事。这位叱咤朝鲜末期政坛的稳健开化派高官、学者，在其日记《续阴晴史》（1887~1921）

---

① 「藥草の試植，研究内務省が新しい試み，大戰で藥品杜絶が動機になる」『樺太日日新聞』1918年1月20日。日本内务省当时委托东京帝国大学、农商务省的农事试验场等开展药草栽培，并推动国立药草园的建立，以期实现药品的自给自足（《国立药草园的设置》，《鸡林医事卫生》第2号，1921年2月，第73页）。
② 潘桂娟、樊正伦编著《日本汉方医学》，北京：中国中医药出版社，1994，第303~304页。
③ 〔日〕服部宇之吉：《朝鮮帝大の特色，漢藥と東洋語と朝鮮との研究が權威である》，《朝鮮新聞》1924年3月1日；《在京城大学特设药草园，服部城大总长谈》，《每日申报》1926年11月10日。
④ 《自力更生に拍車をかける藥草栽培》，《朝鮮》第215号，1935年4月，第160页。
⑤ 《汉药时代到来》，《东亚日报》1933年2月18日；《藥草黃金時代，内地製藥業者から注文殺到，漢藥業者相好を崩す》，《大阪朝日新聞（朝鮮版）》1933年6月28日。

中留下了不少关于医疗的记录。由于金允植在朝鲜末期主要活跃于外交领域，而且位高权重，所以，虽然他在19世纪80年代末已年过半百，但是相比一般人，有更多机会接触和了解西方医药。金允植在1891年前后就已经常服用金鸡纳霜治疗疟疾。当时因为他被流放到沔川（现忠清南道唐津市沔川面），"久服南州水土，年年患虐"，所以金鸡纳霜成了常用药，他甚至可以辨别出商贩兜售的哪些金鸡纳霜是赝品。① 不仅如此，1895年他重返汉城后，还开始接受西医的治疗。比如1895年农历二月初二，金允植因为天气严寒而连日咳嗽痰多，在服用汉药没有明显好转的情况下，英国医师布尔德来为他诊疗，"赠洋药水二瓶，一则止咳，一则补气云"。②

到了20世纪，金允植对于西方医学有了更进一步的了解和感知。1908年4月16日，他亲自体验了济众院院长、美国人鱼丕信博士为他进行舌头开刀治疗时所施行的麻醉术。虽然他称此次麻醉"蒙昏之毒太过，头部尚苦痛，喉咙浮塞，饮食不下咽，其苦不可言"，但对其来说无疑是一次难忘的经历。③ 不过，还有比麻醉更为刺激的体验。1908年4月，他的儿子参书"久咳之余，血痰寒热，胃却不能食，肥瘦骨立，成劳瘵之证"，金允植认为"非俗医可治"，因此邀请毕业于东京慈惠医学专门学校、首位获得日本医师执照的朝鲜人——安商浩来为其子看病。安商浩对参书进行了痰液检查，并以显微镜观察。金允植记载道："见痰中有红色细虫五六个，即所谓微菌也。医言此病，名肺结核。"④ 虽然最后西医也不能治好参书的病，但是通过此次经历，金允植对基于细菌学说的近代西方医学有了切身的体会。此外，在1908年3月（时年74岁），当下排牙齿掉落所剩无几后，金允植还曾先后前往日本人开的"野津齿医所"（明洞）和美国人开的齿医馆（尚洞）镶铸假牙。虽然韩日合并之前，金允植已是年逾古稀的老人，但是作为秉持"东道西器"理念的稳健开化派的核心人物，可以说他对于西方医学保持了相当开放的心态。

---

① 《续阴晴史（上）》卷六，高宗二十九年壬辰五月初七、初九日，韩国史Database。
② 《续阴晴史（上）》卷七，高宗三十二年乙未二月二十九日，韩国史Database。
③ 《续阴晴史（下）》卷十三，隆熙二年四月十六日，韩国史Database。
④ 《续阴晴史（下）》卷十三，隆熙二年四月二十二日，韩国史Database。

韩日合并后，金允植被日本殖民当局授予子爵的称号，虽然没有政治实权，却也得以尽享荣华富贵。因此，比起一般人，金允植及其家人所能利用的医疗资源无疑也是更为丰富的。根据其日记，为他和他的家人诊脉开方的不乏当时来自各地的著名汉医，比如庆源的蔡应禄，昌原的李显宰，京城的赵炳瑾、徐丙孝、金性璜等。同时，金允植手头也掌握了当时朝鲜顶尖的西医资源。他不仅和上述的美国医师鱼丕信、朝鲜医师安商浩等保持了良好关系，而且朝鲜总督府的军医佐藤恒丸等也会奉总督之命上门来为其看病。可以说，当时一般朝鲜人所面临的看病难的问题，在金允植那里是根本不存在的。换言之，从医疗资源的可及性来说，东西医药对于金允植并无差别。

但是，直到20世纪20年代初金允植去世，他和他的家人在医疗保健上却一直是以汉医药为主。无论是内外科疾病，金允植及其家人总是先选择经医生诊察后服用汉药的方法，尝试过多种处方无效后，才会在别人的劝说下改投西医。比如，1921年12月，金允植感觉胃气阻滞，当时与其私交甚笃、经常出入家中为其诊察的医生金性璜判断为"感热未退，须用败毒剂"，所以给他开具了加味正气汤三帖。金允植服用几天后病情没有起色，诸亲友纷纷推荐其他良医，但是他依然愿意和金性璜讨论更换处方。后来才邀请了西医金容彩，金容彩诊断病情为"肋膜炎"，声称要施行穿刺抽液并配以药物治疗。金允植认为"言似有理"，遂决定予以尝试。[①] 纵观金允植一生接触西医的经历，并不见得他对其有何种偏见，而且较之于常人，他对于西洋医药的体验也颇为深刻。但有趣的是，如上所述，金允植终其一生，不到万不得已还是不愿放弃汉医药的疗法。

和生活在京城的金允植不同，以下则是庆尚南道密阳郡（现为密阳市）府北面退老里的退修斋李炳鲲（1882~1948）的事例。李炳鲲的家族属于著名的骊州（位于京畿道）李氏的分支，在当地作为传统的地主家庭，具有丰厚的财力。但是，与此同时，这一家族自朝鲜末期起就开

---

① 《续阴晴史（下）》卷十八，辛酉西纪1921年，十二月二十九日、三十一日，韩国史Database。

始积极吸收近代新学，于1907年创办了华山义塾，邀请日本教师向族中子弟教授新学。这样的家庭氛围也极大影响了李炳鲲。李炳鲲早年接受儒学教育，尤其精通礼学。但他在坚守传统学问的同时，也十分重视吸收近代文明。他虽然偏居一隅，但也曾在数次前往京城、釜山、大邱等地的过程中亲眼看到了新式文明，而且平素通过订购或借阅《每日申报》《东亚日报》等报纸，密切关注时事新闻。不仅本人如此，李炳鲲还送家中的子弟到京城去学习新知识，并和族人一道在乡里设立了私立普通学校——正进学校（1921）这一近代教育机构，同时多年担任该校校长一职。可以说，他是当时岭南地区儒学界人士中罕见的新旧学问兼收并蓄的人物。[1]

李炳鲲在医药方面具有广博的知识，保留了很强的儒医传统。作为坚守传统儒家伦理的知识分子，他十分看重能否以自身的医药知识解决父母的病痛，以尽人子之孝道。从现实来说，在偏僻的农村，医疗资源的利用受到诸多限制，因此，了解医药知识也是一种出自求生的本能。他的家中备有《东医宝鉴》《方药合编》等朝鲜的代表性医书，这是他获取医药知识的重要来源。[2] 不仅如此，李炳鲲的堂兄李炳瑗设有一家药房，这在为李炳鲲一家求医问药提供便利的同时，也让他的医药知识能够随时在切磋交流中得到验证和提升。[3]

从李炳鲲的日记（1906~1945）来看，家人或自己有病时，他经常会前往位于2公里以外的月山里的金和善、金童寿、金钟采的药局寻方买药。如果药方无效，则会奔赴距离8公里之外的密阳邑，甚至更远的地方寻求医生的帮助。比如，1911年5月，李炳鲲的母亲患病，他首先于8日前往金和善药局买药。由于母亲的病情没有好转，他又于13日前往60多公里之外的大邱试图邀请张斗焕前来诊治，但不幸没有碰到。此后，李炳鲲又分别于5月25日和6月2日两次邀请距离50公里之外的昌原郡的金显灿

---

[1]《退修斋日记（上）》，果川：国史编纂委员会，2007，第13页。
[2]《退修斋日记（下）》卷十五，1945年五月十四日，果川：国史编纂委员会，2007，第278~279页。
[3]《退修斋日记（上）》，果川：国史编纂委员会，2007，第21页。

前来为母亲诊病。① 除此之外，他还曾多次邀请位于 70 公里之外的釜山的李春海前来为自己或家人诊病开方，或亲自前往釜山拜访，求医网络堪称广阔。② 不过，1905 年途经大邱、密阳、釜山的京釜线铁路已经开通，这多少给他的异地求医带来了一定便利。

虽然李炳鲲也会经常从汉药房买药，但很多情况下，他还是会选择直接从大邱药令市订购药材。不仅如此，他还亲自炮制购买的药材，甚至研磨、加工成丸药。比如，1927 年 3 月 12 日，他正在家中捣药时，族叔福汝因为其长子罹患风疾，手持名为"保命丹"的药方前来求助。李炳鲲"见其药材，多难求者，又其依法调制颇不易，因谓之曰：'叔既无亲信医生，可任其制药，则不如以方文留此，委我求材而合制也。'"主动帮他从大邱邮递买来药材，并和族人一起将药材烘干、捣碎，尽心调制。③ 李炳鲲不通过药房或医生而亲自购买、炮制、调配药材的原因，很可能正如"无亲信医生，可任其制药"一句所暗示的，他并不认为汉药种商或医生会诚实调配药方。这种从市场或药房订购材料、自己在家炮制或加工药材的现象，在当时的一般家庭并不鲜见。

不过，笔者在上文已经指出，李炳鲲对于西方近代文明抱有积极开放的心态，所以他也并没有排斥西洋医药。例如，早在 1910 年 3 月，其子兴龙患病而久治不愈时，他听说"安商浩方设诊察（所）于京城，以外国医学治人之病，颇有奇验"，就不顾"车路千里"，生发了"往问小儿之病"的决心，为此写信给安商浩的朋友安根晦询问安商浩的医术如何。④ 由此可见，此时他已经对西医开始抱有尝试的心态。不过此后李炳鲲及其家人除了偶尔服用所谓的"日本药"（应为成药），以及 1929 年和 1931 年，李炳鲲因为面癣、脚疾等病和要补牙数次前往位于密阳邑的日本人医院

---

① 《退修斋日记（上）》卷五，1911 年五月八日—六月二日，果川：国史编纂委员会，2007，第 172~176 页。
② 《退修斋日记（上）》卷六，1907 年十二月初四日；卷九，1927 年八月二十日—八月二十四日，果川：国史编纂委员会，2007，第 423~424 页。
③ 《退修斋日记（上）》卷九，1927 年三月十二日，果川：国史编纂委员会，2007，第 382 页。
④ 《退修斋日记（上）》卷三，1910 年二月十八日，果川：国史编纂委员会，2007，第 382 页。

外,① 很少有关于寻求西洋医药治病的记录。从医疗资源的可及性来说,李炳鲲显然难以和生活于京城的高官金允植相比。但是如果考虑到李炳鲲有财力前往路途颇远的大邱、昌原、釜山等地求医问药或邀请这些地方的医生上门诊察这一事实的话,我们不难推测,如果有意愿,李炳鲲一家利用西洋医药也并非难事。况且相比金允植,李炳鲲出生几乎晚了半个世纪。

金允植和李炳鲲当然无法代表日据时期所有的朝鲜人,但是笔者以为,两人的经历却也足以从一个侧面反映殖民地朝鲜社会新旧医疗交替下的医疗实践图景。不同于生活在贫困线以下或与西方医药遥不可及的劳苦大众,对于在经济、地理条件上西洋医药的可及性并不成问题的金允植和李炳鲲来说,他们的日常医疗生活依然以汉医药为主。生病服用汉药成为首先且主要的选择,而西洋医药只是点缀或补充而已。笔者认为,这一则是因为传统的惯性,二则是因为当时依靠汉医药无法治疗的疾病,西洋医药也并不一定就见得有效。换言之,西洋医药还远没有普及或强大到能够打破汉医药所主导的日常的医疗世界。

结　语

就法令、制度、公共卫生、医学教育、医院、医务从业人员等方面而言,日据时期无疑是近代西方医学在朝鲜生根发芽的关键时期。但是,这是否就必然意味着朝鲜传统的汉医学的衰落和凋零呢?如果只限于从"医生"的角度来看,我们无法否认在殖民当局从法定地位、从业执照颁发、教育等多个方面对医生进行限制的政策背景下,汉医学的确陷入了深刻的危机。但是,如若我们将视野放大,将汉药业也同时纳入考虑范围,并从医疗消费的角度走近当时的历史场景,我们就不免要反思:既往对于殖民地近代医疗的想象是否过多投射了当今韩国医疗界现实的影子呢?

---

① 《退修斋日记(上)》卷十,1929年正月十八日、四月十四日、六月一日;卷十一,1931年十月二十三日,果川:国史编纂委员会,2007,第494、521、535、732页。

在殖民地朝鲜，无论是在医药行业，抑或在民众日常的生活世界，东西医学的交替都并没有那么剧烈，西方医学也没有根本性地改变朝鲜社会的医疗消费状况。不管城市农村，西方医药都已或多或少地进入人们的视野，但是，对于绝大部分的朝鲜人来说，在他们的日常医疗实践中，西方医药都只是汉医药的补充，而不是反之。即便对于在经济、地理条件上利用西方医药资源不存在任何障碍的中上层来说也并不例外。这也正是维系殖民地时期朝鲜汉药业不至衰落的最根本原因。由此来看，我们有必要重估汉医学在日据时期医学史书写和医学现代化叙事中的分量，并需对传统医学的传承与变化，以及东西医学的互动投以更多的关注。

学术书评

鼠疫，改变帝国医学的霸权[*]

——辛圭焕著《鼠疫帝国的诞生》

〔韩〕俞莲实[**]

【摘要】 辛圭焕的《鼠疫帝国的诞生》一书，以19~20世纪中国香港、中国台湾、中国东北、日本及朝鲜的第三次鼠疫大流行为切入点，详细探究了西方列强及东亚各国为掌握医学主导权如何构建医学知识体系，而这些知识在国家建设和构建防疫体系方面又产生了何种影响，并剖析了帝国医学作用于殖民统治地区的过程中所产生的混种性以及空间重构的问题。

【关键词】 辛圭焕 鼠疫 帝国医学 东亚 卫生混种性

一 新冠疫情时期研究传染病的意义

人类的历史可以说是一部同疾病共同发展的历史，很多传染病都曾对人类造成威胁。公元前430年，雅典瘟疫（Plague of Athens）暴发，导致四分之一的军人及民众死亡。其后541~750年，查士丁尼瘟疫（Plague of Justinian）的暴发加速了拜占庭帝国的灭亡。到了14世纪，黑死病的出现导致中世纪欧洲2亿人，即多达三分之一的人口死亡。此后，19世纪法国微生物学家路易斯·巴斯德（Louis Pasteur，1822-1895）和德国细菌学家

---

[*] 原文刊载信息:유연실「페스트, 제국의학의 헤게모니를 바꾸다-신규환 저, 『페스트 제국의 탄생』(역사공간, 2020)」『大丘史學』5、2020、225~239 쪽。

[**] 俞莲实，韩国木浦大学历史学系助理教授。

罗伯特·科赫（Robert Koch，1843－1895）通过科学的方法揭开了细菌的面纱，近代国家也随之建立了以检疫、隔离、消毒、接种疫苗为中心的近代卫生体系。然而，在1918年西班牙大流感中仍有5000万人死亡，在1968年香港流感中亦有100万人死亡。即便到了21世纪，每隔5～6年仍会出现一次新型传染病，如2003年的SARS、2009年的甲型H1N1流感、2015年的中东呼吸综合征及2020年的新型冠状病毒感染等。由此可知，人类渴望通过发展科技征服传染病，仍是遥不可及的梦想。

1958年，诺贝尔生物学或医学奖获得者乔舒亚·莱德伯格（Joshua Lederberg，1925－2008）曾警告称，"只有病毒，才是同人类争夺地球统治权的唯一竞争者"。而2020年暴发的新冠疫情也向我们发出了同样的警告。最重要的是，新冠疫情还向我们抛出了一个全新的课题：为防止全球性传染病的发生，构建全球防疫体系，各国应当加强医学知识交流及国际合作。面对这场世界级传染病的威胁，韩国基于快速的应对措施，开放、透明、民主的应对原则，3T（Test－Trace－Treat）战略以及市民主义，构建了"K－防疫"模式。20世纪初沦为殖民地的朝鲜，在日本帝国医学的体系下，将西方视为近代模范，并急于模仿西方的卫生体系。到了2020年，随着"K－防疫"闻名全球，韩国找到了新的替代方案。然而，在为"K－防疫"自豪之前，韩国需要反省、思考韩国防疫模式是在何种历史脉络中构建形成的。从某种层面来说"K－防疫"是成功的，然而其背后有着怎样的阴影，例如韩国社会针对病毒传播者的"标签"化行为和"嫌恶"情绪、差别对待社会弱势群体、监视及管制病毒感染者、侵犯人权等现象，这一系列乱象与近代国家构建"想象的共同体"，随之导致差别对待和抵触排斥的方式十分相似。

《鼠疫帝国的诞生》一书对于帝国医学体系下形成的近代卫生体系进行了深刻的省思，从这一点来看本书意义深远。本书以19～20世纪发生于中国香港、中国台湾、中国东北、日本及朝鲜的第三次鼠疫大流行为切入点，详细探究了西方列强及东亚各国为掌握医学主导权如何构建医学知识体系，而这些知识在国家建设和构建防疫体系方面又产生了何种影响。更重要的是，本书从多个层面分析了西方列强及东亚各国以知识为媒介，为扩张帝国、维护主权所付出的努力,以及围绕着医学主导权所产生的矛盾及其之间的合作,从这一点来看本书对于当下具有很大的启发意义。如今,由于新冠疫情大流行,全世界都陷入了混乱之中,部分国家为争夺医学上的霸权相继展开竞争,而同时为构建跨越国界的防疫模式,各国也在摸索相互的联系与合作方式。由此来看,目前的状况与第三次鼠疫大流行时的情况确有相似之处。东亚各国在19~20世纪帝国医学的基础上,构建了防疫行政体系,《鼠疫帝国的诞生》一书从历史的角度探究了这一实现历程,具有十分重要的意义。此外本书也是韩国首部分析关于鼠疫的医学知识与帝国权力之间关系的书籍。接下来,本文将简略介绍《鼠疫帝国的诞生》一书的内容,并试就该书的意义及其局限性展开分析。

二 本书的构成及内容

《鼠疫帝国的诞生》分为两部,第一部为中国香港鼠疫与东亚,第二部为东北鼠疫与帝国医学。全书共分为八章,按照时间顺序叙述了历史上发生的多次鼠疫事件,分别是1894年香港鼠疫、1896~1897年台湾鼠疫、1899年日本鼠疫、1910~1911年第一次东北肺鼠疫以及1920~1921年第二次东北肺鼠疫。从地域来看,第一章及第二章关于中国香港,第三、五、七章关于中国东北,第四章关于中国台湾和日本,第六章和第八章的讨论对象则是朝鲜。从时间上来看,本书所涵盖的时间跨度为19世纪90年代至20世纪20年代;而从地理上来看,覆盖中国香港、中国台湾、中国东北、日本、朝鲜等东亚地区。各章概要如下。

1. 第一章:1894年香港鼠疫的流行及细菌说

第一章主要分析了1894年香港鼠疫的流行对鼠疫的历史、香港近代史、东亚医学史所带来的转折性意义。本次鼠疫最初在中国云南地区暴发,并于1894年传播至中国香港,而后对中国台湾、印度、日本、美国及澳大利亚也产生了一定影响,导致了第三次肺炎大流行的发生。然而以此次香港鼠疫为契机,法国细菌学家亚历山大·耶尔森(Alexandre Yersin,1863-1943)与日本细菌学家北里柴三郎(1853~1931)发现了鼠疫杆菌，并且开始基于细菌学构建近代防疫行政体系。换言之，在此之前的卫生行政体系以奥斯伯特·查德威克（Osbert Chadwick，1844 – 1913）的公共保健法和瘴气说为基础，以环境卫生改善和强制隔离为主要措施。而在香港鼠疫发生之后，卫生行政体系的重点转为细菌检测和疫苗研发。1901年11月威廉·亨特（William Hunter）被派遣到香港之后，香港的细菌学研究开始步入正轨，尸检与显微镜检查形成制度化，同时还成立了细菌学研究所。此后，以细菌学为理论基础的疾病检查、疾病分类逐渐受到重视，医院内也诞生了细菌实验室与隔离病房等新的空间。

2. 第二章：香港鼠疫与东华医院

本书第二章考察了1894年鼠疫流行之后，东华医院作为香港具有代表性的中医医院，其内部空间是如何得到重塑的。作者以东华医院为例，主要探讨了在引入细菌学、重构近代医学空间的过程中，民间社会的医疗空间是如何对抗近代医学并形成二者关系裂痕的。在此基础上，本书主张，传统医学在接受西方医学知识的过程中，并没有回归过去抑或倒退，而是呈现出以民众文化视角对近代医学元素进行重新解释的"卫生混种性"。例如，1894年由于鼠疫东华医院开始正式引入西方医学，但细菌学和实验医学对于1903年医院空间的设置并未产生显著影响。其部分原因是，比起细菌学说，19世纪香港保健机构的官员更加相信基于环境说的医学知识。此外，还因为东华医院采取中西医共存的"折中"方式，以此实现近代医学的空间化。

3. 第三章：传统疾病观的变化及中国社会的对应

本书第三章分析了19世纪90年代随着以细菌学为中心的西方医学疾病观传至中国，伤寒论、温病学等中国传统疾病观产生的变化，以及中国社会应对鼠疫的方式。中医学鼠疫知识的系谱可以整理为：吴宣崇的《治鼠疫法》（1891）→罗汝兰的《鼠疫汇编》（1897）→郑肖岩的《鼠疫约编》（1902）→余伯陶的《鼠疫抉微》（1910）。中国南方地区的温病学者以地气说和天地之气说为理论基础，探究鼠疫的发病原因，并且通过活血解毒汤等寒性处方进行清热解毒。类似的南方地区的腺鼠疫知识不仅照搬用于治疗20世纪初的东北肺鼠疫，还通过新闻媒体扩散至民间。换言之，

20世纪东北肺鼠疫后，中国人的传统疾病观由此转变为超越气候变化和地区差异的普遍性的疾病观，这对细菌学说的接受和西式防疫行政体系的建设也产生了影响。

4. 第四章：19世纪90年代中国台湾及日本的鼠疫流行

第四章考察了后藤新平（1857～1929）和北里柴三郎是如何将帝国医学知识运用于日本及其殖民统治地区防疫一线的，以及医学知识的"生产－流通－实践体系"是如何分别在日本及其殖民统治地区运作的。1898年，后藤新平担任台湾总督府的民政长官，他采取尊重当地风俗及习惯的"旧惯温存"的方式，构建了"公医－警察－保甲"三位一体的卫生医疗体系。由于鼠疫细菌研究出现错误，北里柴三郎作为一名科学家的名声有所受损，但后来他派遣自己的弟子到台湾开展实地调查，由此扩展了鼠疫相关的帝国医学知识。此后，1899年北里柴三郎再次获得参与神户和大阪鼠疫防疫工作的机会。日本政府以神户和大阪鼠疫的流行为契机，对《传染病预防法》（1897年4月）的实效性进行评价，并对健康检查及卫生组合进行了制度化规范。

通过以上考察，作者提出了如下主张：第一，北里柴三郎在构建细菌学相关帝国医学知识体系方面发挥了重要的作用；第二，在帝国和殖民统治地区，形成了带有级差的"知识－法律·制度－实践"的体系；第三，医学知识虽然主要集中于帝国大学及传染病研究所，但是在知识的普及、传播方面，日本国内及其殖民统治地区存在较大差异，由此导致医生、警察、自治组织的地位也存在不同。

5. 第五章：第一次东北肺鼠疫流行及帝国主义的角逐

第五章整理了1910～1911年东北肺鼠疫之后防疫法规的制定过程，并以在东北防疫中发挥先驱作用的伍连德（1879～1960）的肺鼠疫理论在中国社会引发的反响为中心，探讨了新的医学知识与法制化实践之间存在的差距。尤其是本章还从多个角度分析了西方列强的帝国医学对东亚地区政治结构产生的影响、理论与现实的差距以及东北肺鼠疫防疫的实态。此外，作者认为，伍连德在1911年东北肺鼠疫防疫中所发挥的作用被过度英雄化了，他认为当时在清朝与帝国主义列强、地方与中央、官僚与民众、西医与中医的冲突中，伍连德所发挥的作用实际上是十分有限的。例如，伍连德虽然主张肺鼠疫的理论，但其医学知识并没有在近代防疫法规《防疫章程》（1911年4月2日）中体现，并且在实践中也有一定局限性。比如，《防疫章程》与地方当局的防疫法规都顾及中国社会的情感，并没有强制规定隔离与火葬。同时，由于地方政府与中央政府围绕财政方面的冲突，以及医官与地方官员因分工造成的矛盾，实际增加的卫生所需警力也很有限。即便如此，伍连德确立了肺鼠疫理论，强化了西医在中国的地位，在阻止帝国主义通过先进科学控制东北正当化方面也有一定的贡献。从某种意义上来说，西方医学知识也是帝国主义控制东亚地区的一种手段，但同时在防疫方面的确亦发挥了重要作用。

6. 第六章：鼠疫的流行与殖民地朝鲜的应对

第六章探讨了1910~1911年第一次中国东北肺鼠疫流行期间，日本帝国主义在朝鲜开展的防疫活动，以及这些活动对殖民统治的正当化所产生的影响。中国东北肺鼠疫发生后，日本帝国主义随即加强了新义州等主要边境及港口的检疫工作。但当时并不存在隔离医院，因此检疫工作难以发挥真正的作用。此外，日本帝国主义还开展了大规模的清除老鼠运动，然而其目的并不在于防鼠疫，而是想要以此宣传日本帝国主义的防疫成果，开展卫生教育活动。因此作者认为，"日本帝国主义试图通过鼠疫防疫使殖民变得正当化，而朝鲜人民也顺从了日本帝国主义的统治政策"（第217页）。作者认为，虽然日本帝国主义的防疫活动是错误的，但东北的肺鼠疫仍未传播到朝鲜，这是因为中国劳工在移动过程中并未经过朝鲜，这可谓是"意外的幸运"。

7. 第七章：第二次东北肺鼠疫的流行与防疫对策的转换

第七章主要聚焦哈尔滨城市空间的变化，综合考察了第二次东北肺鼠疫发生时期防疫行政及法规的变化。作者指出，第二次肺鼠疫的传染源并不是劳工，而是军人。并且由于俄国的影响力变小，哈尔滨空间结构发生了变化，这对于传染病的传播产生了很大影响。哈尔滨是东北北部地区的交通枢纽，人口集中，因此在东北防疫工作中占据极为重要的地位。在这一时期，哈尔滨被划分为俄国和中国管辖区域，但是1917年俄国十月革命后，俄国管辖区域的行政及司法都出现了空白，控制传染病的防疫行政体系崩溃，导致俄国死亡人数骤增。在这一权力空白的情况下，伍连德主导东北三省的防疫行政，采取限制通行、隔离、封锁城市的有效措施，成功阻止了肺鼠疫的扩散。并且最重要的是，第一次东北肺鼠疫之后制定的防疫措施仅仅依赖于清除老鼠，而第二次东北肺鼠疫流行后制定的防疫法令包含佩戴口罩、消毒、隔离、报警、医生诊断等新的防疫措施。由此可以得知，目前韩国社会所采取的传染病防疫措施是以第二次东北肺鼠疫为契机而得以普及的。

8. 第八章：20 世纪 20 年代肺鼠疫的流行和日本帝国主义的防疫行政

第八章考察了第一次东北肺鼠疫流行后的十年间日本帝国主义防疫行政的变化，以及第二次东北肺鼠疫流行对日本帝国主义防疫体系发展产生的影响。第一次东北肺鼠疫后，殖民地朝鲜制定了《传染病预防令》（1915 年 6 月）和《传染病预防令实施条例》（1915 年 7 月），防疫措施以隔离、清除老鼠为主，同时强化了卫生警察的作用。另外，防疫工作以地域为中心重新进行了调整，防疫自卫团等民间组织协助地方政府开展防疫行政工作。在第二次东北肺鼠疫暴发后，逐户检疫变得更为重要，人们对肺鼠疫的了解也更加深入，与此相应，为防止呼吸道感染，当局规定强制佩戴口罩，阻断与感染人员的接触。如此，第二次东北肺鼠疫后，防疫法令得到完善，东亚各地区形成了传染病信息系统，由此日本帝国主义得以推进更为强有力的防疫行政。日本帝国主义通过在殖民统治地区传播传染病防治经验及帝国医学知识，构建了以卫生警察和逐户检疫为基础的防疫行政体系，并将此运用到殖民统治中，以此确保殖民统治的正当性。

三 感想与建议

作者通过考察第三次鼠疫大流行时的防疫对策，探讨了日本的"帝国医学"体系在东亚的构建过程。关于"帝国医学"，作者做如是定义："帝国主义经营殖民统治地区时所援引的必要的治理术之一，包括医学知识和作为实践的卫生行政。"（第128页）作者认为，虽然学者饭岛涉的研究最先在帝国医学的形成这一脉络下，探讨了围绕鼠疫的东亚治理术与医疗，①但是该研究过于强调帝国医学与殖民统治地区医学关系的单向性，具有一定的局限性。较之于此，作者着眼于帝国医学在本国及殖民统治地区实践中呈现的复杂表现，不仅探讨了帝国与殖民统治地区在医疗上的级差，还剖析了帝国医学作用于后者的过程中所产生的混种性以及空间重构的问题，向读者呈现了更进一步的研究成果。这意味着，殖民统治地区的医学并非单纯地接受、践行帝国医学的产物，而是通过当地内部的多种流行病学关系及传统医学知识相互作用而形成的"折中型"医学。因此，关于东亚近代国家的建设，作者在其研究中重新探讨了帝国主义统治的属性以及殖民统治地区的主体性相关问题，并提出了重构殖民"近代性"意义的课题。

长期以来，作者都十分关注"近代东亚国家建设的过程中，医疗及卫生具体发挥了何种作用"这一问题。作者通过《国家、城市、卫生：1930年代北京市政府的卫生行政及国家医疗》（首尔：Acanet，2008）一书，还原了与欧美帝国先进医疗系统并肩的东亚"主体性"的国家卫生医疗体系的历史实态。如果说《国家、城市、卫生：1930年代北京市政府的卫生行政及国家医疗》一书基于中国的经验，那么《鼠疫帝国的诞生》的视野则扩大至包含中国的香港、东北、台湾，以及日本、朝鲜等在内的整个东亚地区。作者曾提出需要以东亚的视角看待医疗，摆脱现有的以西方为中心，或以本国历史为中心的视角。② 在《鼠疫帝国的诞生》一书中，作者以东亚视角探讨帝国医学。与其说帝国医学是科学的、近代的、固定的实体，作者更加想要突出它是在本国及殖民统治地区的历史实践过程中，通

---

① 〔日〕饭岛涉：《鼠疫与近代中国：卫生的制度化和社会变迁》，东京：研文出版，2000；〔日〕饭岛涉：《疟疾与帝国：殖民地医学与东亚的广域秩序》，东京：东京大学出版会，2005；〔日〕饭岛涉、永岛刚、市川智生编《卫生与近代：从鼠疫流行看东亚的统治、医疗、社会》，东京：法政大学出版局，2017。

② 〔韩〕辛圭焕：《疾病的社会史：东亚医学的再发现》，坡州：sallim 出版社，2006；〔韩〕辛圭焕：《东亚医学史的研究动向及展望》，《医史学》2010年第19卷第1期，第69~87页。

过异质性组合及相互作用而不断适应、变化的生命体。总之，作者超越国别史的畛域，在东亚整体的脉络下探索帝国医学和殖民统治地区医学的相关性及联动，以此创新性地提出了未来东亚医学应该发展的方向。

然而，本书也存在一些局限。第一，作者在书中所涉及的区域较为广泛，包括中国的香港、台湾、东北地区，以及日本和朝鲜，并且侧重于殖民统治地区如何通过卫生行政或法律将帝国医学制度化这一问题。举例而言，本书较为侧重帝国医学的具体"实践"相关问题，作者在叙述过程中难免有集中叙述宏观"制度化"之感。与之相反，本书并没有详细叙述细菌或者鼠疫相关医学知识如何改变人们对疾病、传染病的观念或认识，以及知识转换所具有的意义。此外，本书也缺乏叙述卫生行政的制度化对殖民统治地区的日常生活和民众的身体所产生的影响。既然卫生并未仅停留于制度层面，而是被用作一种统治手段，其目的在于控制殖民统治地区民众的日常生活及规训其身体，那么读者希望了解的是这一过程具体如何实现，民众又是如何对此加以抵制、进行反抗的。如此才能呈现疾病的制度史与日常、社会、文化相互重叠的丰富的面向，而这也正是包含作者在内的医疗史专业人士需要实现的目标。

第二，日本的帝国医学和西方医学的差异究竟是什么仍令人不解。作者虽然在书中简要谈及英国、日本、法国、俄国等国的帝国医学的竞争格局，却未论述西方医学与日本帝国医学的差异，以及在西方医学的范畴内日本帝国医学所处的地位及其发挥的作用。这不禁令人联想到，近代日本为了对抗西方的东方主义而创立了东洋学，但最终并未能够摆脱追从西方理论或西方知识的东亚挪用的范畴，两者似乎具有很大的相似性。虽然作者关注"帝国医学殖民实践的复杂面向"这一视角很有意义，但并未说明帝国医学建立了一个如何不同于西方医学的知识体系。事实上，英国在印度等殖民地积累了殖民统治经验，由此构建了"热带医学"这一独特的医学体系。然而日本帝国医学却没有在殖民经验的基础上，创立独特的医学知识体系。因此，如何评价日本帝国医学的意义及其地位仍是一个尚待解决的问题。

第三，本书并未体现殖民统治地区内部明显的帝国医学的关系、医学与卫生实践主体之间的关系及其竞争格局。尤其是俄国、日本、法国为争夺在中国东北地区的医学主导权，展开了多方面的竞争，然而书中与此相关的叙述较为简略。此外，关于1911年4月在东北举办的由11个国家参与的万国鼠疫研究会，本书也并未详细叙述参会的帝国主义国家围绕着鼠疫展开的争论，以及各国间存在的利益冲突。与此同时，围绕着主导帝国医学的多种主体，作者叙述了帝国医学知识的形成过程及卫生行政的实践过程，然而并未明确体现出这些主体之间的竞争关系。例如，并未对如下内容展开详细叙述：耶尔森（法国）和北里柴三郎（日本）在香港的竞争、伍连德（中国）和杰拉德·梅兹尼（法国）在东北的竞争、北里阀和东大阀在日本的对立等。通过对这些内容进行补充说明，或许能够清晰地体现各国试图掌握东亚医学主导权的意志及相互间的冲突。

第四，需要从比较史的角度探讨殖民统治地区医学之间的相似性及差异性。作者通过实证研究论述了中国的香港、台湾、东北以及朝鲜的殖民统治地区医学在帝国医学影响下的形成过程，并实证考察了各国的传统医学、地方政府、民间社会的关系。尤其是本书分析了在香港的卫生行政中，医学知识以细菌学为基础重新构建了制度层面的空间，对此传统医疗与民间医疗如何应对，并在这一过程中如何体现"卫生混种性"。在中国台湾和朝鲜，保甲制和防疫自卫团等民间组织很大程度上填补了卫生行政的空白。在中国东北虽然多种势力相互冲突，但在《鼠疫汇编》等中医典籍的基础上构建的鼠疫知识及中医院发挥了一定的作用。然而，截至目前，往往是从国别史的层面对此类殖民统治地区医学实践情况进行解读，因此有必要从比较史的视角对其进行综合分析，即需要探究在殖民统治地区医学内部的相关关系及关联性的基础上，揭示殖民统治地区医学内部的级差，分析其相似性及差异性。

第五，缺少对鼠疫与其他疾病或传染病之间差异的探讨。作者以鼠疫为中心，考察了帝国医学知识的构建，以及相关卫生行政实践的复杂形态。从第三次鼠疫大流行这一名称可知，鼠疫对东亚疾病史及卫生制度史产生了广泛的影响。但是正如作者在本书第八章所言，虽然通过鼠疫防疫，建立了基于细菌学的卫生行政体系，但这一体系在霍乱防疫中取得成效，反过来又推动了鼠疫防疫体系的重整与完善。这一点也可以通过作者《海港检疫与东亚：1919～20 年台湾与朝鲜的霍乱防疫》一文进行确认。①由此可见，需要对天花、霍乱、鼠疫、伤寒等对近代东亚卫生行政产生影响的各类传染病进行综合研究，从而全面探讨医学知识与卫生行政的混杂及变化。

第六，应注意东亚医学知识及卫生行政的近代性和特殊性。事实上，帝国主义不仅将医疗及卫生用作殖民统治手段，还宣扬医疗及卫生的公共性和近代性，以此强化殖民统治的正当性。因此，很多研究者探究帝国主义与医疗之间的关系，试图超越西方中心的近代性。例如，梁其姿探索传统与近代边界的模糊性，在传统与近代的连续性和继承关系中探索中国近代的特殊性。② 雷祥麟则在《非驴非马：医学与中国现代性之争》（Neither Donkey Nor Horse: Medicine in the Struggle over China's Modernity）一书中将中医视为混血、混种（Hydrid）的历史产物，主张"混种性"本身就象征着中国的"近代性"。③ 作者也主张，在帝国医学空间的重构中，体现了"卫生混种性"与"折中性"。然而，对此我们需要进一步追问问题的本质，即在东亚的近代性中，"卫生混种性"及"折中性"究竟意味着什么。最重要的是，我们需要保持警惕，不能让试图凸显东亚的差异性及特殊性的努力，演变为替东亚视角代言和辩护的行为。此外，在讨论东亚的"近代性"时，我们的确需要着重关注东亚，但同时也需要具有对"近代性"本身的省思，以及对于医学知识"科学性"的批判洞察。

当然，笔者提出的上述问题实质上在很大程度上源于对探索医疗史方法论及理论体系的思考。事实上，《鼠疫帝国的诞生》的作者可以称得上韩国学界中国近现代医疗史研究的先驱，笔者等后来的研究者都深受其研究成果的启发。并且对于历史学家来说，收集中国的香港、东北、

---

① 〔韩〕辛圭焕：《海港检疫与东亚：1919～20 年台湾与朝鲜的霍乱防疫》，《中国史研究》第 124 号，2020 年，第 18～217 页。
② 梁其姿：《医疗史与中国"现代性"问题》，《面对疾病》，北京：中国人民大学出版社，2012，第 96～124 页。
③ Hsiang-lin Lei, *Neither Donkey Nor Horse: Medicine in the Struggle over China's Modernity*, Chicago and London: University of Chicago Press, 2014.

台湾和朝鲜半岛等地的历史资料，综合分析英语、日语、汉语的文献并非易事。作者的刻苦和热情当为广大历史学人效仿。在此衷心祝愿作者致力于"整理东亚医学史"的坚定信念能够持续散发光芒，并期待未来医疗史研究人员的队伍不断壮大，能够有更多相互沟通和交流知识成果的机会。

（翻译：北京外国语大学亚洲学院韩语系硕士研究生李佳慧。审校：中山大学国际翻译学院朝鲜语系副教授黄永远）

《医药文化史》评介

甘　霖　陈　琦[*]

【摘要】《医药文化史》是一部通俗的医学史读物著作,全书共24章,涉及186个故事,以丰富多彩的史实,宏观纵向叙述了远古时期的巫医、古代东方的医学、古希腊的医学、中世纪的医学和近代医学的发展。此外,按照医学专科类别,作者又横向介绍了在解剖学、生理学、产科学、外科学、眼科学、微生物学、诊断学、理疗学、家庭护理学等学科发展史上具有里程碑意义的事件。最后若干章节如"丰富多彩的医学史"等以专题的形式,讨论了医学史中有趣的事件和现象。需要指出的是,该书在内容深度与广度、学术性等方面仍存在一些不足之处。

【关键词】医药　文化　神灵　医生形象

一　作者背景

本书是一本通俗的医学史读物,作者是德国医学史家、记者和作家伯恩特·卡尔格-德克尔(Bernt Karger-Decker)。德克尔1912年7月27日出生于德国柏林,于2008年3月30日逝世。

德克尔曾是文字编辑、图片编辑以及作家,一生涉猎的科普书籍众多,大多与医学史相关,创建了内容丰富的医学史图片档案库。从1969年开始,他为德意志民主共和国的德国红十字会杂志撰写了250篇的《重要医生》系列文章,从1975年开始撰写了190篇的《医学史》系列文章。

---

[*] 甘霖,北京大学医学人文学院硕士研究生;陈琦,北京大学医学人文学院副教授。

著书时，他经常请医学专业人士担任顾问，例如他的两本书《触碰大脑》和《毒药、巫医、爱情之饮》是与药理学家彼得·奥伊默（Peter Oehme）① 合作编著而成的。

二 内容简介

《医药文化史》最初于 1992 年由柏林出版社出版，2004 年经北京外国语大学德语系的姚燕、周惠两位老师翻译后由生活·读书·新知三联书店出版，2019 年再版。2022 年是该书原版问世 30 周年，不过书中精彩纷呈的医学故事、珍贵的历史照片与插图、信手拈来的文学艺术作品，以及书中氤氲的文化氛围，仍未过时。

本书虽名为《医药文化史》，但作者德克尔并未运用专业的术语和概念阐述这一主题。相反，他以丰富多彩的史实，宏观纵向叙述了远古时期的巫医、古代东方的医学、古希腊的医学、中世纪的医学和近代医学的发展。此外，按照医学专科类别，作者又横向介绍了在解剖学、生理学、产科学、外科学、眼科学、微生物学、诊断学、理疗学、家庭护理学等学科发展史上具有里程碑意义的事件。最后若干章节如"丰富多彩的医学史"、"被嘲笑的医生"和"童话中的医生"等以专题的形式，讨论了医学史中有趣的事件和现象。作为一本通俗读物，《医药文化史》做到了将专业、晦涩的知识转化成贴近生活与文化的趣味内容，这对于我们理解医学文化发展的脉络大有裨益。

本书介绍的内容大多是医学史的经典史实，甚至是常识。尽管如此，本书仍然能够给予读者不一样的阅读体验和全新的思考角度。本文仅从"神秘力量"和"医师形象"两个视角，对书中相关内容进行介绍和评论。

---

① 彼得·奥伊默（1937~），出生于德国莱比锡，医生和药理学家。从 1976 年到 1991 年，他担任由其本人创立的柏林德意志民主共和国科学院药物研究所所长，主要从事神经肽 P 物质及其对适应过程和压力的重要性的研究。

（一）神秘力量：从氏族巫医到近代医学

在上述写作逻辑体系下，这些故事里也涉及了许多其他的主题，其中之一就是人类对神秘力量的崇拜以及人们用此观念解释疾病、治疗疾病。不同于以证据为基础的现代医学，即"循证医学"，人们往往基于对大自然和神灵的信仰采取相应的治疗方法。

原始人通过自己的经验逐渐认识到药用植物所带来的益处，学会用草本植物调节身体、治愈外伤，但是面对某些"隐秘"的疾病，他们无法使用朴素的经验获得疗愈，也无法解释病因，只能将其视为魔鬼降临带来的不幸。因此，原始人认为只有和氏族神灵有着联系的氏族巫医才拥有驱赶病魔的力量。这种信念外化成独特的治疗方式，在本书中多有体现。"氏族巫医的魔力无处不在"描述了这样的场面：部落巫医戴着可怖的面具或画着惊悚的妆容，诵念着驱魔咒语，挥舞着棍棒，达到惊吓魔鬼的目的。[1] 类似地，在"文身的治疗作用"中，作者介绍了另一种驱赶魔鬼的方式——文身，当时的人们相信"文身源于同宗族认同标记、装饰的需要，而且有崇拜与祛魔的目的"，即文身可以使魔鬼对文过的身体部位失去兴趣，于是人们会在嘴巴、鼻子、外生殖器周围乃至舌头上进行纹饰，从而保护这些通道。[2] 巫医除了使用野蛮的方法"赶走魔鬼"，也会给病人服用一些用动物制成的、令人作呕的药物以"加强驱魔效果"。当病人头部剧痛或者发生癫痫时，巫医也会认为是身体中的魔鬼作祟，因此会钻开病人的头骨，给魔鬼一条通路，使魔鬼离开痛苦不堪的病人。正如本书所言，"令人毛骨悚然的面部化妆、仪式中的大声叫嚷、驱魔咒语的诵念、自我陶醉般的舞蹈、殴打昏迷中的病人以祛除侵入身体的魔鬼等，所有这些方式与原始社会流传下来的手术以及自然疗法，均属于原始巫医的仪式"。

---

[1] 〔德〕伯恩特·卡尔格-德克尔：《医药文化史》，姚燕、周惠译，北京：生活·读书·新知三联书店，2019，第2页。
[2] 〔德〕伯恩特·卡尔格-德克尔：《医药文化史》，姚燕、周惠译，北京：生活·读书·新知三联书店，2019，第360页。

进入奴隶社会后，人们依然信奉神灵与魔鬼的力量，相信他们使疾病发生并可以治愈疾病。古希腊的病人在身体痊愈后，就会去神庙参拜治愈之神，并带上用陶土、合金、象牙等制成的价格昂贵的祭品，向祭司展示自己坚定而忠诚的信仰。与原始社会不同，古埃及认为人的头脑里存在"不死的原则"，修建金字塔与制作木乃伊是为了服务灵魂，因此会招募宫廷钻颅人，这样钻颅人就可以在法老临终之前为他们开颅，好让灵魂及时离开将死的躯体。钻颅术源于时人的宗教信仰和神灵崇拜，后逐渐被用来治疗眼病、梅毒骨疡，成为最古老的外科手术之一。

封建社会里，中世纪传承了对神灵与灵魂的敬重，神职人员负责医学护理相关事务，他们把护理各类病患都当作耶稣给予的净化灵魂的恩赐，是讨上帝满意的善举。在这个时期，星象学也受到人们的关注与尊崇。巴比伦与亚述的星象学坚定地相信神灵与天体之间存在必然联系，民间星象医学更是认为天体方位决定人的命运，就连瘟疫的暴发与蔓延也是因为星体方位的不吉利。例如，当时流行的梅毒被看作土星、木星和火星在天蝎座汇合时污染了空气导致的，席卷整个欧洲的鼠疫大瘟疫也被看作上帝对罪孽深重的世俗生活产生的愤怒和星象不吉利所致，今天的流行性感冒一词"influenza"原指"星体倾泻"。[1] 人们认为星体与生肖动物控制着人体各个部位，治疗疾病时也要严格遵照星象学原则，放血人体图就是这一原则的典型代表。带有星座的放血人体图标注着十二星座与人体部位的对应关系，医生就按照图里标注的部位给病人放血，从而清除引起器官疾病的不健康的体液。需要注意的是，如果月亮处于某个星座的时候，就不能给该星座对应的人体部位放血，此时会产生非常危险的效果。自中世纪晚期，西欧许多大学设立星占学院，医学院也设立星占学相关的机构，并规定星占学的执业规则。文艺复兴时期延续并深化了这一传统。"星占医学"首先进入精英社会，其原理主要基于大小宇宙的和谐观念与数理天文学的观察，据此归纳出三大理论要素，即行星、黄道宫与天宫，分别对应人体

---

[1] 〔德〕伯恩特·卡尔格-德克尔：《医药文化史》，姚燕、周惠译，北京：生活·读书·新知三联书店，2019，第46页。

的相关部位以及体液。①

到了近代，魔鬼神灵之类的神秘色彩逐渐隐退，学科发展起步，人们对于疾病的本质的探索越来越依靠科学的手段。中世纪人们坚称癫痫来自魔鬼，只有神甫的驱魔术才可以驱除癫痫病人身上的魔鬼，巫术的产生使不少癫痫病人死在巫医的火堆上。直到19世纪，癫痫才被发现是大脑神经细胞的功能紊乱，而不是魔鬼作祟。②类似地，人们对亨廷顿舞蹈病的认知也经历了这样的过程。不由自主一直跳舞直到倒地身亡的舞蹈病患者也被中世纪的人们视为被魔鬼纠缠，掌握驱魔术的神甫被授权治疗此病，治疗无效意味着魔鬼不肯离开病体，这时病人就会被浸入圣水淹至颈部。直到近代，此病才被确定为一种神经性疾病。另外，治疗学不再依赖于神秘未知力量，而是基于科学发现。原始社会的人们崇拜血液，认为可以从血液中汲取力量与勇气，他们会在猎杀动物之后喝掉动物的血，甚至在决斗中吮吸自己杀死的对手的血。而在近代，随着血型的发现以及生物性预试法的发明，喝血这一野蛮而愚昧的做法终被输血这一支持性治疗措施取代。

一般认为，医学模式经历了神灵主义医学模式、自然哲学医学模式、机械论医学模式、生物医学模式和生物－心理－社会医学模式五个阶段。当宗教神学与自然观相适应，产生了神灵主义医学模式。③德克尔在这本书中介绍了大量史实，对宗教的信仰、神灵的崇拜以及神秘力量的畏惧，催生了诸如钻颅术、星占医学这样的技术与理论，反映了早期人类对于疾病的解释和治疗所做的努力。

（二）骗子、"疯子"与智者：多元的医师形象

这本《医药文化史》另一个有趣的主题是，不同历史时期或者文化语

---

① 高阳：《文艺复兴时期西欧星占医学研究》，博士学位论文，陕西师范大学，2020，第60页。
② 〔德〕伯恩特·卡尔格－德克尔：《医药文化史》，姚燕、周惠译，北京：生活·读书·新知三联书店，2019，第408页。
③ 杨晓煜、黄燕芳：《医学模式与哲学》，《医学与社会》2000年第4期，第13～15页。

境下的医生职业形象。在作者德克尔笔下,医生的形象是多元的。早期,医生以巫医、神职人员的身份出现,本身带有神秘的色彩。但在中世纪,医生却常常成为人们嘲笑的对象,屡屡出现在各种讽刺性作品中。

德克尔专门以江湖游医与庸医为主题,通过文学与艺术作品的形式,讨论了历史上对医生的讽刺,特别是一些没有得到国家许可、没有接受正规医学教育、使用无效的药进行医疗行骗的医生的荒诞故事,并揭露了医学界一些黑暗与不公现象。1494 年,"愚人文学"的创始人、社会风俗小说家巴斯蒂安·波兰特(Sebastian Brant)在他的著名讽刺诗《愚人船》中描绘了世界充满各种愚蠢和弊病的状况,江湖庸医也在被猛烈抨击之列。波兰特写到,这些愚笨的医生欢歌笑语乘船参加比赛,其中一个被叫作"古怪的骗子"的庸医,毫无医学知识却自称医术高超。波兰特还写道:"江湖医生的手法非常高明,连常年不愈的病症都能治……这个傻瓜在你发觉之前就把你推进了深渊,缩短你的寿命。"英国现代漫画奠基人威廉·霍格思在其作品中把医生的常用诊断工具验尿瓶描绘为医生无法探明病情时无助的象征物,甚至将一些庸医直接称作"尸体的看护者"。[1] 德语版本的《大众》周刊在 1930 年刊登的一幅漫画中辛辣讽刺了资本主义社会的阶级医疗:"医学为头等病人服务,三等病人为医学服务。"法国著名画家、讽刺漫画家、雕塑家和版画家奥诺雷·杜米埃(Honoré Daumier)也创作了大量极其尖锐的医学讽刺漫画,例如唯利是图、敲诈勒索病人的医生,饱含优越感的医学研究者,如小贩般兜售假药的医生,滥用药品的医生等,顺势疗法与迷信的民间疗法也在他的讽刺之席。法国喜剧作家、演员、戏剧活动家让-巴蒂斯特·波克兰(Jean-Baptiste Poquelin)通过其著名作品《无病呻吟》讲述了一个身体健康却患有疑心病的人将自己的性命完全托付于医生,却被医生与药剂师一步步地利用的故事,借此挖苦与批判没有医德的医生与当时法国保守的医疗体系。[2]

---

[1] 〔德〕伯恩特·卡尔格-德克尔:《医药文化史》,姚燕、周惠译,北京:生活·读书·新知三联书店,2019,第 394 页。

[2] 〔德〕伯恩特·卡尔格-德克尔:《医药文化史》,姚燕、周惠译,北京:生活·读书·新知三联书店,2019,第 398 页。

在近代，一些医生因为大胆的科学试验，常被视为"疯子"，但是他们为医学发展做出了卓越贡献。实验科学的长足进步，使人体的生物学过程逐渐明晰。近代医学的发展过程中，一些医生不惜在自己身上做实验。"物理代谢秤上的圣多里奥"介绍了意大利生理学家圣多里奥（Santorio）的实验：他在自己设计的大型物理代谢秤上度过了几十年，亲自验证了盖伦在各种机能作用下水分流失、体重波动，因而机体必然进行着看不见的呼吸的理论。[1] 圣多里奥教授花费如此长的时间投入代谢测量，这为其用机械论的方法解释生物性和病理性过程、创造医学中的物理学派奠定了基础。

在本书中，作者还介绍了另外两个具有冒险精神的医生，分别是发明氯仿麻醉的苏格兰产科医生詹姆斯·辛普森（James Simpson）和发明心导管检查术的德国外科医生维尔纳·福斯曼（Werner Forssmann）。詹姆斯·辛普森是苏格兰著名妇产科医生，在1846年乙醚麻醉法问世之后，他在自己的房子里建起一个"气体实验室"，以寻找更适合产妇使用的麻醉剂。辛普森亲自吸入各种气体，证明了大部分气体不合适并且部分还有毒性。1847年11月4日，他和同事一起进行了氯仿吸入试验，当他们意识消失并躺在地上后，其他同事用针刺他们，结果他们对此毫无感觉。辛普森在自我试验后，将氯仿麻醉用于孕妇分娩镇痛，并最终推广到其他手术。[2]

维尔纳·福斯曼在1919年的尝试堪称医学史上的壮举。为了获得心脏内部的压力、血流状况、解剖学情况等信息，福斯曼提出了一个当时被视为"疯狂"的想法：用一个弯曲细软管从肘部血管进入，一直通向心脏。他在同事的帮助下，将毛线针粗细的导管经过肘部静脉穿刺，缓慢向心脏推进。在导管到达锁骨部位时，福斯曼受到刺激并剧烈咳嗽，第一次试验因此停止。但仅在几天之后，福斯曼就独自再次试验，这次他不顾咳嗽，将导管推到了心室。X射线透视显示导管确实到达了心脏，而且没有不良

---

[1] 〔德〕伯恩特·卡尔格－德克尔：《医药文化史》，姚燕、周惠译，北京：生活·读书·新知三联书店，2019，第122页。

[2] 〔德〕伯恩特·卡尔格－德克尔：《医药文化史》，姚燕、周惠译，北京：生活·读书·新知三联书店，2019，第216页。

后果。在此基础上，心导管检查术逐渐被发展成为心脏外科不可或缺的方法。① 1956 年，福斯曼与另外两位医生因此获得诺贝尔奖。

当然，医学史上诸如这样的伟大尝试和用自身试验的案例还有很多，比如 1982 年，为了证明幽门螺杆菌是导致胃部各种疾病的元凶，巴里·J. 马歇尔（Barry J. Marshall）将一杯幽门螺杆菌培养液一饮而尽。之后，他从自己的胃黏膜上分离出部分细菌，并培养出了幽门螺杆菌。这个结果震惊了科学界，颠覆了人类的固有认知。2005 年，马歇尔和他的长期合作伙伴罗宾·沃伦（Robin Warren）因其在幽门螺杆菌与胃病方面的重大发现被授予诺贝尔生理学或医学奖。

值得一提的是，在全书最后一章，作者以"童话中的医生"为题，概括性地叙述了童话故事中的医生角色。这一类作品中，医生大多是以智者的身份出现，而且备受尊重。对此，作者认为，出生、疾病和死亡是对人影响最深刻的经历，而迎接一个人降临到世界上，帮助其摆脱病痛并且逃脱死亡威胁的人，理应得到特别的尊重和记录。芬兰、冰岛、阿拉伯、德语国家都有很多这样的童话，故事中有的医生是一个智者，即使医术不起作用也能通过自己的人格给人祛病除灾；有的医生不仅治病救人，而且能够洞见财富和正直表面背后的卑劣；有的医生凭借高超的医术不仅可以欺骗死亡，甚至能战胜死亡。

结　语

这本书的优势在于通俗易懂，富有趣味性，插图丰富。然而，需要指出的是，这本书也存在一些不足之处。第一，内容深度上，这本书相对浅显直白，对于历史事件的介绍整体上较为概括，不够细致深入；而且，虽然本书叙述了很多精彩的故事，但是作者的个人见解与评论较少，没有凸显出医学史上重要事件的历史意义。

---

① 〔德〕伯恩特·卡尔格－德克尔：《医药文化史》，姚燕、周惠译，北京：生活·读书·新知三联书店，2019，第 290 页。

第二，内容广度上，作者对于东亚医学尤其是中医药的介绍极少，尽管第二章以"古代东方的医学"为题，但实际上仅用数百字粗略讲解了古代中医药，这显然无法概括出中医药的价值、成就与文化内涵，中国以外的其他东亚地区医学更是没有提及。此外，在时间上，作者重点记录了19世纪以及之前的医学史，但是对于20世纪以来的医学成就着墨不多了。

第三，学术性上，相较于书中对插图的完整引用与解释，本书文字部分的表达不够严谨，缺乏对相关文献的引用以及原始出处的说明，读者很难追溯和验证史料的细节与准确性。

尽管存在上述不足，这本书仍然不失为一本优秀的医学史通俗读物，适合各专业背景的读者阅读。《医药文化史》没有从"文化学"的角度探讨这一宏观的主题，但是通过纵向和横向的医学史叙述，向读者传递了贯穿始终的文化概念。文化是一个复杂的概念，这本书实际上为我们理解医学文化史提供了多方视角。本文仅选取了"神秘力量"和"医师形象"两个视角进行了讨论，其中涉及的宗教信仰、星象学、艺术画作、医学科学、童话文学等元素，都应属于广义的文化范畴。

总体上，这是一部高度浓缩的医学文化史，作者将最关键的内容提炼出来，以深入浅出的笔法呈现丰富多彩的医学史料，对一般的大众而言既具学术性，又有相当的可读性。

作为殖民史的现代医学史

——《医疗与帝国：从全球史看现代医学的
诞生（1600~1960）》书评

李 洁 赵 雪[*]

【摘要】 当帝国主义在世界范围内开拓疆域，医学也由殖民医学变为现代医学或曰欧洲医学，现代医学的每一次突破性进展几乎都有着殖民主义进程的对应。《医疗与帝国：从全球史看现代医学的诞生（1600~1960）》较为完整地呈现了17世纪以来殖民主义发展脉络下，欧洲医学与殖民地医学经验的互动如何形塑了现代西方医学，以及西方医学由此在知识理论、学科分类、医师职业、组织建制、卫生体系、文化观念等各个层面所经历的变迁，从而为我们提供了一种以动态的、历史的观点来书写人类疾病/医疗经验与概念变迁的方法。

【关键词】 殖民史　殖民医学　医学史　现代医学

医学是治疗疾病与预防疾病的技艺，在不同的社会、文化与历史脉络中有不同的形式。一般而言，医学的传统命名方式有两种：一种是根据民族志或文明的谱系，如阿拉伯、中国、印度、阿育吠陀和尤那尼；另一种是有争议且较为复杂的，是根据医学的专门化来命名，如"西方的""殖民的""现代的"等范畴。医学史研究有两大重要维度，一是更好地理解历史，二是更好地理解医学。英国籍印度裔学者普拉提克·查克拉巴提（Pratik Chakrabarti）的著作《医疗与帝国：从全球史看现代医学的诞生

---

[*] 李洁，暨南大学新闻与传播学院副教授；赵雪，暨南大学新闻与传播学院硕士研究生。

(1600~1960)》是一部视野恢宏的殖民医学史著作，描摹了西方医学的每一个重大发展与帝国主义殖民扩张共生的进程。更重要的是，他从全球的尺度理解医学的历史，梳理了危害当今全球健康深层问题的历史脉络，囊括了最新且广泛翔实的文献资料，时间上横跨 360 年，地理上涵盖欧、亚、非、美洲，澄清了医学是帮助殖民者治理他者的工具，抑或是给殖民者带来福音、助其脱离疾病并改善生存环境等单一线性的想法，呈现了医学史的多层次与多样性，试图整合医学史研究的两大维度。作者普拉提克·查克拉巴提现任英国曼彻斯特大学"科学技术和医学史研究中心"教授，主要研究近代医学史，在印度接受历史学培养训练而任教于英国的双重身份使他处于探索医学与帝国主义复杂关系的理想位置。本书英文版于 2013 年出版，剑桥阿登布鲁克医院尼尔·辛格教授评论本书"从盖伦传统到基因革命，将医学与帝国交织长达 360 年的历史浓缩为 200 页，是一次绝妙的尝试"。[1]

从"更好地理解医学"这一维度看，《医疗与帝国》较为完整地将 17 世纪以来西方医学知识理论、学科分类、医师职业、组织建制、卫生体系、文化观念等各个层面的发展变迁纳入全球殖民主义的路径，展现了殖民时代与殖民地的医学经验如何形塑现代西方医学。

一 医学理论与知识论的革新

（一）疾病知识：从经验主义到实验主义，欧洲本草学奠定现代制药工业的基石

哲学从经验主义范式过渡到实验主义范式，意味着生命科学研究步入科学的轨道。通过殖民扩张，欧洲帝国主义在全球尺度上对植物进行观察与分类，殖民地的药用植物被纳入欧洲药典与医学体系，本草学发展为医学特定门类。大量异国植物和药用植物流通于市场，挑战着长期以来靠视

---

[1] Neil Singh, "Pratik Chakrabarti, Medicine & Empire: 1600 – 1960," *Social History of Medicine* 28 (1), 2015, pp. 197 – 198.

觉辨认的欧洲经验传统。19世纪初，拉瓦锡在实验室探索提取药用植物的有效成分，开创了实验主义和分类学方法，标志着依赖"视觉展示"和经验主义传统的17～18世纪植物学转向化学和实验主义。发现药用植物的有效成分，进而萃取，将计量标准化，制出含有有效成分的药丸，即现代药物，这意味着法国、英国、德国以现代实验室为基础的大规模现代制药工业的开端，也迈向了现代医学史的新阶段。值得注意的是，在本草学中，殖民地的草药以欧洲语言而非当地名称进行命名与分类；与此同时，殖民地的民族医学知识和经验几乎也未进入现代医学知识体系，而是被逐渐边缘化。

（二）疾病理论：从瘴气理论到病菌学说，预防医学理念影响全球卫生

疾病理论的发展是一个对人身体的干预不断深入的过程。19世纪早期，欧洲对于肆虐的霍乱传播有两种相反的看法——接触传染论与非接触传染论，前者强调人传人，后者强调环境因素与瘴气引发霍乱。早期的瘴气理论把身体与环境、病痛与道德连接在一起，医学被认为能够带给人们身体与道德的重生，代表了新的医学理念与卫生规则。预防医学理念如改善卫生条件、规律地轮调部队、设计通风的环境等，带来了19世纪殖民军队的"死亡率革命"。直到1880年，巴斯德的病菌学说理论主张人类和动物的疾病由病菌或微生物引起，而不是瘴气、环境或体液造成，更新了人们对疾病的医学认识。巴斯德发明出的疫苗与灭菌法成为巴斯德科学的两大支柱，影响了法国及其殖民地的公共卫生政策。在非洲，巴斯德式的科学建立起霸权地位，代表着欧洲医学和科学对身体与工农业实践以前所未有的深度介入，强制性的疫苗接种也逐渐发展成为全球卫生的基本元素。

二 现代西医学科分类与医师职业的发展

（一）医学的专科化发展

帝国主义在全球展开殖民侵略的过程中，促进了医学外科学、药理

学、细菌学、免疫学、实验生理学等不同学科领域的进步。19 世纪之前的医学外科学非常落后，基础医学理论的发展与完善促进了医学外科学的发展。随着解剖学的发展和麻醉法、防腐法和无菌法的应用，疼痛、感染、出血等主要的基本问题得以解决，这对外科学的发展起到决定性的作用，外科的方法也获得重要地位。19 世纪初期，纯粹依靠视觉辨认区分药物受到限制，拉瓦锡开启了实验室传统，科学仪器如显微镜拓宽了人类观察范围，科学家通过辨识物质的化学元素，提取植物的有效成分，制造现代药丸，研究药物的性能和作用，促进了实验药理学的发展。19 世纪中叶以来，在巴斯德、科赫这样伟大的细菌学家的带领下，细菌学开始建立、发展，并迅速渗透到医学的各个领域。人们在微观世界里认识了炭疽杆菌、霍乱弧菌、结核杆菌、肺炎球菌等病原微生物，找到了许多疾病的致病原因；结合病菌的辨认和部分灭菌法的研究，巴斯德发明出对抗病菌的疫苗，促进了免疫学的发展；人们应用物理、化学的理论和实验方法研究机体，从而逐渐兴起实验生理学。

19 世纪末，以热带不同地区寄生虫和病媒的发现为标志，热带医学作为现代医学专科出现。热带医学作为一门专门的医学的成长，则与欧洲殖民主义在热带地区的实践与经验密切相关，其中瘴气理论、细菌学说、病菌理论的发展，在根本上是为帝国主义的殖民利益服务的。虽然研究热带疾病的机构在欧洲蓬勃发展，但在热带殖民地缺乏此类机构和知识，说明热带医学发展的动力来自欧洲帝国主义的征服野心。但随着帝国的终结，热带医学被世界卫生组织接收，成为消灭营养不良、建立医学基础设施以及控制疾病和推广教育的努力之一。

（二）外科医生地位的提升与药师影响力的增加

在欧洲传统医学观念之下，内科医生往往因为具有丰富的医学知识而受人尊敬和信赖；相比之下，外科医生则被认为缺乏系统的医学训练，因仅从事手工之事而地位低下。殖民主义扭转了这一现状——殖民战争导致士兵伤亡惨重，此时就需要外科医生的帮助。外科医生在海外的医疗实践中扮演着双重的角色，既是欧洲医学的代言人，又在所到之处收获新的医学知识与治疗方法。他们积累了丰富的医疗经验与医学知识，推动了欧洲药典的扩张，还将预防医学的理念引入殖民军队，将士兵的身体置于医学的管理与控制之下，强化了外科医生的地位，有的医生甚至从事海盗活动而变得非常富有。久而久之，具备了知识、经验与财富的外科医生不只在医学界的地位引人注目，其社会地位也与过去不可同日而语。比如汉斯·斯隆以外科医生的身份从英格兰前往牙买加后，不仅娶了当地富裕种植园主的遗孀为妻，继承了一大笔财产，后来还担任了皇家医学院院长和皇家学会会长的职务。

除了外科医生，专业位阶提高的还有掌握药学知识、制药兼售药的药剂师，他们掌握着新医药资讯，在药物市场贩卖药物，经营着全球医药网络，成为医药领域的"意见领袖"。伦敦的知名药剂师詹姆斯·佩蒂弗搜集世界各地的植物和药物，拓宽对替代性药物的需求，还定期向皇家学会投稿介绍新药物，并鼓励植物学家在英国殖民地搜集药用植物的替代品种。

三 医疗照护体系建立

（一）医疗组织的现代化

从 17 世纪开始，英国在印度开始建立医院。到 18 世纪，随着殖民扩张战争的加剧，医疗体制也随之扩张，医院完全沦为帝国的附属机构。军事力量介入殖民地医院的行政管理，导致医疗照护日趋效率化、纪律化，以便对患者进行控制观察，而殖民地当地的医疗人员在管理中被边缘化。与此同时，欧洲殖民者在印度设立施医局，建立商业与政治垄断，向印度促销欧洲医药，印度逐渐严重依赖欧洲进口药物。欧洲人设立的医院与施医局共同成为殖民主义统治和文化优越性的象征。通过英国在印度建立的医院，欧洲医学在当地取得主导地位。

（二）国际卫生组织的发轫

人类、动物与植物的全球迁徙带来经济繁荣、文化融合与社会转变，也带来疾病的全球传播。19世纪伴随着贸易网络而来的全球霍乱大流行，引起不同国家间对合作建立预防与检疫制度的思考，保护贸易与政治主权利益通常是民族国家的优先考虑。一战结束后，国际联盟卫生组织于1920年成立，关注的焦点是传染病的扑灭与控制，先后致力于伤寒病在欧洲的传播以及全球疟疾的调研和防治。二战之后，世界卫生组织代替国际联盟卫生组织，其主要目标是推动全球疫苗接种，以及确保推进全球不同地区的医疗基础设施建设。20世纪60年代之后，世界卫生组织在对抗天花上取得重大成功。进入21世纪，如何弥平地域鸿沟、为不均等社会和社区提供平等的健康照护成为世界卫生组织的使命。

四 公共卫生制度的标准化

（一）预防医学的发展

预防医学观念最早发轫于18世纪对殖民海军的照护。在军队坏血病的防治上，海军医师林德提出保持良好的船上卫生、实施更人道的纪律规定、供应更营养的食物等公共卫生措施。在占领非洲大陆的过程中，法国殖民者还广泛使用奎宁作为预防性投药，并采取更好的卫生及居住设施，欧洲人在非洲的死亡率从19世纪50年代开始下降。英国在印度殖民地则进行公共卫生体制的改良、监督民众的健康、强制性疫苗接种，以医学知识和现代生物技术为武装，试图界定和治理印度人的生活和行为，对被殖民者进行身体控制。从18世纪到19世纪，欧洲本土和海外的死亡率都呈下降趋势，历史学家科廷将其归因为预防措施的作用：干净的水源、改善的污水处理、通风良好的环境等。概言之，19世纪医学的胜利在于预防而非治疗。

（二）检疫制度的建立

检疫制度的国际合作经历了一个艰难的商讨过程，即便在17世纪以前，流行疾病的政治压力也经常和贸易需求起冲突。19世纪霍乱的全球大规模暴发重新激活了欧洲的预防检疫体系，然而欧洲各国对如何预防霍乱产生了严重的分歧。采取何种预防措施看似是医学层面的关切，实际上是不同殖民国家对贸易和政治主权及权力的盘算，代表了其政治和经济利益诉求，这也就解释了为何历时许久国际共识却仍遥不可及。英国主张霍乱的非接触感染论，即认为保持良好的公共卫生环境就可以消灭霍乱，实则是避免英国在贸易流通中被隔离所产生的昂贵代价；而欧洲其他国家大多普遍支持接触感染论，主张以检疫来防止海运传播的疾病，国家间的合作必不可少。直到1893年，欧洲国家通过外交交涉，参与了数十场正式的国际卫生会议才就检疫制度的相关问题达成协议，建立起有限检疫措施的国际合作。检疫制度的最终成型出于经济利益而非健康的考量，反映了不同文化与政治经济的差异，最终确立起西方卫生疗法与卫生体系的霸权地位。

五 发明传统：民族医学的再创造

值得一提的是，殖民地的传统医疗体系被破坏，欧洲医学成为医学的主导模式，"现代"医学诞生的同时，"非现代"医学（殖民地的民族医学）也在艰难而创造性地回应现代医学以求继续，"尚古"、复兴民族主义、振兴民族工业这些说辞被用来拯救处于边缘地位的传统医学。在非洲，殖民者将当地医疗界定为巫术魔法并立法制止，但是几百年来这些疗法顽强地在传教士的医学霸权和现代制药工业中隐匿存在，与欧洲生物医学并存，产生了一整套混种医疗体系和混种医疗语言。在印度，面对传统医学失落的声望与地位，印度本土医学的自救井然有序：印度学者、医师等一起研究古代文本，追寻纯正的疗法和"古代药方"，试图发明新的治疗方法以建立正当性；在印度民族主义支持下，出版医学期刊，复兴医药知识；以当地医药为基础，建立制药工业，开发欧洲医药的替代品；等等。这些做法在抵抗欧洲医学霸权的同时，也复兴了印度的传统医学。

结　语

《医疗与帝国》独特之处首先在于，它将殖民主义的历史与欧洲本草学的发展、军事医学改革、外科医生地位的提升、现代制药的兴起、现代化医疗机构的扩张、预防医学与卫生观念的全球化等现代医学史的关键发展联系起来,一如译者李尚仁所言,"欧洲帝国扩张与海外殖民是造就现代西方医学的关键之一,过去只关注西欧本土发展的现代西方医学史,如今必须改写"。

其次,它提供了一个书写人类疾病/医疗的经验与概念变迁的动态历史语境。在殖民主义、医学与社会的互动中,欧洲医学占据了主导地位,作为一种文化霸权和象征符号,以特定的医学话语规定社会秩序,欧洲医学成为现代化、科学与理性的象征,最终实现对土地、身体、心灵的多重殖民。然而作者指出,帝国主义的医学发展与殖民地社会的关系也不是单向的施与受,双方处于动态的共变过程中。人类学家拜伦·古德认为"医学是一种符号",它以一种文化上独特的方式界定人体以及疾病,建构个体、病人、身体、疾病以及人的生理,[1] 只有从文本转移到具体语境、符号领域、医疗和思考实践、主体间经验、社会关系的场所中,才能获得疾病/医疗概念体系的连贯解释,《医疗与帝国》恰恰给我们提供了这样一个历史文本。

今天,随着疾病跨国流动成为常态,全球性政治、经济、科学、文化力量亦不断与地方的健康系统和医疗建制发生交换,有两个问题需要我们不断自问:其一,如何能在人类意识中认出社会和历史的存在、认出各种形式的自欺和歪曲的同时,却不贬低地方性医疗知识?其二,如何不将医疗化约为只关注人体器官的生物学,而是实现科学与理性的文化嵌入,以一种突出对行动者本身活生生经验的理解的方式书写疾病、健康与医疗?

当然,该书对于东亚与东南亚地区传统医学史的忽略是最大的缺憾之处,对上述的两个问题的思考以及对这些国家和地区殖民医学史的研究应当成为日后史学家关注的重点工作。

---

[1] 〔美〕拜伦·古德:《医学、理性与经验:一个人类学的视角》,吕文江、余晓燕、余成普译,北京:北京大学出版社,2010,第 96~124 页。

学界动态

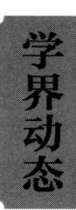

辨章学术

——中华医学会医史学会分会第十六届学术年会综述

王嘉伦　梁翠柳[*]

【摘要】 近期新冠疫情的大流行，促使我们重新思考医学史的内涵和外延。中华医学会医史学会分会第十六届学术年会的主题正是聚焦于医疗、社会和文化的互动与交融，以期弥合内史和外史之间的缝隙。当今医学史面临新挑战和新课题，本次年会共征集会议论文 116 篇，学者从各个方面深入地研讨了各类学术议题，具有综合性、系统性和前沿性，充分地体现了新时代医学史研究的新面貌。

【关键词】 医史学　学术年会　会议综述

2021 年 11 月 13 日至 14 日，由中华医学会、中华医学会医史学分会主办的中华医学会医史学会分会第十六届一次学术年会以腾讯会议形式线上召开。来自全国各地的专家学者齐聚线上，共同研讨医史学术。

一　主题报告

2020 年暴发的新型冠状病毒感染是近百年来人类遭遇的影响范围最广的全球性大流行病，对全世界是一次严重危机和严峻考验，人类生命安全和健康面临重大威胁。在抗击新冠疫情过程中，中医药做出了突出贡献，

---

[*] 王嘉伦，中国中医科学院中药研究所助理研究员；梁翠柳，中国中医科学院中药研究所硕士研究生。

此次疫情中医药参与人员之多、使用率之高、覆盖面之广、疗效之好，都达到了历史之最。故在医史文献之外，本次年会突出了"抗击疫情"与"建党百年医学史"主题，并邀请 6 位学者做主题报告，山东中医药大学王振国教授、河南中医药大学徐江雁教授、广州中医药大学基础医学院李剑教授、河北中医学院董尚朴教授、哈尔滨医科大学基础医学院张艳荣教授、首都医科大学张净秋副教授分别为嘉宾主持。

（一）抗击疫情

南开大学历史学院暨中国社会史研究中心余新忠教授以《历史视域中的中医抗疫》为题，从历史视角分析当前中医抗疫作用两极化观点的由来及原因。如何看待中医在抗疫中的作用，就当下而言，似乎有相当不同甚至迥然对立的态度和认知，当一部分人为社会无视中医的"神奇疗效"甚至打压中医而愤愤不平乃至疾首痛心时，另一部分人则对中医"所谓疗效"嗤之以鼻，不屑一顾。这种两极化的观念，显然都有偏执的一面，不过也不是全然没有依据，若只是立足于当下，这两种认识各执一偏，恐怕很难相互调和与说服。如果置于历史的视域中来加以观察和思考，则不仅可以更好地厘清中医在抗疫中的作用和表现，也更能理解这两种对立观点的由来。在现代一般人的印象中，中医以治疗慢性病、调理性疾病乃至养生见长，不过若以历史的眼光视之，则很容易发现，伤寒、温病等感染性疾病不仅是中国传统医学关注的重点之一，诊治外感性疫病也实为中医最重要的成就之一。当下中医在应对新冠疫情中的表现，也同样表明，中医对付疫病有丰厚的传统和经验，也有确实的疗效。通过历史的观察，余新忠认为历史上的中国医学不仅对救治疫病做出了无可否认的贡献，而且应对疫病所形成的治疗理论和方法也促进了中国医学的发展，甚至对医学的基本理论和治疗法则产生了根本性的影响，但也必须承认，尽管中医治疗疫病颇有效果，但仅仅依靠这样的治疗，并不具备控制性的功效。近代以来，中医在治疗外感性疾病特别是急性疫病中日渐失势，并不是所谓外在势力打压造成的，而主要是因为自身内在不足和后续发展乏力。中医在治疗新冠疫情中的表现，只是为中医的发展提供的一个可能的契机，若不能因此从根本上推动自身理论和治疗上的进步，未来的发展前景依然不容乐观。

（二）建党百年医学史

广州中医药大学基础医学院李剑教授以"中医进医院"的历史为切入点，借助历史资料和亲历者的体悟回溯这一进程，分享了题为《冲突、调适与磨合：国初"中医进医院"的史实钩沉》的学术报告，阐述了这段历史的繁复与曲折。20世纪上半叶医院已成为中国西式诊疗的领地，尽管中医业者曾试图模仿这一建制，却始终不为政府卫生部门和西医业者所认同。基于同样原因，作为1954年改进中医工作的主要措施之一，"中医进医院"的过程中不免出现冲突和抵触。实际上，包括"西医学习中医"在内的相关措施都曾经历波折，经历了数年的调适和磨合，新建中医医院和在综合医院设立中医科成为当代中国"中医进医院"的主要方式。伴随着"创造中国医药学流派"目标的提出，1958年后这一进程已大大深化，中医诊疗活动的科学化则是其不可避免的结果。

福建中医药大学药学院华碧春教授30余年坚持不懈研究中央苏区（福建）医药卫生史，在大会上她以《共和国医药卫生事业的摇篮——中央苏区（福建）医药卫生工作的历史回顾和时代价值》为题，介绍了自己的研究成果。中央苏区是在土地革命战争中（1927～1937），在赣南、闽西等革命根据地的基础上发展起来的中央革命根据地，是土地革命战争时期全国最大的一块苏区，是中国共产党首次进行局部执政和社会建设的试验与实践基地。中央苏区（福建）是中央苏区的重要组成部分，为改善革命根据地缺医少药、卫生条件落后的状况，其健民强兵，巩固革命根据地，夺取了革命胜利。在苏维埃政府、军队重视医药卫生工作的政策下，中央苏区（福建）发扬独创精神，依靠群众，排除万难，从无到有，从小到大开展医药卫生工作，创造了可歌可泣的光辉业绩，成为共和国医药卫生事业的摇篮之一。报告阐述了其在卫生组织机构的建立、军民一体的卫生防疫工作、红军医院的建设、中医药的应用、药械的供应和使用、卫生人员的培养等方面，为健民强兵、巩固革命根据地做出的重大贡献。

临沂大学马克思主义学院胡安徽教授以《党史中的中医药》为题，回顾了习近平总书记有关中医药的重要论述和国家有关中医药的政策，提到了党和国家对中医药文化的重视，为医史研究提供了信心。报告通过讲述红军长征时期医疗卫生条件困难，医疗人员不足，以及中医药在红军中的救护，反映了军民之间的鱼水深情。

（三）医史文献研究

中国医学源远流长，其学术传千载而不衰，其统绪历百世而未坠。其中，医学典籍的传授在中医学术的传承过程中发挥了不可替代的关键作用。在中医学术和中医事业受到国家空前重视的新时代，中医文献学担负起赓续中华文化根脉，传承中医学术精华，为当今中医临床、科研、教学的创新发展助力护航的重要使命。中国中医科学院中国医史文献研究所肖永芝研究员就近期组织编撰"十四五"发展规划、组织实施中国中医科学院科技创新工程"中医文献学"学科的工作体会，以《有关中医文献学科建设的思考》为题交流了自己的心得。报告围绕中医文献学的学科定位、近期及长远发展目标、面临的机遇与挑战、研究方向、学科支撑条件、后继人才培养等问题，提出以深入挖掘和传承中医药理论知识、实践技艺、文化精髓和核心价值为目标，系统总结中医药的辉煌历史成就、原创知识体系、卓越诊疗技艺和丰富临床经验，从源头上思考中医学理论的根源和本质。她认为未来应继续完善顶层设计，聚焦本领域国际、国内重大学术前沿问题，瞄准高水平研究目标，提升原始创新能力，补短板，强弱项，为中医学的理论创新提供滋养，促进中医药的创造性转化和创新性发展。

充分利用报刊的媒介作用，从中窥测近代医疗场域的风云变幻、新旧文化的碰撞与激荡，能给当今医疗社会文化的走向提供启发。北京中医药大学黄天骄博士以《近代中国医疗场域的性别突围——以〈申报〉中的女医为例》为题，介绍了自己近期的研究成果。古代女性习医大多源于家族传承，晚清以前留下姓名者寥寥无几。20世纪50年代以来，医学知识的传播消除了男女之别，女性可以自由习医，女性患者可以自由择医。这种转变发生在晚清到民国时期。通过翻检《申报》，报告人发现载有姓名的女医人数达 600 余人，大致可分为传统女中医、中国女西医与外国女医三类。刊载内容涵盖了女医医学言论、出版著述、出诊广告、患者来信、留学经历、征聘启事、女医学校招生、专门女子医院、社团演讲、法律诉讼、卫生局政令、公益募捐、婚姻问题、讣告等，个别女医有照片留存。晚清报刊如《申报》《万国公报》《益闻录》《中西教会报》等着意于英、美、德、日、俄等外国女医经历，将医学与富国强民、女性解放联系起来，此后见诸报刊的女医日渐增多。民国时期活跃在中国的外国女医来自英、美、德、日四国。中国女性走出闺门，在众多社会行业中，医学率先职业化，且争议较小，成为突破性别藩篱的一个关口。大量助产学校、女子专门医学院的创办使女性进入产科、妇科、儿科的医疗实践，极大保障了妇女儿童的健康。

二　小型学术报告

为促进学术交流，使更多学者分享研究成果，年会共邀请 29 位学者分 3 场进行小型学术报告，主持嘉宾有中国中医科学院中药研究所张卫研究员、安徽中医药大学陆翔教授、山西省医学会柴志凯主任、中医临床基础医学研究所于大猛研究员、北京大学医学史研究中心陈琦副教授、辽宁中医药大学王宏利教授、空军军医大学鲍臻教授、中国中医科学院中医医史文献研究所甄艳研究员。

（一）古代医学史

阿魏作为本土无产的药物，功效、主治需吸收借鉴域外医学中的用法。上海中医药大学科技人文研究院赵雅琛博士《丝绸之路上的药物及其知识的传播——以阿魏为中心》通过梳理阿拉伯医学、印度传统医学、中医传世医籍和中医出土文献中阿魏的功效，推测中医对阿魏知识的吸取可能主要受到印度医学与阿拉伯医学的影响，其中阿拉伯医学在吸收印度医学后成为中印交流的"中转站"，再次影响中医。中古时期一度盛行的阿魏在明清之时鲜见，经分析主要是伪药盛行、佛教衰落、贸易阻断三个主要原因导致的，其中贸易阻断是最根本的原因。阿魏的传播、盛行、式微正与丝绸之路的繁盛、顶峰、衰落相吻合。

孙思邈被民众奉为药王并非当代之事，而是发端于明代、经过多重因素的累积作用逐渐形成的历史现象。安徽医科大学马克思主义学院汪翔讲师的报告《何以为药王：明代"药王孙思邈"成因探略》认为，"药王"名号所指和药王庙供奉对象的本土化、唐宋时期孙思邈的传奇经历与仙化、元代三皇通祀兴废及对明代药王信仰的影响、明代前中期民众对药王祭祀的自主选择、明代后期民间宗教经卷对药王孙思邈形象的塑造和传播，这些因素的综合作用，塑造了当代人"药王孙思邈"认同的发端。

北京中医药大学国学院刘雨茞博士《一方之史：续命汤的形成、嬗变与传播》中介绍了续命汤是治疗风疾的名方，很可能起源于张仲景。晋唐之际方书中多见续命汤，用以发散风邪、治疗风疾，并被众多医家化裁、改造、创制，呈现多歧发展的样态，衍生出不同的组方配伍。其传播、应用之广或与中古社会"风疾恐惧"的形成、蔓延相关。续命汤在宋以后的传播是以《太平惠民和剂局方》为中心的，作为中间文本的《和剂局方》在续命汤传播流布中起到的作用实际大过其所来源的《备急千金要方》。与此同时，医者对续命汤的"致虚"开始反思，刘完素、朱丹溪等金元医家对外风说的解构致使风疾的病因论向痰、火、虚等内因转变，续命汤的应用边界发生退缩，并在精英医疗的场域中"衰没"，而庶民社会医疗实践中续命汤的应用并未随之显著削减，仍然是治疗中风的重要选择。

疾病考古是运用古病理学分析对人类遗骸所表现的疾病和创伤进行科学鉴定，并借助文献资料、图像和出土遗物对相关人群的生业模式和文化习俗进行综合分析。华南师范大学历史文化学院张弛副研究员《新疆青铜时代至早期铁器时代医疗疾病考古初探》综合研究了38处新疆青铜时代至早期铁器时代墓地的人骨材料，结合自然环境与历史背景，对创伤、齿科疾病、先天畸形、肿瘤、关节疾病、呼吸系统疾病、传染性疾病、新陈代谢与内分泌疾病等现象进行研究，客观反映出新疆地区早期人群的健康状况。通过对相关出土人骨及遗物的科学检测与分析，探讨新疆考古所见的外科手术及伤口护理、麻醉药物、骨折处理及假肢安装等医疗案例，并与周边区域的医疗活动进行对比，诠释新疆早期人群的医疗模式及医学思想，从疾病考古的视角揭示早期丝绸之路的文化交流。

伤寒学指的是对"伤寒"这一疾病的成因、诊断以及治疗方法进行叙述或解读的知识种类。这一知识种类是传统中国医学精髓的重要组成部分，在新时代面对疫情大流行的背景下绽放出光芒。仲恺农业工程学院杨智文讲师《宋代三类医疗群体对伤寒学的传播》中提到伤寒学的出现在《素问》撰写的时代已初见端倪。至东汉末年张仲景《伤寒杂病论》的问世，标志着伤寒学的最终成型。而宋代则是伤寒学走向成熟兴盛的关键时期。宋代伤寒学的兴盛，是士人、民间医者和女性医疗者共同努力的结果。士人群体凭借自身在财力、政治地位及社交网络方面的优势，从事伤寒学著作的撰述与出版，固然推动了伤寒学走向兴盛，确立了士人自身在伤寒学领域的优势地位。但士人的努力也掩盖了其他群体所发挥的作用。被士人抨击的民间医者，也需要在医疗实践与竞争中运用《伤寒论》中的医方和医理，借此推动伤寒学知识的传播。女性医疗者或在家内承担健康照顾的责任，或在社会上从事医疗活动成为女医。家内健康照顾的重任构成她们阅读医学典籍的动机，而对针灸等医疗技术的运用让她们有参与妇人伤寒治疗的可能。在男性占据主导地位的宋代医疗领域中，女性的医疗知识处于被忽视的状态。杨智文认为如果只关注士人群体刊行的伤寒学著作，不充分了解不同社会群体的参与状况，将无法了解宋代伤寒学发展的全貌。

从现代药用真菌学的角度来看，茯苓是一种腐生真菌，常生长在马尾松、云南松等松树的枯朽根上，以干燥的菌核入药。从药食同源的角度来看，茯苓是药食兼用的一味中药材。在现如今的线上网店或线下超市中，可以很容易购买到以茯苓为主要原材料制成的茶、粉等带有保健性质的商品，从而满足购买者养生保健、美容养颜的目的。广东警官学院郭幼为助理研究员《茯苓（神）考：中古时期医药与宗教、养生服食风气的互动》认为从茯苓销售的场域和易购的属性来看，其显然是在中国长期的药食同源观念影响下药食兼用的中药材。而在中古时期茯苓的认识和利用便呈现医用、食用、仙用等三大维度。药用方面，中古时期茯苓疗病祛疾的范围呈扩大趋势，茯苓汤、丸、散、饮等剂型在该时期已相当完备，赤、白茯苓以及茯神出现在药方之中，表明中古时期茯苓已经按部位入药。食用方面，魏晋时期服食风气益兴，道家饵食茯苓来养生修身，进而可以确保其得道升仙。这种服食植物的风气延展到唐，使茯苓汤成为唐人好饮用的汤药之一。仙用方面，茯苓成为仙药与道家服食有关，葛洪就将茯苓纳入仙药行列。但茯苓成仙药的时期应该更早，或与松树有关，因松树很早便被赋予信仰崇拜的属性，所以与之密切相关的茯苓自然也沾上了些"仙气"。加之受巫思维的长期熏染，茯苓便被附着了通神致灵的仙用属性。一味普通的中药材因与当时的服食风气以及宗教相勾连而具备了多重属性，提示学者要追本溯源，探究医药背后的文化因素。

"医为小道"伴随着古代社会对于医者身份形象地位的贬抑而成为一种较为普遍的观念。随着医者对于身份形象地位抬升的需要，明清集中出现了"医儒同道""医非小道"甚或承认"医为小道"的争辩，其核心皆在于强调"医道"媲于"儒道"的功用。华中师范大学历史文化学院刘旭东硕士《"医非小道"：明人李濂的医道论与〈医史〉书写》从明人李濂《医史》的书写实践中，发现了医道论与医史观的紧密互动。李濂认为"医非小道"，并以之作为指导《医史》书写的理念，强调于史传特别是"前史所载方技列传"中纂辑《医史》，以彰显《医史》的实用功效，体现了李濂《医史》注重实用及征实的书写取向。《医史》于"前史"中摘录医者传记，既是李濂说明其"医非小道"论的一种体现，亦抬升了混迹于方技术数之流的医者地位，使《医史》具有了独特的书写意义。

北宋名臣蔡襄，从中央到地方为官30余载，政绩累累。一生撰写了大量诗文著述，其中涉及诸多医药内容。内蒙古医科大学孟永亮副教授《北宋名臣蔡襄医事考述》以蔡襄诗文著述为史料，从煮药自疗、劝医用药、举责医官、明晓医理、留意本草等方面进行简要考述。透过书信和信札穿越千年历史展现蔡襄的为官经历及身体状况，以蔡襄为代表的宋代文臣尚医、学医、用医、以医药为题材著述诗文、主动传播医药、惠泽百姓的事例，体现了宋代士大夫官员立足医药、留意本草的理政观念，和宋代政府以医为仁、安民济世的治国思想。

北大退休教授钱理群说:"学术研究要坚守底线,要说现代中国人的话,而不是外国人的话,也不是古人的话;要说自己的话,而不是他人的话,而不是违心的话。"南方医科大学殷平善教授在《关于医学史研究的几点思考》中向青年学者提出四点建议。第一,拓宽学科视野,不同向度和维度或层面的研究要视域广大、胸襟宽阔,精诚团结协作,促进学术自由,鼓励百家争鸣,提倡学术交流。医学史要研究真问题,有宏大叙事,同时也不捐细流。提倡学术交流,跟国际学术界保持对话。第二,加强科学素养,关注自身乃至社会大众的整体科学素养。医学史与科技史密切相关,既有人文属性,也有自然科学属性。第三,拒绝平庸。一项研究如果平庸而面面俱到,绝不是好研究;内容深刻即使有些片面,但能给人以启迪,也堪称好的研究。第四,反观国内医史文献学科的现状,要述往事,思来者。

敦煌医学卷子是指成书于六朝与隋唐时期、在敦煌文献中发现的有关医学类的文献。地域、空间等原因使敦煌医学卷子具有相对独立性,其区别于传世文献,更能对中古医学全貌加以论证,因此敦煌医学卷子可看作唐代医学与域外医学交流的重要参考。上海中医药大学科技人文研究院张冀豫硕士《唐代医学域外交流初探——以敦煌医学卷子为例》通过对近年来敦煌医学卷子的研究,从医学理论、医籍融合、医者形象、医学互动等方面探究唐代医学的域外交流情况。

明成化年间,吴中医者周原己以名医征辟入北京太医院供职,后又通过传奉的方式,右迁御医、南京太医院判。在其供职两京太医院期间,与吴中籍的史鉴、沈周、祝允明、赵宽、王鏊、李应桢、徐有贞等一大批官员、文人有着广泛的诗文交游。浙江中医药大学基础医学院徐晓聪硕士在《不欲以医名:传奉医官周原己交游考》中通过论述周原己的家世与应征、传奉,周原己与官员、文人的交游,呈现一个在成化、弘治两朝的传奉浪潮中,众多医官夤缘营求,通过传奉荣登高位,与文官群体的矛盾逐渐激化,政治文化影响医官形象塑造的大背景下,反而拥有与其他传奉医官不一样人生的在仕与隐、医与儒之间徘徊的周原己。

由于科学认知的限制,加之饱受疫病的残害,中国古代先民对于瘟疫流行不可避免地借助于鬼神之说加以构想，于是产生了西王母、颛顼三子死而成疫鬼以及五瘟神等与瘟疫相关的鬼神信仰，这些信仰在古代盛行的同时，也影响到了中医学对瘟疫的认知。山东中医药大学中医文献与文化研究院相光鑫讲师《古代对疫病的医学认知与哲学思辨——以"杀鬼丸"为中心》通过对瘟神在民间的演变过程及《千金翼方》卷十中"杀鬼丸"的名称、组成、功能、社会文化特征的介绍，反映古人对于疫病的认知与积极防治的态度。

（二）近现代医学史

温州医科大学马克思主义学院刘玉山教授在《论新中国血吸虫病防治的历史经验（1949~2021）》中认为，就防治血吸虫病 70 多年来的历史经验看，血防工作是一项系统的推进工程，这个推进工程可以概括为：坚持"一根红线"和突出"三大抓手"。"一根红线"是坚持党的领导是根本保证，"三大抓手"分别是：科学技术的不断创新与进步是关键，表现为我国和世界的医学科学进步与幕后科研工作者的艰辛付出；治理理念的不断创新是核心，表现为国家血防事业的理念与世界接轨，同时不断研究制定法规、条例、标准，使防治工作走向规范化、法制化和科学化；人民群众主观能动性的发扬是基础，表现为对群众动员、宣传教育以及防治过程中离不开人民群众人力、智力的积极贡献。

延安时期，中共中央为了建立适应革命战争和人民群众防病治病的边区完备的医疗保障，在行政管理与医疗机构设置上逐渐完善发展为一个自上而下为全体军民服务的较为完整的医药卫生工作网络。陕西省图书馆地方文献部刘英《为全体军民服务——延安时期医药卫生工作网络的构建》总结了当时医疗服务工作在中共中央领导的重视下，不断制定、补充、完善相应的卫生管理制度，使其不断规范化，尤其是对基层基础医疗机构的设立，使卫生工作深入农村，建立起了服务于全体军民的上至中央一级、下至村镇一级的各级卫生机构。面对延安时期特殊的革命环境和军民迫切的医疗需要，中国共产党人自力更生、艰苦奋斗，始终秉承"为全体军民服务"的精神主旨，全力发展边区经济、军事、文化、医药等建设，始终坚持从广大人民群众的根本利益出发，充分调动了医护人员的责任心和使命感，并将发动群众广泛参与医疗防疫工作作为重要任务，使延安时期边区的广大人民群众都能成为医药卫生服务工作网络上发挥关键性作用的重要一员。

第二次世界大战期间，日本 731 部队在中国进行了大量的细菌战与人体试验研究。战后，在美国主导下的东京审判并没有对这种医学暴行进行审判，而是以豁免日方战争罪、美方获得研究资料为条件达成秘密交易，为战后美国生物武器研究做积累。美国将这些资料作为机密档案收藏，日方人员在日本学术界和制药企业发挥作用，获得了显著的社会地位和影响。直到 20 世纪 80 年代这些档案在美国的发现和解密，美国、日本和中国学者才开始逐渐关注和讨论这种医学暴行以及当代科研伦理。哈尔滨医科大学基础医学院张艳荣教授在《不同的视角：从医学暴行到科研伦理》中着重分析了中日两位学者对此问题的讨论，日本学者认为当时的环境和日本社会的等级制度是这种医学暴行发生的原因，中国学者认为除了追根溯源之外，还应有超越这些因素的其他因素的考虑，但二者都表示了对这种医学暴行的谴责，并对本国当代科研伦理问题提出了反思。

随着航海时代的开启，世界逐渐连成一个整体，东西方的文化开始不断碰撞、交流和融合。西方传教士也渐渐进入中国，为防止中国人对其产生心理排斥，在当时中国现代医学不发达的情况下，便出现了以医传教的形式，通过建立教会医院达到传教的目的。南京中医药大学马克思主义学院茆雪颖硕士《胡美眼中的中医》以医学传教士胡美在华 30 年的行医经历为线索，探寻其眼中的中医，以及对现代中医学传播的反思。报告简要介绍了研究胡美的意义，以及胡美的生平及其著作、学术成果。胡美在长沙行医的日常生活中认识到了中医的哲学指导思想，将其代入了自己理解的西方神灵文化，并且对"气"这一中医中的能量物质有了自己的见解，最后在与长沙著名中医"王医生"的协同诊疗中深刻地认识到了中医在望闻问切方面的神奇。

北京协和医学院是由美国洛克菲勒基金会在华投资建立的一家世界顶级医学教育机构，自其建立起就以在中国传播西方医学科学体系为己任，并将其与中国本土文化相结合，力图实现"Plant western seeds into Chinese soil"，在中国构建本土化西方医学体系，并树立其在未来中国文化中之传承。中国医学科学院北京协和医学院人文学院王勇副教授《协和"大圭"与西医的中国文化传承建构》介绍了协和"大圭"毕业典礼仪仗，其为北京协和医学院的西医在华构建中国文化传承之重要的文化物化象征。该仪仗于1924年首届毕业典礼上启用，由校方代表授予学生司仪，引导毕业典礼仪式，称为"授圭式"。该仪仗的形制是仿周天子所用之大圭，并做了希冀协和百年文化传承的精心设计。在这一仪仗的中国历史文化外衣之下，该仪仗的形制、学生司仪的遴选、历届学生司仪的成就，使其拥有了特定的文化内涵，对于中西交融的协和历史文化具有特殊的意义。对于这一仪仗及其仪式历史风雨之考察，可以对西方医学科学在华的本土化进程，及其与中国文化之交融、物化起到管中窥豹的作用。

沈石顽，民国时期著名中医病理学家，内科医师，翻译家。原名沈松年，字石顽，浙江四明人。幼年时家境较为殷实，其伯父明玖公曾担任日本长崎领事，家中来访的客人多为日本的名士文人。沈石顽受此熏陶，喜习日语，师从日本名士高田丰吉学习日本语言、文字、风俗、习惯等知识。成年后对医学产生兴趣，考入丁甘仁在上海创办的上海中医专门学校，受教于曹颖甫、丁福保、陆渊雷、祝味菊等中医名家。毕业后，于1935年受聘于由王一仁、秦伯未、许半龙、严苍山等人创办的上海中国医学院，任学院教师。凭借其日语的优势，沈石顽热衷于引介日本医学著作，翻译了大量日本医家的著作。中国中医科学院中药研究所张卫研究员在《学通中西的民国医家沈石顽——中医界病理学家》中介绍了沈石顽的生平事迹、翻译著作，以及主要学术贡献，沈石顽先生的文章与作品涵盖内容广泛，包含了多个学科的知识内容，不仅有日本医生对于汉方医学的思考与研究，也包含西医学如营养学、病理学、生育学的系统知识，为中国医生了解国外汉方医学的发展，乃至西医学术起到了重大的作用。

华中师范大学中国近代史研究所邓哲悦硕士《技术与观念：输血疗法在中国的实践与讨论（1921~1937）》指出输血疗法是近代西方医学传入的重要内容之一，在医疗领域发挥着重要作用。20世纪20年代开始，输血疗法逐渐在中国医疗领域实践应用，西式医院与医学留学生在其中扮演重要角色。然而，输血疗法涉及中国人向来敏感的血液，普通民众在固有认知的影响下对血液乃至输血不可避免地产生误解与想象，在大众与医学界之间关于输血和卖血的争执讨论也不断涌现，从而形成中外、新旧间碰撞磨合的图景，反映出技术进步、大众观念、专业知识群体间的复杂互动关系。

英国人对饮茶功效的认识经历了一个曲折的过程，在最初接触饮茶时给以较高评价，甚至将其宣传为"灵药"，这在促进英国人接受饮茶及饮茶习俗得以广泛传播的同时，亦致使反对饮茶甚至予以激烈批判的声音不断高涨，茶又被贬斥为"毒药"，这一激烈批判虽然略显偏狭，但对附着于茶叶之上的"灵药"光环具有祛魅作用，促进了英国人更为深入地研究茶的特性，从而得出了更为全面的结论：饮茶对身体健康具备多重功效，但并非所有人士适宜饮用，而且不宜过量。天津师范大学欧洲文明研究院刘章才教授的《"灵药"还是"毒药"：——近代英国人对饮茶功效认识的转变探析》阐述了英国人对茶的功效的认识，从"灵药"到"毒药"再到全面认识的过程。英国人对饮茶功效的这一认识过程，折射了全球化背景下物种跨地域传播的复杂性，物种的扩散和与之相关的科学文化知识的传播并不同步，茶叶在穿越文化屏障后在西方被重新认识，被纳入其构建的以可验证性为特征的具有普遍性和统一性的认识世界。茶被认识的这一历史过程，既反映了伴随西方扩张而构建的"科学"具备全球指向的同时亦显示出明显的排他性，又揭示出世界各地的本土知识蕴含不可忽视的价值。

（三）医学理论及文献研究

新出《荆州胡家草场西汉简牍选粹》（文物出版社，2021）一书中公布了部分胡家草场西汉墓出土的医方简牍，其中简814"止汗方"中的"苦"字用法颇为独特。中国中医科学院中国医史文献研究所周琦副研究员以《胡家草场西汉墓医书中的"苦"》为题，论述如何理解胡家草场西汉墓中的简814"止汗方"中的"苦"字，结合传世文献的相关文句对此字的用法和意义进行了解读。他提出关于出土文献中难字的破读方式，一是如字读，二是联系通假字或形讹字，并通过大量的文例进行阐述。

葱是一类具有悠久历史的农作物，为百合科（Liliaceae）葱属（Allium）植物。中国是葱的起源地之一，主要在我国北方地区。塔里木大学历史与哲学院胡家虎硕士《药食同源：葱在中国饮食结构中的变迁与药用功效探究》从历史文献学视角对葱在中国饮食结构中的变迁和药用功效进行探究。报告认为随着农业栽培技术的提升和农作物物种的丰富，葱在中国饮食结构中所占据的地位发生了巨大的变迁。葱不仅是厨房必备之佐料，亦是古之医者所善用的良药。经整理中医药古籍，发现葱主要具有发散解表、理血止痛、利便解毒、回阳救逆等功效。但今人常容易忽视社会历史性，对葱的回阳救逆功效大加批驳，因而误读了古之医者仁心。

李泽厚先生《历史、伦理与形而上学》等著述提出"历史三性"（具体性、积累性与偶然性）与"历史进入形上"说。基于此，早期的历史经验与知识的积淀和建构逐步文献化，再经前贤删定而理性化为一整全的文献系统，后学对此理性化文献的不断重编、引证和诠释，最终确立了此类文献的经典地位。经典化的高文典册既笼罩于一般文献之上，又统属于古今文献大系之中，如是，经典文献的类"内向超越"性即具有了本体的形上属性。鉴于此，西南大学汉语言文献研究所杜锋副教授《积淀、理性与经典：从一则医案看本草药效的层累形成》考证《证类本草》卷九所附《经验方》中的"野鸡痔病方"医案，亦见于其他古医书，但所载主药有异，可知医家在引证此医案时或加以重新编次，并就个人以及当时群体的医疗经验有所改订和诠释。另外，古代主流本草著作对"柳"及其相关药物功效的集录愈加繁复。因古代本草著录体例具有类纂、杂录和叠加等性质，故其著录呈现明显的层累性，如此便层累地形成了其所载药物的功效。与之同时，本草知识的积淀、层累以及理性化最终导致了早期本草著作（如《神农本草经》）的经典化。

现见能够反映隋唐时期医学目录的文献，集中体现在《隋书·经籍志》《旧唐书·经籍志》《新唐书·艺文志》中。唐初《隋书·经籍志》垂范了后世正史目录的编撰范式。《旧唐书·经籍志》于五代时期仓促成书，主要反映盛唐开元时期以前的唐代藏书。《新唐书·艺文志》补充唐中后期目录，具有补史艺文志性质。此三种正史目录的医籍著录史料综合起来，方能较为完整地反映隋唐时期医书著录的基本情况。南京中医药大学中医学院、中西医结合学院付鹏讲师在《隋唐时期正史目录中医籍著录研究》中通过分析医籍著录的编撰、体例和内容，阐述这一时期医籍著录的主要特征，并且与前后时代的相关目录文献比较，明晰隋唐时期医学目录在整个医学目录史中的地位与价值。在此基础上进一步探讨医籍与医学学术之间的互动关系。史官在正史目录中著录医籍，不仅记录了当时代表性医籍的信息，而且通过表达蠲除疾病、守护健康的理念追求"弘道设教、藏用显仁"的编辑旨趣和社会价值观。

宋校医书指北宋校正医书局（1057~1069）整理刊行的《黄帝内经素问》《伤寒论》《金匮要略》《金匮玉函经》《千金要方》《千金翼方》《外台秘要》等11部典籍。这些医书汇集了存世相关文献，使重要中医典籍得以流传至今，成为当今中医教学、科研、临床的重要依据。现有研究发现，宋臣在校勘整理这些医书的过程中，采用填补遗佚、删削重复、重辑事类、重新编次等方法，对各书进行了不同程度的调整改动。他们在各书序文中反复强调，其对所校医书内容的修改均以相关文献为依据，"一言去取，必有稽考"，"据经为断，去取非私"。北京中医药大学国学院曾凤教授在《宋校医书引用文献评析》中结合宋臣关于校书方法的说明，在对宋校医书引用文献的具体内容、引用方法等方面梳理与分析时，发现宋臣在参考相关文献做了大量研究性工作的基础上，根据自己的理解对这些文献做出判断取舍，用以修订改动所校各书，使这些医书的基本构成发生不同程度的变化。由于儒臣主持校正医书工作等特殊因素，宋校医书的引用文献存在有悖医理之处。她认为有必要对此一问题展开深入探讨，以便有效运用宋校医书文本。

《临证经验方》又名《爱庐医（方）案》，作者为嘉道间吴门名医张大燨。张大燨字仲华，号爱庐，为吴门医派在清代中晚期的重要代表性医家，与同时期另一位吴门医家杨渊（寿山）齐名。该书汇集张氏30年临证"获效于前""得心应手"之方，具有相当的临床价值。书成于道光二十六年（1846），初刻于道光二十七年，原本共载100余案，但刊行不久即毁于兵燹。后存76案的版本经多次、誊抄，流传至今，版本众多且杂。南京中医药大学中医文献研究所薛昊博士《吴门医家张大燨〈临证经验方〉现存版本的考察》探讨了张大燨《临证经验方》经后世流传下来的几个版本，认为其均非张氏书之原貌，而目前新发现其弟子的著作《凤氏医案》可作为现存《临证经验方》版本系统之外一个新的补充，传承明确，共100余案，具备保留《临证经验方》原貌的可能。

民国上海中医药期刊是伴随着近代上海历史的进程和我国近代中医药的发展而发展的。上海中医药大学科技人文研究院康欣欣助理研究员《民国上海中医药期刊发展概述》就民国中医药期刊的发展历程、期刊的分类、期刊的主要内容、期刊创办者、期刊出版形式和印刷机构、期刊的竞争等多方面概述民国时期上海中医药期刊发展的图景，并以此探讨对民国上海地区中医药期刊研究的意义。

贺季衡师从孟河名医马培之，尽得马氏真传，以擅治疑难杂症及脾胃病著称。受孟河医派的影响，贺季衡一生博览群书，博采众方，而不拘囿于一家，且重视实践，知行合一，对"急则治其标，缓则治其本"的应用颇为精当。南京中医药大学中医药文献研究所刘昊辉博士的《孟河医家贺季衡学术思想探析》从医家贺季衡的平生简单切入，进而论述其尊经崇典、知常达变、博学广识、辨治精确、重视脾胃、中焦论治、用药醇正、灵活多样的学术思想，通过贺季衡的医案更加深入阐述贺季衡配伍醇正轻灵、制剂灵活丰富、重视引经炮制、倡导药食并举的治病与用药特点。

《鲍威尔写本》是19世纪新疆地区出土的梵文文书，前三卷为医学文书。其中多次出现的 jīvanīya 为10种甜味药物。上海中医药大学科技人文研究院石舒尹博士《〈鲍威尔写本〉"十甜药"研究》参考印度阿育吠陀经典古籍和现代阿育吠陀药典，与中医理论进行对比，对十甜药的组成进行考证，研究其应用特点。报告中指出：除未知的 ṛṣabha 以外，其余9种药物均味甘、性冷；有8种可治疗肺痨，7种可治疗咳嗽、烧灼感，6种可治疗发热、出血。这一药物组合主要用于滋补、缓和过盛的风，可制成酥油剂、油剂、灌肠剂、外敷剂等多种剂型。在《鲍威尔写本》中，该组合可用于治疗肺相关的消耗性疾病（肺痨）、癫痫、儿童的虚劳和发热。在印度医典《遮罗迦本集》中，该组合还有滋补、壮阳、延年益寿的功效。十甜药以甘、凉、滋补药治肺痨，与中医治疗肺热虚劳理念相近。印度传统医学与中医的理论存在诸多共性，对传统医学进行比较研究，对于探讨文明的产生以及交流，有深远意义。

结　语

本次年会共征集会议论文116篇，两天四场会议累计参会686人次。年会闭幕式由河南中医药大学徐江雁教授主持，他表示本次会议参会人数之多、研讨内容之广，反映了医史学科良好的发展态势，也使在疫情之下的中华医学会医史学分会首次线上会议成为学术碰撞、思想激荡的舞台。

会议最后张瑞贤主委总结发言，他认为一方面应给予年轻人更多展示分享的机会，另一方面前辈学者也应帮助青年学者把握研究方向，以免偏离。张瑞贤表示从事医学史工作的青年学者研究学问应有问题意识，且要坚定研究方向，明确服务对象。最后他希望更多学者能展示自我，分享医史研究新方法、新思路。

2022年度大韩医史学会春季学术会议参观记

〔韩〕李贤淑*

【摘要】大韩医史学会是韩国规模最大、最具权威的全国性医疗史学会。该学会每年举办春季、秋季学术会议。因疫情影响,2022年度春季学术会议于7月1日在庆尚北道庆州举行。延世大学医学史研究所李贤淑教授作为韩国代表性的医疗史研究者,线下参与本次会议,并详细介绍了此次会议的内容,为管窥韩国医疗史研究的最新动向提供了一扇窗户。

【关键词】大韩医史学会　春季学术会议　韩国医疗史

前　言

受新冠疫情影响,大韩医史学会春季学术会议自2020年以来一直以视频会议的方式进行,时隔两年多,终于迎来线下会议。本次会议于2022年7月1日(星期五)在新罗古都庆州的和伯会展中心圆满举办。大韩医史学会春季学术会议作为大韩医学会分科会议举办。大韩医学会下属学会数量现已达153个,包括大韩家庭医学会、韩国临终关怀和姑息治疗学会等。因此,本季大会规模盛大,与会人员众多。虽然大家都面戴口罩,但久违地相聚一堂,促膝交流,感觉正逐步走出"疫情时期"的漫长隧道。

学术会议由指定议题和自由议题构成,指定议题由主办方确定,邀请

---

* 李贤淑,延世大学医学史研究所教授。

报告人员。受新冠疫情影响，本次会议围绕"韩国近现代公共卫生史"这一主题进行。自由议题亦多聚焦公共卫生，从中可以切实感受到疫情现状对医学史研究带来的巨大影响。

一　会议日程介绍

指定主题：韩国近现代公共卫生史

第一场：指定主题（一）

10：40～11：10《从卫生到环境：解放前后卫生试验站组织与功能的变化》朴智暎（仁济大学）

11：10～11：20 讨论

11：20～11：50《小鹿岛籍麻风病人医生的生平史：在"游医"和医务人员之间》金宰亨（韩国国立开放大学）

11：50～12：00 讨论

12：00～13：00 午宴

第二场：指定主题（二）和自由主题

指定主题

13：00～13：30《军队、学校和游泳馆：韩国的近代化与"眼病"的社会史》金泰浩（全北大学）

13：30～13：40 讨论

13：40～14：10《在专家和普通人之间：驻韩美国和平队保健项目的运营及其影响（1967～1981）》徐娜来（安东大学）

14：10～14：20 讨论

14：20～14：50《以居民之力构筑健康村庄：1970～80年代地方保健事业中的保健活动和居民参与》郑多惠（延世大学）

14：50～15：00 讨论

自由主题

15：00～15：20《东亚公共医疗的概念史：以公共卫生和公共医疗为中心》辛圭焕（大邱大学）

15：20～15：30 讨论

15：30～16：00 休息

第三场：自由主题

16：00～16：20 《朝鲜时期地方医局研究的现状与课题》金澔（首尔大学）

16：20～16：30 讨论

16：30～16：50 《关于结核病治疗和预防的医学与社会性争论：以 19 世纪末 20 世纪初的法国为中心》闵有基（庆熙大学）

16：50～17：00 讨论

17：00～17：20 《夜间急救患者报告中心的设立与意义》权五英（庆熙大学）

17：20～17：30 讨论

17：30 闭幕式

二 报告内容

报告内容主要基于学术会议摘要集所录内容整理而成。按照报告顺序，具体如下。

1. 指定主题报告

（1）朴智暎（仁济大学医学院人文社会医学教研室）在《从卫生到环境：解放前后卫生试验站组织与功能的变化》中，梳理了韩国解放前后负责环境卫生研究的（韩国）政府机关的活动与变迁，并借此考察了殖民地时期作为近代健康管理和统治的双重工具而被引进的"卫生学"如何在韩国解放后的政治、经济和社会背景下调整成为"环境卫生学"。作者指出，殖民政府设置卫生试验站，负责为市政提供所需的卫生学资料，在试验站工作的朝鲜卫生学家为了解日本移居者对朝鲜气候和水土的适应程度，探讨了朝鲜环境对人体健康产生的影响，进而考察了日本人主要定居的城市地区的污染。解放后，殖民地卫生体系虽进行了美式重塑，但殖民时期环境卫生研究的基本方式却一直延续。朝鲜总督府下属的卫生试验所于 1945

年9月改组为中央化学研究所，其所长由1930年以来便担任卫生试验所研究员的韩龟东担任。与卫生试验所类似，中央化学研究所也把研究重点放在了引起疾病的环境因素上。

此后，韩国政府的环境卫生研究在20世纪60年代经历了重大制度性调整，1963年中央化学研究所的后身——国立化学研究所与多个研究机构合并为国立保健院，这反映了解放后美国公共卫生模式对韩国公共卫生重建所产生的巨大影响。美式公共卫生模式重视相关领域的密切合作，为有效施行，强调建立促进各分支机构互动的综合研究教育机构。朴智暎指出，解放后的环境卫生的形成过程是围绕韩国的国际政治、国内政治经济状况以及专家群体的成长等三个要素综合作用的产物，即环境卫生研究的发展是试图扩大对自由阵营国家影响的美国的公共卫生援助、国内对环境问题的广泛讨论、政府的经济开发政策、对以污染为中心的环境问题的认识、希望摆脱殖民地时期卫生学烙印的卫生学家的行动，以及新崛起的卫生工学专家的探索等交互作用的结果，而这形成了研究污染对健康产生影响的早期环境卫生研究的特征。

（2）金宰亨（韩国国立开放大学）在《小鹿岛籍麻风病人医生的生平史：在"游医"和医务人员之间》中，讲述了殖民地时期被幽闭在韩国南海小鹿岛的麻风病患者中接受医学教育并从医人群的生平史。小鹿岛慈惠医院成立于1916年，1940年收容的患者达6000余人，1945年韩国解放后进一步增加。为填补医疗人力的不足，小鹿岛医院于1949年设立菉山医学讲习所，从麻风病患者中挑选资质聪颖者进行医疗教育。1949年至1961年，菉山医学讲习所毕业生人数为212人，教育内容包括诊断学、药理学、眼科学、细菌学等，经过2年的教育，考试合格者将代替小鹿岛内紧缺的医生承担小鹿岛医疗工作。此外，医学讲习所出身的患者在其他没有国立麻风病院和医生的定居点、农村等地也代替医生进行医疗活动。然而，从20世纪60年代开始，"游医"成为社会问题，到20世纪70年代，医学讲习所出身的麻风病人也难以从事医疗行为。曾在缺乏医生的麻风病人收治场所、定居点和农村填补医疗空白的这些人突然变成了"游医"，不能再从事医疗活动。然而他们开始另辟蹊径以继续开展医疗活动。医学讲习所出身的麻风病人在小鹿岛是医疗助理，在小鹿岛外是临床病理师或放射线技师，或是售药员，依然作为医疗人力活动。金宰亨报告的内容鲜有人知，饶有趣味。

该报告讲述了菉山医学讲习所出身的麻风病人走出小鹿岛后如何继续从事医疗活动，不仅解释了麻风病人的医疗行为对其自身的意义，还呈现了在国家卫生医疗制度合理化的过程中，被称为"游医"的部分人群的具体身份，同时也展示了选择何种人生路径才能继续留在保健医疗制度中。

（3）金泰浩（全北大学）报告的题目是《军队、学校和游泳馆：韩国的近代化与"眼病"的社会史》。该研究试图通过追踪韩国近代社会对眼病的认识与实践变化，从历史角度考察韩国社会对传染病认识的变化如何与社会经济变化相呼应。眼药广告最早于1923年在韩国出现，农忙时节农村眼疾多发，必须使用眼药的广告令人印象深刻。作者特别指出，随着近代制度的引入，军队、学校等集体生活空间开始增多，随着工业化和城市化的发展，游泳馆等公共场所逐渐扩大，与此相应，流行性眼病也呈现持续扩散趋势。

（4）徐娜来（安东大学民俗学研究所）报告的《在专家和普通人之间：驻韩美国和平队保健项目的运营及其影响（1967～1981）》一文围绕20世纪60～70年代韩国的地方保健政策，考察了美国和平队（Peace Corps）保健项目的运营情况，并对其意义进行了探讨。美国和平队是美国支援发展中国家的民间团体，在国内完成对志愿人员的选拔和训练后，外派到受援助国进行为期2年的志愿服务活动。作者采访了被派往韩国的和平队的保健人员，介绍了这些人员在派遣初期在保健所管理结核病和麻风病患者，自20世纪70年代后期起业务范围开始扩展至妇幼保健事业和计划生育事业。驻韩美国和平队的保健人员既非专家也非普通人，而是以保健辅助人员的中间角色投身于韩国现代保健行政的最前线。20世纪60年代和70年代，虽然这些保健人员在韩国落后的医疗现场倾尽心力，但其活动仍被限制在韩国政府的体系之内，未能引起新的规划或变革，并于1981年撤离韩国，即虽然美国和平队保健人员的影响在当时仅限于提供中等水平的人力支援，但此过程带来的文化交流在日后产生了更为深远的影响。

（5）郑多惠（延世大学）的报告题目为《以居民之力构筑健康村庄：1970～80年代地方保健事业中的保健活动和居民参与》，文章就20世纪70～80年代韩国地方卫生事业中以地方居民参与为中心而实施的公共卫生事业的内容和性质进行了探讨。以往研究虽承认20世纪70～80年代居民参与地方卫生事业的意义，但因过于关注结果的成败而集中于阐明要因和探索对策，该报告则聚焦于居民的公共卫生事业参与经验对地方居民和地域社会的影响，即以外国援助为基础，在医科大学、宣教医院、国策研究机构等以示范事业形式实施的地方保健事业中，共同的目标是同时实施诊疗和公共卫生事业，通过初级保健医疗增进社区居民健康。此时，居民参与作为一种原则被强调，特别是在结核病管理、妇幼保健、厨房及厕所改造工程等公共卫生事业中，依托村庄健康员、信用合作社等激发居民的主动参与。

作者指出，在居民参与突出的地方开展的公共卫生事业，虽然大部分地区追求的是自发性和自下而上的事业，但实际事业的进行过程和地域社会参与的性质在不同地区有不同的表现，并提出应从地域社会内部的动态和居民生活变化的角度重新评价20世纪70～80年代公共卫生事业中居民参与的经验；特别是将1985年创建的村庄健康员制度作为地方参与型公共卫生活动进行了介绍，强调此前存在于村镇的新村妇女会和计划生育母亲会等30～40多岁熟悉村庄情况的地方妇女成为主力，发挥了沟通地域居民和保健组的桥梁作用。她们管理计划生育和疫苗接种，建立家庭健康档案，管理村中的常备药品，并能进行简单的急救。此外，村庄健康员还与里长、妇女会一起组织村里的卫生教育，推进环境卫生工作等。该研究旨在探索保健事业在地方社会发展事业历史中的意义和局限性，但忽视了在军事独裁时期其作秀频仍的特征。

2. 自由主题报告

（1）辛圭焕（大邱大学）的《东亚公共医疗的概念史：以公共卫生和公共医疗为中心》试图探究"公共医疗"（public healthcare）这一概念在东亚各国是在何种历史背景下发展而来的。在东亚，公共医疗的历史始于19世纪后期"卫生"的近代翻译。日本首创的卫生开始逐渐分化为个人领域和公共领域。在东亚各国的历史进程中，20世纪上半叶使用的是公众卫生、公共卫生、公医等概念，第二次世界大战之后使用的是公众保健、公共卫生、公共医疗等术语。在卫生概念的分化和发展中，卫生概念在东亚各国占有不同的地位。

至今为止，虽然对东亚各国的卫生论有众多讨论，但几乎没有关于从卫生转换到公众卫生或公共医疗的研究。该报告在考察日本卫生概念的翻译和引进过程后，通过追溯中国中医和西医的卫生论有何不同，以及卫生概念下的个人（个人卫生）、社会（公共卫生、社会医学）、国家（国家医疗）的出现和发展过程，梳理了卫生和公共医疗概念的演变历程。

虽然现在人们经常使用"公共医疗"一词，但在韩国法律上则是"公共保健医疗"。根据《公共保健医疗相关法律》（2012年2月1日），公共医疗特指公共医疗机构或保健所提供的医疗服务。但是现代社会的公共医疗不是由作为所有者或设立者的公共医疗机关开展的医疗，而是强调医疗的社会安全网——公共医疗的功能和作用。可以说，公共医疗是国家或社会以公共财政为基础，确保关于医疗的社会安全网，从而向国民提供普遍的医疗福祉。

近来，韩国医疗的公共性成为社会焦点，公共医疗（或公共保健医疗）一词被广泛使用。辛圭焕认为，要理解现代社会的公共医疗，必须以与"私营医疗服务"（private medical services）相对应的"公共医疗服务"（public medical services）为前提，只有理解公共医疗概念在东亚各国是在何种历史背景下发展而来的，才能正确认识公共医疗。

（2）首尔大学亚洲研究所金澔的报告题目是《朝鲜时期地方医局研究的现状与课题》，该研究试图重新评价朝鲜时期的地方医局。此前，朝鲜的地方医局（或药店）研究仅限于17世纪上半叶对江陵药房契和尚州存爱院的研究。金澔从数年前就开始发掘有关庆北荣州济民楼医局相关的古代文献，探讨地方医局的运作，并探究了运营清州和全南地区医局的儒医的学问特征，和士族势力发展缓慢的济州岛主要依靠济州牧使以官方主导形式运营药局的历史，以此为基础，试图重新评价地方医局的意义。1988年，李揆大对江陵药房契的研究为学界注入了新的活力。虽然当时乡村社会史研究活跃，但主要着眼于乡药、书院、乡案等主题，据此来看，李揆大的研究为考察与地方医疗相关的医局、药契等存在的首篇论文。他的研究是在所谓 16~17 世纪士族统治体制论的影响下，对以江陵当地士族为中心的江陵药房契的历史变迁的追踪。李揆大主张江陵药房契的意义在于，"药局的设立是激活鲜初以来官府主导运营的形式，而药房契的出现意味着药店的运营主体从官府主导转变为以当地士族为中心"，并认为药局具有代表乡村社会公共利益的"公局"性质。对此，金澔提出了如何理解当地士族的转变和公局的性质这一问题，并批评李揆大的研究虽然提到了公局的意义，但又落于当时一般的乡村社会史研究者的俗套，采取了对立地看待国家和士族、强调士族主导特征的二分法结构。目前，李揆大的主张被全部采纳，朝鲜医疗史的解释也基本遵循"官主导→士族主导→市场主导"的框架。这种程式化的解释与"近代主义视角"是联动的，后者视"由国家主导向市场转变"为一种发展。金澔强调，江陵药房契和尚州存爱院并非由士族主导，而应理解为官民联动体制，应该从公局这一公共医疗的角度重新讨论。作者将长期以来被程式化理解的朝鲜后期医疗的性质重新定义为官民合作体制，令人印象颇深。

（3）闵有基（庆熙大学）的《关于结核病治疗和预防的医学与社会性争论：以 19 世纪末 20 世纪初的法国为中心》从结核病的治疗和预防应优先考虑和重视什么这一问题出发，考察了 19 世纪末 20 世纪初法国就此在医学与社会层面展开的争论所具有的历史意义。1928 年，英国细菌学家弗莱明发现青霉素，推动了结核病的预防和治疗，取得了重大进展。在此之前，法国政界、市民阶级、医学界就结核病的治疗和预防何者优先进行了争论，闵有基认为这一历时性争论有助于我们理解公共卫生是如何吸收医学科学成果并强化公共社会特征的。据该文介绍，结核病早在古希腊时期就已存在，19 世纪开启的工业化及城市化导致结核病大范围扩散，而 19 世纪中期所谓的"巴斯德革命"则促进了微生物学的发展，卫生主义者的社会影响力也得到加强。特别是，1882 年德国科赫发现了结核杆菌，1895 年德国伦琴又发现了 X 射线，于是可以直观确认肺结核患者，从此，卫生主义者、医务人员和社会改革者在社会运动层面开展了消除结核病的运动。在法国，结核病死亡人数最多的巴黎市等主要地方自治团体的城市卫生和公共保健活动得到加强，同时中央政府层面的结核病委员会也开展了相关运动。参与防治结核病运动的人士就治疗优先还是预防优先展开了争论。从19世纪中期开始，为给中上层治疗结核病，英国和德国建立了疗养院（sanatorium），其效果通过国际结核病等学术大会广为人知。然而，为治疗结核病，建立并运营可提供充足的阳光、清新的空气、营养的饮食的疗养院需花费巨额费用，因此社会普遍认为相较于治疗，在城市底层居民中迅速普及结核病预防的教育和活动更为重要。在重视预防的社会改革派势力的支持下，巴黎等大城市为预防结核病迅速设立了众多保健所，同时依照重视治疗的医疗界的观点很快建立了公共免费疗养院。综上，该文通过上述考察试图阐明治疗和预防争论的意义。

（4）最后一名报告者权五英（庆熙大学医学院医学教育及医学人文学教研室）是一名急诊室的临床医生，在《夜间急救患者报告中心的设立与意义》一文中整理了自己平时关注的国家急救医疗体系的历史。伴随着城市化和近代化，急救患者数量不断增加，国家有必要优先为其提供适当的急救，因此急救医疗具备了公共性的特征。韩国也同样经历了城市化与工业化，迫切需要建立应急医疗体系，但疏于防备导致社会不满情绪高涨。在此背景下，大韩医学协会于1979年设立了救护急救患者的夜间急救患者报告中心。该文旨在讨论夜间急救患者报告中心的运行及其对当前应急医疗体系建设的影响。

急救病人转送体系始于殖民地时期。朝鲜战争后，急救患者的转送主要依靠警力，但基础设施不足导致运营困难。20世纪60~70年代，随着经济的发展和医疗保险制度的实施，韩国国民可以享受到更好的普通医疗，但急救医疗因民间和国家的关心不足而被忽视。再加上急症患者拒绝诊疗的事例频发，国民的不满情绪不断积累，不信任医生的风气日益蔓延。为消除社会的不信任，医生比国家先一步制定了调度急救患者的体系。1979年设立的夜间急救患者报告中心，将夜间的急救患者送往合适的医院，使其有机会得到适当治疗。虽然前期存在体系设计不成熟、运行困难、地域局限等缺点，但仍可评价其为首个取得急诊者管理实效的急诊医疗体系。夜间急救患者报告中心的基本架构此后直接转变为国家消防组织，为国家急救医疗体系的建立奠定了框架，意义重大。其背后既有社会对市民急救医疗的渴望，也有医生旨在解决因拒诊而引发的信任危机的诉求，还有政府对急救体系的强烈需求，可谓恰合时宜。总之，出人意料的是，韩国急救患者转送体系并非由政府主导，而是在医生主导下率先建立起来的。

结　语

本次会议从早到晚历时一天，共有 9 位报告人，每位报告限时 20 分钟，讨论 10 分钟。虽然个别报告没有指定评议人，未能进行深入讨论，但听众的提问层出不穷，现场氛围热烈活跃。同时，与会的青年研究人员众多，为学会输入了大量新鲜血液，令人可期医学史研究的光明未来。

（翻译：北京外国语大学亚洲学院韩语翻译学博士研究生郭长誉。审校：中山大学国际翻译学院朝鲜语系副教授黄永远）

Abstracts

1. The Illness and Death of Monks in Late Silla and Early Koryo—An Inscription Centered Study

LEE Hyun - sook

Institute for History of Medicine, Yonsei University

Abstract: This paper uses the inscribed stelas erected in honor of prominent Korean monks to analyze the illnesses, medical treatments, and deaths of the Korean monastic community. During the transition from the Silla to the Koryo period, monks were themselves a kind of "doctors" for the common people: they cared for the souls of the common people during a time of social disorder. This paper analyzes 22 monks for whom birth and death dates are certainly known, and finds their average lifespan to be 73.5 years, of which on average 55.5 were spent as monastics. In the context of turbulent Three Kingdoms period of Korea, they were among the longest - lived demographics. Among the reasons for their longevity can be mentioned their strongly regulated lifestyle, their vegetarian diet, exercise through manual labor, and access to Buddhist medical knowledge. The monks possessed an impressive medical theory grounded in the Buddhist *sutras*, recognizing for instance that depression and sadness could cause physical illness. During the Silla - Koryo transition, palliative meditation became increasingly important, and the Buddhist community began attaching a new importance to this practice.

Keywords: Silla - Koryo Transition; Monks; Buddhism; Illness; Death

2. Popular Medicine in the Koryo Era and Its Significance for the Time

LEE Kyung – lock

Institute for History of Medicine, Yonsei University

Abstract: Koryo was the first Korean regime to establish public hospitals in the capital city, such as Jeweebo（济危宝）, Dongseodaebiwon（东西大悲院）, and Hyeminkuk（惠民局）. These began as ad hoc temporary institutions but were over time made into permanent providers of healthcare and poverty relief. Publicly provided healthcare was at the core of the social welfare policy of the time and had a great impact on public well – being.

Keywords: Koryo; Popular Medicine; Jeweebo; Dongseodaebiwon; Hyeminkuk

3. The 18th Century Physician Yi Sugi's Conception of Himself—The Specialist Awareness of a Professional Identity

YI Kie – bok

The Research Institute of Basic Sciences, Seoul University

Abstract: In the first half of the 18th century, the physician Yi Sugi（李寿祺）wrote his "Autobiography" (*Yeoksi Manpill*,《历试漫笔》) in which he expressed his pride in his own accumulating skill and self – insight, and painted himself as a model healer. Yi's autobiography does not draw any comparison between his own medical activities and the idealized career of a Confucian gentleman, but rather keeps his distance from the topic of Confucianism and focuses on his own uniqueness and professionalism.

Keywords: Korea; Physician; Yi Sugi; *Yeoksi Manpill*; Professional Identity

4. Analysis of the Medical Writings of Hwang Do – yeon, an Important Figure in the Indigenization of Korean Medicine

HAN Sujie, XIAO Yongzhi

The Institute for History of Medicine and Medical Literature, China Academy of Chinese Medical Sciences

Abstract: In the 19th century, Joseon Korea was beset by all manner of internal and external calamities, which made it hard for commoners to access healthcare. To alleviate this distress, the physician Hwang Do-yeon and his followers wrote a number of accessible medical texts aimed at making medicine available to a larger segment of the population. These took full consideration of the local conditions in Korea, and over time came to be regarded as the classic introductory works of Korean Medicine. The popular-oriented and practically focused medical works of Hwang and his successors continued the royal physician Huh Jun's work of simplifying, Koreanizing and popularizing Chinese Medicine, thereby breaking what had been a royal and aristocratic monopoly on medical knowledge and securing an important place in the history of Korean Medicine.

Keywords: Hwang Doyeon（黄度渊）; *Euijongsonik*（《医宗损益》）; *Yakseongga*（《药性歌》）; *Uibanghwaltu*（《医方活套》）; *Bangyakhappyeon*（《方药合编》）

5. Characteristics of Medical Theory and Chinese Characters in the Korean Medical Book "Secret Diagnosis Treatment Experience of Hong Family with Medical Dictionary" (*Hongga Jeongjin Bijeon Bu Uiseojajeon*)

LIU Li

School of Liberal Arts, Zaozhuang University

Abstract: The research object of this paper is a Korean traditional medical book called "Secret Diagnosis Treatment Experience of Hong Family with Medical Dictionary" (*Hongga Jeongjin Bijeon Bu Uiseojajeon*, 《洪家定诊秘传附医书字典》). From the perspective of traditional medicine and Chinese philology, this paper mainly discusses the author and versions of the book, the structure, style, and characteristics of basic medical theories in the book, the characteristics of Chinese characters in the dictionary, and the dictionary's value. This book was written by Hong Sunseung（洪淳升）, a Korean doctor of Traditional Korean Medicine, based on his more than 30 years of clinical experience. Hong's medical theories and clinical diagnosis and treatment experiences were recorded in the book using Chinese characters. It retains a large number of uncommon Chinese characters. Through the study of this book, we can see the development of Korean medicine at the time, as well as the spread, inheritance, development and variation of Traditional Chinese Medicine and Chinese characters in the Korean Peninsula.

Keywords: the Korean Peninsula; Traditional Chinese Medicine; Traditional Medical Book; Medical Dictionary; Overseas Chinese Characters.

6. The *Ophthalmological Treatise of Bodhisattva Nāgārjuna* (《龙树菩萨眼论》) and the Spread of Indian Ophthalmology in East Asia

KIM Seong‑su, KANG Sung‑yong

Institute of Humanities, Seoul National University

Abstract: Indian ophthalmology has had a profound impact on the world of Chinese Medicine, represented by the text *Ophthalmological Treatise of Bodhisattva Nāgārjuna*. The diagnosis methods covered by this text, especially the use of metal needles, not only laid the foundation for clinical ophthalmology in East Asia, but also inspired subsequent works like the *Secretly Transmitted Longmu's Ophthalmology* (《秘传眼科龙木论》) and the *Essential Subtleties of the Silver Sea* (《银海精微》). The transmission and influence of this book proves that while East Asian Medicine owes its main development to China, it also absorbed influences from other civilizations.

Keywords: The *Ophthalmological Treatise of Bodhisattva Nāgārjuna*; Ayurveda; Ophthalmology; Cataract Couching; East Asia

7. A New Study on the *Yin‑huo* Theory of Li Gao from the Perspective of PTSD and PTG

ZHANG Zili, CHA Wung‑seok

College of Korean Medicine, Kyung Hee University

Abstract: Li Gao, the founder of the "*pi‑wei* theory", is one of the central figures in the history of Traditional Chinese Medicine. In studies of Li's medical thought, it is generally held that Li honed his skills through treating commoners who had been afflicted by starvation and other calamities due to warfare. Li himself had once spent six months trapped in the capital Kaifeng during the Mongol siege of 1232, in which he would have seen much violence and hardship. This paper therefore hypothesizes that Li himself suffered from Post – Tramatic Stress Disorder (PTSD), and analyzes his career from the point of view of PTSD and Post – Traumatic Growth (PTG). The study finds that Li does indeed show symptoms that could be regarded as PTSD, and that his career as a physician serves as a PTG method of overcoming this trauma. Li's creation of the *pi – wei* medical system is his way of constructively "getting back at" the Mongols for his trauma at Kaifeng.

Keywords: *Pi – wei* Theory; *Yin – huo* Theory; PTSD; PTD; Li Gao

8. The Development of Practical Learning (*Silhak*, 实学) and Transmission of Chinese Herbology in 18th and 19th Century Korea—Focused on *Imwon Gyeongjeji* (《林园经济志》)

AHN Ju – young

School of Humanities, Shanghai Normal University

Abstract: Beginning in 1806, Seo Yugu (徐有矩) spent 36 years writing his *magnum opus*, the *Imwon Gyeongjeji* (林园经济志), one of the foremost "Practical Learning" (实学) works of 19th century Korea. This book explains how the Koreans of the late Joseon era understood, adapted, and implemented the knowledge found in Chinese literature. This study examines the coverage of herbology in the *Imwon Gyeongjeji* and other works of the time and investigates how Chinese herbological knowledge was spread and adapted to local conditions in Korea. In the 18th and 19th centuries, herbology was not a clearly delineated field of study, and therefore a study on the spread of Chinese herbological knowledge in Korea should not be limited by rigid categories, and instead focus on the practical application of Chinese knowledge throughout East Asia. This way we can better understand why and how Korean scholars edited Chinese herbological works into anthologies suited to the clinical needs of medicine in Korea.

Keywords: Korea; Practical Learning; China; Herbological Knowledge; *Imwon Gyeongjeji*

9. Seeking Medicine from the Eastern Barbarians and Becoming Treasure in China: An Observation on the Koryo Cheongshin Pills Carried to China by Korean Envoys

WANG Jingxuan

College of Liberal Arts, Jinan University

Abstract: The Koryo Cheongshin pill (高丽清心丸) was one of the tributes most often carried by Korean envoys to China during the Qing Dynasty. Unlike other general local products that simply served as tributes, Cheongshin pills played an important and complex role in Korean envoys' journey. In a large number of Korean envoys' sketches, Korean envoys often donated Cheongshin pills to facilitate personnel exchanges, and this seems to have become a kind of general practice. What is even more surprising is that at that time, Chinese people from all walks of life had an unusual understanding and enthusiasm for Koryo Cheongshin pills. Why did Korean envoys frequently donate this medicine and why did Chinese people seek it? This involves the influence and collision of the cultural concepts between China and Korea, the rise and fall of the concept of health preservation in the Qing Dynasty, and other historical and cultural reasons.

Keywords: Koryo Cheongshin Pill; Korean Envoys; Tribute; Special Local Products

10. "Grassroot Medicine": Korean Herbal Medicine Industry and Consumption during the Japanese Colonial Period

HUANG Yongyuan

School of International Studies, Sun Yat-sen University

Abstract: During the Japanese Colonial Period, the colonial repression of Traditional Korean Medicine severely damaged the status of traditional physicians. Nevertheless, due to dominance of Korean Medicine merchants in the pharmaceutical market, the production, shipping, and sale of Korean herbal medicine was still very much alive. During the whole colonial period, the conflict between "Eastern" and "Western" medicine was not as intense as sometimes imagined, and the influence of Western medicine did not seriously alter the medical culture of Korean society. The vast majority of Koreans would still rely on Korean herbal medicine for their daily needs. For this reason, we should re-think the traditional historiography of medicine in Japanese-occupied Korea and give due weight to the continued importance of Traditional Korean Medicine and its symbiotic relationship with Western medicine.

Keywords: Korea; Japanese Colonial Period; Traditional Korean Medicine; Korean Herbal Medicine; Consumption

11. The Plague and Imperial Medicine, a Story of Change—Sihn Kyuhwan's Book *The Birth of the Plague Empire*

YU Yon-sil

College of the Humanities, Mokpo National University

Abstract: Sihn Kyuhwan's book *The Birth of the Plague Empire* uses the backdrop of the great plague outbreak that struck Chinese Hong Kong, Taiwan, and Manchuria, as well as Japan and Korea, at the turn of the 20th century to explore how Western medicine proliferated in the three East Asian countries and what kind of impact the new medical institutions had on society.

Keywords: Sihn Kyuhwan; Plague; Imperial Medicine; East Asia; Hygienic Hybridity

12. Book Review on *Die Geschichte der Medizin*

GAN Lin, CHEN Qi

School of Medical Humanities, Peking University

Abstract: *Die Geschichte der Medizin* is a popular medical history work consisting of 24 chapters, covering a total 186 stories with rich and colorful historical facts. It provides an overview of stone age shamanistic healing, the oriental and Greek medicine of antiquity, medieval medicine, and modern medicine. In addition, the author also topically introduces the milestone events in the development history of anatomy, physiology, obstetrics, surgery, ophthalmology, microbiology, diagnostics, physiotherapy, and family nursing. The final chapters, such as "A Colorful History of Medicine," discuss interesting events and phenomena in the history of medicine in a thematic format. It should be pointed out that the book has some shortcomings in the depth and breadth of content and academic aspects.

Keywords: Medical; Culture; God; Doctor Image

13. History of Modern Medicine as a History of Colonization—After Reading *Medicine & Empire: 1600 – 1960*

LI Jie, ZHAO Xue

School of Journalism & Communication, Jinan University

Abstract: When imperialism opened up territories around the world, medicine was also changed by colonial medicine into "modern medicine" or "European medicine". Almost every breakthrough in modern medicine has a corresponding process of colonialism. *Medicine and Empire* presents a relatively complete picture of how the interaction of European medicine and colonial medical experience shaped modern Western medicine in the developmental context of colonialism since the 17th century, as well as how Western medicine has played a role in knowledge theory, disciplinary classification, physician occupation, and organization. Changes experienced at all levels of institutions, health systems, cultural concepts, etc., thus providing us with a dynamic, historical perspective to write about human disease/medical experience and conceptual changes.

Keywords: Colonial History; Colonial Medicine; Medical History; Modern Medicine

14. Summary of the 16th Annual Conference of the Chinese Medical Association Branch of the Medical History Society

WANG Jialun, LIANG Cuiliu

Institute of Chinese Materia Medica, China Academy of Chinese Medicine

Abstract: The recent Covid – 19 Pandemic has given new cause for reflection on the history of medicine. The theme of the 16th Annual Conference of Chinese Medical Association Branch of Medical History Society is the interplay between medicine, culture, and society, cover both the intra – disciplinary and extra – disciplinary side of medical history. As the historiography of medicine faces new challenges, this annual conference has collected 116 papers which discuss the issues from every possible angle, fully embodying the latest directions in medical history.

Keywords: Medical History; Annual Academic Conference; Conference Summary.

15. Summary of the 2022 Annual Spring Meeting of the Korean Society for the History of Medicine

LEE Hyun – sook

Institute for History of Medicine, Yonsei University

Abstract: The Korean Society for the History of Medicine is Korea's largest and most comprehensive gathering of scholars in the field of medical history. This conference is held twice a year, once in spring and once in autumn. Due to the Covid – 19 Pandemic, the "2022 Annual Spring" conference was held on July 1st in Gyeongju – si, Gyeongsangbuk – do. Professor Lee Hyunsook of the institute for history of medicine, Yonsei university is a representative scholar of Korean medical historiography and made an offline appearance and this gathering, where she introduced the main contents of the conference and threw open the window to a new frontier of study.

Keywords: Korean Society for the History of Medicine; Annual Spring Meeting; Korean Medical History

稿　约

《中医典籍与文化》是中医医史文献学国家重点学科、山东省中医药文化协同创新中心、山东省人文社科基地、山东中医药大学中医文献与文化研究院创办的学术辑刊，由山东中医药大学王振国教授担任总主编，由社会科学文献出版社出版。

本刊既回望医学的传统，又关注全球之趋势，试图做一个多元医药学历史、当下与未来的见证者与参与者。诚邀天下学人襄助，以汇聚英才高论，拓延学术边界，共同耕耘中医文献、中医史学与文化相关研究的学术原野，鼓励多学科或跨学科的研究路径，倡导扎实的原始资料运用。辑刊刊文体裁不限，可以是与医学有关的历史学、人类学、社会学的学术专论、文献解读，也可以是国内外相关研究动态、专访、书评等。一经录用，稿酬从优。

投稿请注意：

1. 来稿请恪守学术道德，严禁抄袭。

2. 文章要有一定的创新度与问题意识。

3. 来稿请附 300 字左右的中英文摘要和 3~5 个关键词。

4. 来稿引文与注释规范，请参考《历史研究》所刊发的相关文章。

5. 来稿字数建议在 8000~15000 字之间，学术书评建议在 5000~10000 字之间。

6. 本刊实行专家匿名审稿制度，收到稿件 1 个月内无论是否刊用，均会答复作者。

7. 来稿请注明作者真实姓名、工作单位和联系方式。

8. 来稿请使用 Word 文档通过 Email 投稿，投稿邮箱：zydjywh@126.com。

《中医典籍与文化》编辑部

图书在版编目（CIP）数据

中医典籍与文化.2022年.第二辑：总第5期：朝鲜半岛医学的历史与实践/王振国主编.--北京：社会科学文献出版社，2023.7
　　ISBN 978－7－5228－2033－0

　　Ⅰ.①中… Ⅱ.①王… Ⅲ.①中国医药学－文集 Ⅳ.①R2－53

中国国家版本馆 CIP 数据核字（2023）第 116162 号

中医典籍与文化（2022 年第二辑　总第 5 期）
―― 朝鲜半岛医学的历史与实践

主　　编 / 王振国
执行主编 / 张树剑
特约主编 / 黄永远　陈　琦

出 版 人 / 王利民
责任编辑 / 赵怀英　王玉敏
文稿编辑 / 单　宸
责任印制 / 王京美

出　　版 / 社会科学文献出版社·联合出版中心（010）59367153
　　　　　　地址：北京市北三环中路甲 29 号院华龙大厦　邮编：100029
　　　　　　网址：www.ssap.com.cn
发　　行 / 社会科学文献出版社（010）59367028
印　　装 / 三河市东方印刷有限公司

规　　格 / 开　本：787mm × 1092mm　1/16
　　　　　　印　张：21.5　字　数：325 千字
版　　次 / 2023 年 7 月第 1 版　2023 年 7 月第 1 次印刷
书　　号 / ISBN 978－7－5228－2033－0
定　　价 / 98.00 元

读者服务电话：4008918866

版权所有 翻印必究